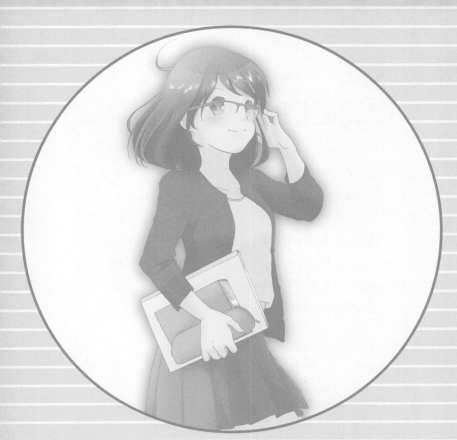

応用栄養学 第2版

ライフステージ別の栄養ケア・マネジメントを正しく理解するために

北島幸枝　編

化学同人

執 筆 者 一 覧

浅田　祐一　鎌倉女子大学家政学部管理栄養学科講師　　　　　　　　　　1章

今井　絵理　滋賀県立大学人間文化学部生活栄養学科准教授　　　　　　　6章

上山　恵子　千里金蘭大学生活科学部食物栄養学科准教授　　　　　　　　7章

北島　幸枝　東京医療保健大学医療保健学部医療栄養学科准教授　　　編集，5章

小玉　智章　長崎短期大学地域共生学科食物栄養コース教授　　　　　　　3章

駿河　和仁　長崎県立大学看護栄養学部栄養健康学科准教授　　　　　　　4章

多賀　昌樹　和洋女子大学大学院総合生活研究科・和洋女子大学家政学部　10章
　　　　　　健康栄養学科准教授

宮本　啓子　前 神戸松蔭女子学院大学人間科学部食物栄養学科講師　　　　2章

元永　恵子　(独)日本スポーツ振興センター国立スポーツ科学センター研　9章
　　　　　　究員

山城　秋美　仙台白百合女子大学人間学部健康栄養学科准教授　　　　　　8章

(五十音順)

はじめに

みなさんは生命の誕生，成長，加齢，そしてこの世を去るまでのヒトの一生をどのように考えているでしょうか．ただ漠然と食事を摂り，活動し，眠ることを繰り返しているだけなのでしょうか．

「栄養を摂取する」という行為は，胎生期からすでに始まっています．お腹の赤ちゃんは，お母さんから必要な栄養素を受け取ります．したがって，母親の食生活や栄養状態は直接，胎児に影響します．産まれた赤ちゃんは，次は母乳や乳児用調製粉乳が栄養源となります．母親の食事状況や身体状態の安定は母乳や育児に影響します．近年，成長期では，アレルギーや生活習慣病の発症，やせ傾向がもたらす摂食障害が問題となっています．成人期では生活習慣病の増加，高齢期ではフレイル，サルコペニアを伴った栄養障害への対策が求められています．

応用栄養学とは，妊娠期から高齢期までのライフステージごとの生理的特徴を理解し，栄養学的問題を把握し，栄養ケア・マネジメントの方法を学ぶ科目です．これは，私たちの生涯をとおしての栄養管理の学びでもあります．その土台となるのが，食事摂取基準です．食事摂取基準は，健康増進法に基づき，健康な者に対しては健康維持・増進と生活習慣病の発症予防を，保健指導レベルにある者に対しては重症化予防をふまえ，科学的根拠から算出した摂取基準値を示しています．ただし，この基準値はあくまでも目安であり，対象者の状態に応じて適宜見直しをしていかなければなりません．したがって，各ステージの特徴を十分に理解し，目の前の対象者や集団に適切な栄養アセスメントや栄養ケア計画手法を選び，モニタリングと評価からその計画を修正できる能力が必要となります．

本書は，基礎を固めて，国家試験に受かる力を養うことができるよう，ポイントや他科目との関連などにも重視しています．チェックや書き込みを積極的に行い，この教科書をさらに自分オリジナルのものにつくりかえていってください．そうすればより一層，理解が深まるとともに，国家試験対策として，また社会にでてから，さらに家族のために役立つ教科書となるでしょう．

最後に，本書の出版にあたり，執筆にご尽力をいただきました先生方をはじめ，株式会社化学同人の山本富士子氏，岩井香容氏に心からお礼申し上げます．

2020 年 2 月

執筆者を代表して　北島　幸枝

ステップアップ栄養・健康科学シリーズ
刊行にあたって

　栄養士・管理栄養士養成施設には，毎年約 20,000 人もの学生が入学しています．高校で化学や生物などを十分に学んでこなかったりすると，入学後に始まる講義や実験には戸惑う学生も多いことと思います．理系とあまり意識せず入学してきた学生も少なからずいるようです．

　ステップアップ栄養・健康科学シリーズは，やさしく学び始めて，管理栄養士国家試験受験に備えて基礎の力が身につくことを目指す教科書シリーズです．高校で学ぶ化学や生物，数学などの基礎を適宜織り込みながら，学生たちが拒否反応を起こさないように，基礎から理解でき，大学で学ぶさまざまな講義の内容に結びつけて修得できるように構成し，記述にも心がけました．

　さらに，別の科目で学んだ内容がまた別の科目にも関連することが思い浮かぶようにもしています．たとえば食品学で学ぶ食品成分の機能と基礎栄養学で学ぶ栄養素の機能，生化学で学ぶ代謝を関連づけられると，臨床栄養学や応用栄養学，栄養教育論で学ぶ栄養療法が理解しやすくなるでしょう．

　子どもたちへの食育，若い女性の極端なやせの増加，運動習慣を含む生活習慣に由来する非感染性疾患の増加，超高齢社会のなかでの介護予防や生活支援の必要性などという社会状況を眺めてみても，栄養士・管理栄養士がこのような社会で貢献できる役割はこれからも非常に大きいものといえます．

　卒業後にさまざまな施設を始めとした社会で活躍していく学生たちに，大学で基礎となる力をしっかりと身につけて学んでほしい．このような願いをもってシリーズ全体を編集しています．多くの栄養士・管理栄養士養成課程で本シリーズの教科書が役に立てば，これ以上の喜びはありません．

ステップアップ栄養・健康科学シリーズ　編集委員

応用栄養学　目　次

第4章　妊娠期，授乳期　　　*73*

第5章　**新生児期，乳児期**　　　　　　　　　　　　　　　　　　　　　　　　　**103**

第6章　**成長期（幼児期，学童期，思春期）**　　　　　　　　　　　　　　　**121**

第9章　運動・スポーツと栄養　*191*

第10章　環境と栄養　*209*

◎本書には「日本人の食事摂取基準（2020 年版）」（抜粋）の小冊子がついています.

◎復習問題は http://kagakudojin.chips.jp/ にあります.
　右記のコードからもアクセスできます.

第1章

日本人の食事摂取基準

この章で学ぶポイント

★日本人の食事摂取基準を学ぶ前に，基礎栄養学・生化学でのエネルギーや各栄養素の知識を身につけよう．たとえば，たんぱく質の推定平均必要量の求め方を理解するためには，たんぱく質の消化吸収，アミノ酸の代謝，窒素出納の考え方を学ぼう．

★栄養素と病気の関係を探る（公衆衛生学や公衆栄養学で習う）疫学や栄養疫学の考え方を理解しよう．

★食事摂取基準は，食品成分表とならんで管理栄養士・栄養士のバイブルといってもよい．とても重要なので，しっかりと学ぼう．

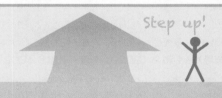

Step up!

◆学ぶ前に復習しておこう◆
ちょっと

日本人の食事摂取基準
エネルギーや栄養素をどれだけ摂ればよいかについての基準を5年ごとに定めたもの．論文などの科学的根拠（エビデンス）をもとに策定されている．2020年版からは，「生活習慣病とエネルギー・栄養素との関連」が参考資料から本編に格上げされた．

BMI
BMIは体重を身長で補正した指標であるため，BMIは体重よりも正確なエネルギー摂取量の指標となる．

コレステロール
体内で必要なコレステロールの多くは体内で合成される．そのため，コレステロールは必須の栄養素ではない．

1 日本人の食事摂取基準（2020年版）とは

1.1 沿　革

　第二次世界大戦中の昭和16（1941）年に「日本人栄養要求量標準」，戦後の昭和24（1949）年に「摂取基準量」が発表されたが，これらは戦中戦後の食糧不足から栄養素の欠乏を回避するための指標を定めたものであった．**過剰症**の概念が取り入れられたのは，厚生省（現厚生労働省）の管轄へと移った昭和44（1969）年策定の「日本人の栄養所要量」からである．これより5年ごとの改定となり，平成11（1999）年の「第6次改定日本人の栄養所要量－食事摂取基準－」から**確率論**が初めて導入されるとともに，「食事摂取基準」という言葉が入るようになった（表1.1）．

　平成16（2004）年に日本人の食事摂取基準（2005年版）が策定されると，不足と充足の境界線として使われてきた栄養所要量は姿を消し，栄養素の不足は確率的にしか判断できないという確率論が基本的な考え方となった．

表1.1　日本人の食事摂取基準の沿革

名　称	使用期間	策定時期
日本人の栄養所要量	昭和45（1970）年度〜49（1974）年度	昭和44（1969）年8月
（第1次改定）	昭和50（1975）年度〜54（1979）年度	昭和50（1975）年3月
（第2次改定）	昭和55（1980）年度〜59（1984）年度	昭和54（1979）年8月
（第3次改定）	昭和60（1985）年度〜平成元（1989）年度	昭和59（1984）年8月
（第4次改定）	平成2（1990）年度〜6（1994）年度	平成元（1989）年9月
（第5次改定）	平成7（1995）年度〜11（1999）年度	平成6（1994）年3月
（第6次改定）－食事摂取基準－	平成12（2000）年度〜16（2004）年度	平成11（1999）年6月
日本人の食事摂取基準（2005年版）	平成17（2005）年度〜21（2009）年度	平成16（2004）年10月
日本人の食事摂取基準（2010年版）	平成22（2010）年度〜26（2014）年度	平成21（2009）年5月
日本人の食事摂取基準（2015年版）	平成27（2015）年度〜31（2019）年度	平成26（2014）年3月
日本人の食事摂取基準（2020年版）	**令和2（2020）年度〜令和6（2024）年度**	**平成31（2019）年3月**

厚生労働省，日本人の食事摂取基準（2015年版）スライド集，日本人の食事摂取基準（2015年版）スライド集　スライド2より引用，改変．https://www.mhlw.go.jp/file/06-Seisakujouhou-10900000-Kenkoukyoku/0000061808.pptx

1.2 目　的

　食事摂取基準は，**健康増進法**第16条の2に基づき**厚生労働大臣**が定めるものである．

　日本人の食事摂取基準（2020年版）は，健康な個人や集団を対象とし，国民の**健康寿命**の延伸，健康の保持・増進，生活習慣病の**発症予防・重症化予防**に加え，高齢者の低栄養予防や**フレイル**予防を目的として，エネルギーと栄養素の摂取量の基準を示したものである（図1.1）．

　平成25年度から始まった**健康日本21（第二次）**では，高齢化の進展

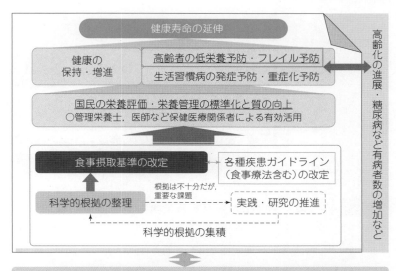

図 1.1 日本人の食事摂取基準（2015年版）策定の方向性

「日本人の食事摂取基準（2020年版）策定検討会報告書」，「日本人の食事摂取基準」策定検討会（令和元年12月），p.1 より．

と糖尿病有病者数の増加を受けて，おもな生活習慣病の発症予防・重症化予防の徹底を図ることを基本的方向としてかかげた．これにより日本人の食事摂取基準（2015年版）の策定から，発症予防に加えて重症化予防も加わった．

1.3 対象

食事摂取基準は，健康な個人と，健康な個人を中心として構成されている集団を対象とする．生活習慣病の危険因子を持っていたり，高齢者でフレイルの危険因子を持っていたりしても，おおむね自立した日常生活を営んでいる人や集団は対象に含まれるものとする．具体的には，歩行や家事などの通常の身体活動を行っている人で，体格（**BMI**：Body Mass Index）が標準より著しく外れていない人のことである．

食事摂取基準の2010年版までは，健康な人のみを対象としていたため，疾病ガイドラインでは扱われない病気の予備群の人びとに対する食事についての基準が抜け落ちていた．2015年版から，生活習慣病のリスクのある人まで対象が広がったことにより，途切れなく食事摂取の基準を示せるようになった（図1.2）．

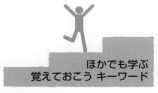

ほかでも学ぶ
覚えておこう キーワード

確率論
➡公衆栄養学

国家試験ワンポイントアドバイス

食事摂取基準は，健康な個人と，健康な個人を中心として構成されている集団，生活習慣病のリスクのある人，高齢者においてはフレイルのリスクのある人が対象となる．

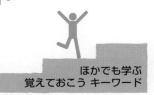

ほかでも学ぶ
覚えておこう キーワード

保健指導
➡社会・環境と健康，栄養教育論

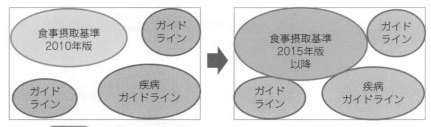

図 1.2　食事摂取基準（2015 年版）からの対象者拡張の概念図

2015 年版から食事摂取基準と疾病ガイドラインが隙間なくつながった.

1.4　策定の対象とするエネルギーと栄養素

　食事摂取基準の対象となるエネルギーと栄養素の種類については，**健康増進法施行規則**第 11 条に定められており，図 1.3 に示した**熱量（エネルギー）**と栄養素について策定の対象としている．

1　国民がその健康の保持増進を図るうえで摂取することが望ましい<u>熱量</u>に関する事項

2　国民がその健康の保持増進を図るうえで摂取することが望ましい次にかかげる<u>栄養素の量</u>に関する事項
　イ　国民の栄養摂取の状況からみてその欠乏が国民の健康の保持増進に影響を与えているものとして厚生労働省令で定める栄養素
　　● たんぱく質
　　● n-6 系脂肪酸，n-3 系脂肪酸
　　● 炭水化物，食物繊維
　　● ビタミン A，ビタミン D，ビタミン E，ビタミン K，ビタミン B_1，ビタミン B_2，ナイアシン，ビタミン B_6，ビタミン B_{12}，葉酸，パントテン酸，ビオチン，ビタミン C
　　● カリウム，カルシウム，マグネシウム，リン，鉄，亜鉛，銅，マンガン，ヨウ素，セレン，クロム，モリブデン
　ロ　国民の栄養摂取の状況からみてその過剰な摂取が国民の健康の保持増進に影響を与えているものとして厚生労働省令で定める栄養素
　　● 脂質，飽和脂肪酸，コレステロール
　　● 糖類（単糖類または二糖類であって，糖アルコールでないものに限る）
　　● ナトリウム

図 1.3　健康増進法に基づき定める食事摂取基準

「日本人の食事摂取基準（2020 年版）策定検討会報告書」,「日本人の食事摂取基準」策定検討会（令和元年 12 月），p.2 より.

1.5　食事摂取基準と確率論

　個人に必要な栄養素量は人によって違うため，一つの基準値を超えたら充足，下回ったら不足，と単純に判断することはできない．そこで食事摂取基準においては，研究データ*から統計学を用いてある値（推定平均必要量と**推奨量**）を導きだし，50% や 97 〜 98% の確率で必要量を満たすといった判断を可能にする確率論の考え方を採用した．この確率論と統計学の考え方から，推定平均必要量と推奨量の関係を表したのが図 1.4 である．

＊エビデンス，科学的根拠.

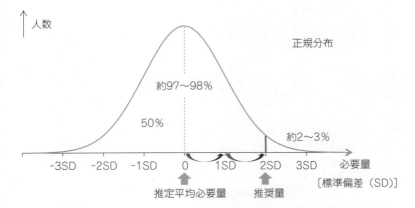

図 1.4 推定平均必要量・推奨量と正規分布における標準偏差の関係
推定平均必要量から標準偏差（変動係数）2つ分（2SD）動くと推奨量となる.

　栄養素の必要量の個人差の分布は，中央に人が多い左右対称な正規分布になると考えることができる（図 1.4）. 左右対称であるため真ん中で切ると 50％と 50％に分かれる. この中央の値が同時に平均値でもあるため，この値を**推定平均必要量**とすることができる. しかしこの推定平均必要量では，50％の人しか必要量を満たせないとなる. さらにほとんどの人が充足することができる値を考える必要がある. それが推奨量である.

　正規分布においては，分布のばらつきを**標準偏差**という数値で表す. 標準偏差が大きければ分布は横に広くなってばらつきが大きくなり，標準偏差が小さくなれば中央が縦に長くなってばらつきが小さいということになる. しかし正規分布であれば標準偏差の値が変わっても，標準偏差で仕切られたなかの人数の割合は常に一定である. 図 1.4 では，推定平均必要量から標準偏差 2つ分，右に動いた点を推奨量とすると，推奨量以下の人数は常に 97 ～ 98％いることになり，ほとんどの人が必要量を充足していることを示している. つまり推奨量以上摂取すれば，97 ～ 98％以上の確率，すなわちほとんどの人が充足する摂取量となる. 97 ～ 98％と表現するのは，小数点以下の数字が存在するため，きりのよい数字にならないからである.

1.6　栄養素の摂取不足は何を指標とするのか

　図 1.4 で示したとおり，十分な研究データ※がその栄養素に存在すれば，栄養素の摂取不足の回避を目的とした指標は，推定平均必要量と推奨量となる. 十分な科学的根拠が存在しない栄養素には，代わりに目安量が指標として用いられる. 栄養素の欠乏は，**欠乏症**や死といった重篤な事態を招くため，避けなければならない. 栄養素の指標の目的と種類について図 1.5 に示す.

国家試験ワンポイントアドバイス
栄養素の摂取不足を回避する指標としては，科学的根拠のある推定平均必要量，推奨量と，科学的根拠が不十分な目安量があることを理解しよう.

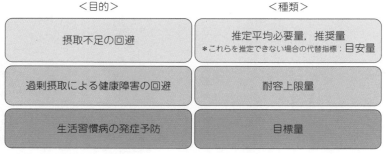

<目的>　　　　　　　　<種類>

摂取不足の回避	推定平均必要量，推奨量 *これらを推定できない場合の代替指標：目安量
過剰摂取による健康障害の回避	耐容上限量
生活習慣病の発症予防	目標量

＊十分な科学的根拠がある栄養素については，上記の指標とは別に，生活習慣病の重症化予防およびフレイル予防を目的とした量を設定．

図 1.5　栄養素の指標の目的と種類

「日本人の食事摂取基準（2020 年版）策定検討会報告書」，「日本人の食事摂取基準」策定検討会（令和元年 12 月），p.3 より．

（1）推定平均必要量

十分な科学的根拠（研究データ）に基づき測定された集団において50％の人が必要量を満たすと推定される摂取量を**推定平均必要量**（**EAR**）とする．個人の場合，推定平均必要量を下回る摂取量では，50％以上の確率で不足または 50％未満の確率で充足と判断する．推定平均必要量を上回る摂取量では，50％未満の確率で不足または 50％以上の確率で充足と判断する．

（2）推奨量

十分な科学的根拠に基づき測定された集団のほとんどの人（97 〜 98％）が充足すると推定される摂取量を**推奨量**（**RDA**）と定義する．個人においては，推奨量を超えて摂取することが望ましい．ときに 97 〜 98％の中央値である 97.5％を代わりに用いることがある．

推奨量の算出方法には，図 1.4 の正規分布と標準偏差の考え方を用いる．標準偏差を平均値で割ると**変動係数**（％）になる．標準偏差は測定値が大きいほど大きくなってしまうため，どの栄養素にも使えるように変動係数を使って計算する．変動係数は標準偏差と同じく分布のばらつきを示すので，ほぼ同じものと考えてよい．

推定平均必要量から標準偏差（変動係数）2 つ分増えると推奨量になる（図 1.4）ことを計算式に表すと，以下のようになる．

> **推奨量 ＝ 推定平均必要量 ×（1 ＋ 2 × 変動係数）**

上の式の（1 ＋ 2 ×変動係数）の部分を**推奨量算定係数**（表 1.2）とすると，以下のようになる．

推定平均必要量の求め方

詳細については，2.1 節 推定平均必要量の求め方（p.13）を参照．

EAR：estimated average requirement

国家試験ワンポイントアドバイス

推奨量は推定平均必要量から算定される関係にあることを理解しよう．

RDA：recommended dietary allowance

表 1.2　推定平均必要量から推奨量を算定するために用いられた変動係数と推奨量算定係数の一覧

変動係数	推奨量算定係数	栄養素
10%	1.2	ビタミン B_1，ビタミン B_2，ナイアシン，ビタミン B_6，ビタミン B_{12}，葉酸，ビタミン C，カルシウム，マグネシウム，鉄（6 歳以上），亜鉛，銅，セレン
12.5%	1.25	たんぱく質
15%	1.3	モリブデン
20%	1.4	ビタミン A，鉄（6 カ月〜5 歳），ヨウ素

「日本人の食事摂取基準（2020年版）策定検討会報告書」，「日本人の食事摂取基準」策定検討会（令和元年12月），p.15 より.

> **推奨量 ＝ 推定平均必要量 × 推奨量算定係数**

● 推奨量 ＝ 推定平均必要量 ×（1 ＋ 2 × 変動係数）の計算例；

18 〜 29 歳（男性）のたんぱく質の推定平均必要量 50 g，変動係数 12.5% を用いて推奨量を計算する．12.5% は小数の 0.125 に直して用いる．

推奨量 ＝ 50 ×（1 ＋ 2 × 0.125）

　　　 ＝ 50 ×（1 ＋ 0.25）

　　　 ＝ 50 × 1.25（＝ 推奨量算定係数）

　　　 ＝ 62.5（g）前後の年齢区分の値を考慮（平滑化）して 65 g となる.

(3) 目安量

　十分な科学的根拠がなく，推定平均必要量が算定できない場合に，特定の集団において不足状態を示す人がほとんど観察されない量として，**目安量（AI）** を算定する．

　基本的には多数の健康な人を対象として，栄養素摂取量を観察した疫学的研究によって，目安量は次の 3 つの方法で得られる.

● 血液や尿などの採取による生体指標や食事調査の結果から，不足状態を示す人がほとんどいない集団を想定し，その集団の摂取量の**中央値**を目安量とする.

● 国民全体を，不足状態を示す人がほとんどいない集団と想定し，国民健康・栄養調査の摂取量の中央値を用いる.

● 母乳で保育されている健康な乳児の摂取量を不足が起きない量として，母乳中の栄養素濃度に哺乳量（1 日に飲む量）を掛けることで，**目安量**を算定する.

1.7　栄養素の過剰摂取を回避するための指標：耐容上限量

　ある栄養素においては，習慣的な過剰摂取により健康障害が起きることがある．栄養素の過剰摂取による健康障害の回避を目的とした指標が**耐容上限量（UL）** である．耐容上限量は，健康障害をもたらすリスクがないとみなされる習慣的な摂取量の上限を与える量，と定義されている．これを超えて摂取すると過剰摂取による健康障害のリスクが高まると考えてよ

国家試験ワンポイントアドバイス

目安量は，科学的根拠の不十分な栄養素についての摂取不足を回避する指標であることを理解しよう.

AI：adequate intake

中央値

測定値の低いものから順に並べ，真ん中にきた値のこと.

目安量の求め方の詳細については，2.2 節 目安量の求め方（p.16）を参照.

国家試験ワンポイントアドバイス

耐容上限量の NOAEL，LOAEL を使った算定方法を理解しよう.

UL：tolerable upper intake level

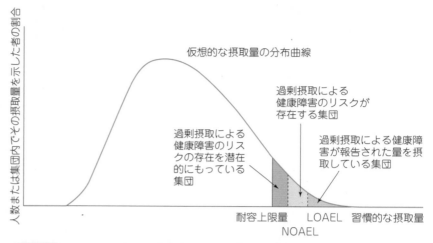

図 1.6 耐容上限量と NOAEL（健康障害非発現量）・LOAEL（最低健康障害発現量）との関係を表す概念図

　　2020 年版には未掲載だが，概念は変更されていない．
　　厚生労働省，日本人の食事摂取基準（2010 年版）策定検討会報告書，p.8 より．

い．

　耐容上限量は，理論的には健康障害が発現しないことが知られている習慣的な摂取量の最大値（**健康障害非発現量，NOAEL**）と健康障害が発現したことが知られている習慣的な摂取量の最小値（**最低健康障害発現量，LOAEL**）との間に存在する（図 1.6）．つまり，健康障害が起きていない習慣的な摂取量の最大値と，健康障害が起きた習慣的な摂取量の最小値の間に健康障害が起きるかどうかの境目があるはずである．しかし，症例報告は少人数での報告であり，耐容上限量には個人差があるので，NOAEL と LOAEL の間で耐容上限量を決めるにはリスクがある．そのため，得られた数値の不確実性と安全率（**不確実性因子，UF**）（表 1.3）に配慮して，NOAEL または LOAEL を不確実性因子で割って，できるだけ近づきたくない値として耐容上限量が算定された．

- ●ヒトを対象として通常の食品を摂取した報告に基づく場合：

UL（耐容上限量）＝ NOAEL（健康障害非発現量）÷ UF（不確実性因子）

- ●ヒトを対象としてサプリメントを摂取した報告に基づく場合，または動物実験や *in vitro* の実験に基づく場合：

UL（耐容上限量）＝ LOAEL（最低健康障害発現量）÷ UF（不確実性因子）

　耐容上限量を超えることにより健康障害の恐れが生じるため，耐容上限量はすべての人が超えてはならない摂取量の基準である．そのため，耐容上限量には確率の考え方は用いられておらず，活用の際もすべての人が耐容上限量を下回る摂取量にする必要がある．通常の食品摂取では耐容上限

NOAEL：no observed adverse effect level
LOAEL：lowest observed adverse effect level
UF：uncertain factor

in vitro
試験管内．

表 1.3　耐容上限量が策定された栄養表で，その算定のために用いられた不確実性因子（UF）

不確実性因子	栄養素
1	ビタミン E，マグネシウム*1，マンガン，ヨウ素（成人）*2
1.2	カルシウム，リン
1.5	亜鉛，銅，ヨウ素（小児）
1.8	ビタミン D（乳児）
2	鉄（成人），セレン，クロム*1，モリブデン
2.5	ビタミン D（成人）
3	ヨウ素（乳児）
5	ビタミン A（成人），ナイアシン，ビタミン B6，葉酸*1
10	ビタミン A（乳児），ヨウ素（成人）*3
30	鉄（小児）

＊1　通常の食品以外からの摂取について設定.
＊2　健康障害非発現量を用いた場合.
＊3　最低健康障害発現量を用いた場合.
「日本人の食事摂取基準（2020 年版）策定検討会報告書」，「日本人の食事摂取基準」策定検討会（令和元年 12 月），p.15 より.

量を超えることはほぼないため，サプリメント摂取時にとくに注意が必要となる.

1.8　生活習慣病予防の指標：目標量

　生活習慣病予防のために，現在の日本人が当面目指すべき摂取量が**目標量（DG）**である. 疫学研究の結果を中心に，生活習慣病のリスクを低減できるという科学的根拠が十分な栄養素のみ策定されている. そのため科学的根拠が不十分と判断されると，目標量が策定されなくなる栄養素もある. たとえば，2010 年版ではコレステロール，n-6 系脂肪酸，n-3 系脂肪酸に目標量が策定されていたが，2015 年版ではこれらの栄養素から目標量が削除された. 一方，2020 年版では，小児期からの食習慣が成人後の生活習慣病の発症に影響することを考慮し，飽和脂肪酸，食物繊維，カリウムにおいて 3 歳以上で目標量が策定された.

　栄養素摂取量と生活習慣病のリスクとの関係を明らかにするには，コホート研究のように長い年月を費やした信頼できる研究結果や介入研究による研究結果が複数必要であり，その結果にはほかの要因も絡んでくるために結論をだすことは容易ではない. そのため目標量が策定された栄養素は数少ない. 目標量は，**エネルギー産生栄養素バランス**の中の**たんぱく質，脂質，飽和脂肪酸，炭水化物**，さらに**ナトリウム（食塩相当量），カリウム，食物繊維**のみに設定されている.

　目標量の値は，あくまで当面目指すべき摂取量を示しているにすぎない. 将来，研究結果が蓄積されれば，策定値が変わっていくのが食事摂取基準

国家試験ワンポイントアドバイス
生活習慣病の予防としての目標量には，飽和脂肪酸，ナトリウム，カリウム，食物繊維，エネルギー産生栄養素バランスがあると覚えよう.

DG : tentative dietary goal for preventing life-style related diseases

というものである.

生活習慣病と栄養素の関連は，毎日連続的に行われている食事のなかでのものであり，ある値（閾値）を超えると急にリスクが高まるものではないため，望ましい摂取量の値や範囲を提唱することは困難である．そのため，現在の日本人の摂取量や各国の食事摂取基準・疾病ガイドラインをもとに，実行可能性を重視して算定されたのが**目標量**である.

また，生活習慣病の重症化予防およびフレイル予防を目的とした量を設定できる場合は，発症予防を目的とした量（目標量）とは区別して示された．目標量は，生活習慣病の発症予防，重症化予防を目的としているが，数年から数十年先の未来の病気を予防するためのものであるため，若い世代でより重要である．生活習慣病の原因には，加齢をはじめとして，遺伝，喫煙，運動習慣，関連する栄養素など多くのものがある．目標量を厳しく守ったとしても，ほかの原因にも注意しなければ生活習慣病の発症を予防することはできないため，各要因を総合的に評価して目標量を活用していかなければならない.

目標量の求め方
詳細については，2.3節 目標量の求め方（p.16）を参照.

1.9　参照体位（参照身長，参照体重）

性・年齢別の日本人として平均的な体位（体格）を，**参照体位（参照身長，参照体重）**とよび，食事摂取基準の策定の参照値とした.

2020年版における18歳以上（妊婦・授乳婦を除く）の参照体位は，平成28年の**国民健康・栄養調査**における身長・体重の性・年齢階級別の中央値を用いた（表1.4）.

国家試験ワンポイントアドバイス
推定平均必要量の算定や外挿法に参照体重が使われている.

1.10　年齢区分

表1.5に示した年齢区分において，乳児については，「出生後6カ月未満（0〜5カ月）」と「6カ月以上1歳未満（6〜11カ月）」の2つに区分されているが，成長に合わせてより詳細な区分が必要と考えられたエネルギーとたんぱく質においては，「出生後6カ月未満（0〜5カ月）」，「6カ月以上9カ月未満（6〜8カ月）」，「9カ月以上1歳未満（9〜11カ月）」の3つに区分されている.

また，大きく1〜17歳を小児，18歳以上を成人としている．高齢者は，65歳以上とし，65〜74歳，75歳以上の2つに区分された.

1.11　ライフステージ別の留意点
（1）妊婦・授乳婦

推定平均必要量・推奨量の設定が可能な栄養素については，非妊娠時，非授乳時のそれぞれの値に付加すべき量（**付加量**）として食事摂取基準が設定された.

表 1.4　参照体位（参照身長，参照体重）[*1]

性　別	男　性		女　性[*2]	
年齢など	参照身長（cm）	参照体重（kg）	参照身長（cm）	参照体重（kg）
0〜5（月）	61.5	6.3	60.1	5.9
6〜11（月）	71.6	8.8	70.2	8.1
6〜8（月）	69.8	8.4	68.3	7.8
9〜11（月）	73.2	9.1	71.9	8.4
1〜2（歳）	85.8	11.5	84.6	11.0
3〜5（歳）	103.6	16.5	103.2	16.1
6〜7（歳）	119.5	22.2	118.3	21.9
8〜9（歳）	130.4	28.0	130.4	27.4
10〜11（歳）	142.0	35.6	144.0	36.3
12〜14（歳）	160.5	49.0	155.1	47.5
15〜17（歳）	170.1	59.7	157.7	51.9
18〜29（歳）	171.0	64.5	158.0	50.3
30〜49（歳）	171.0	68.1	158.0	53.0
50〜64（歳）	169.0	68.0	155.8	53.8
65〜74（歳）	165.2	65.0	152.0	52.1
75 以上（歳）	160.8	59.6	148.0	48.8

*1　0〜17 歳は，日本小児内分泌学会・日本成長学会合同標準値委員会による小児の体格評価に用いる身長，体重の標準値をもとに，年齢区分に応じて，当該月齢および年齢区分の中央時点における中央値を引用した．ただし，公表数値が年齢区分と合致しない場合は，同様の方法で算出した値を用いた．18 歳以上は，平成 28 年国民健康・栄養調査における当該の性および年齢区分における身長・体重の中央値を用いた．
*2　妊婦，授乳婦を除く．
「日本人の食事摂取基準（2020 年版）策定検討会報告書」，「日本人の食事摂取基準」策定検討会（令和元年 12 月），p.11 より．

表 1.5　年齢区分

年　齢
0〜5（月）
6〜11（月）
1〜2（歳）
3〜5（歳）
6〜7（歳）
8〜9（歳）
10〜11（歳）
12〜14（歳）
15〜17（歳）
18〜29（歳）
30〜49（歳）
50〜64（歳）
65〜74（歳）
75 以上（歳）

エネルギーおよびたんぱく質については，「0〜5 カ月」，「6〜8 カ月」，「9〜11 カ月」の三つの区分で表した．
「日本人の食事摂取基準（2020 年版）策定検討会報告書」，「日本人の食事摂取基準」策定検討会（令和元年 12 月），p.10 より．

　目安量の設定に留まる栄養素については，原則として胎児の発育に問題ないと想定される日本人妊婦・授乳婦の摂取量の中央値を用いることとした．これらの値が明らかでない場合には，非妊娠時，非授乳時の値を目安量として用いた．

　妊娠期間を細分化して考える必要がある場合には，妊娠初期（〜 13 週6 日），妊娠中期（14 週 0 日〜 27 週 6 日），妊娠後期（28 週 0 日〜）に 3分割した．

　授乳期には泌乳量のデータが必要であるが，信頼度の高いデータがないため，哺乳量（0.78 L/日）を泌乳量として用いることとした．

　妊婦と授乳婦は，付加量が設定されていることに共通点があるが，設定されている栄養素に 3 つの相違点がある．1 つめがナイアシンで，妊娠期にはトリプトファンからのナイアシン合成が増大するので，妊婦には付加量が設定されていないが，授乳婦には付加量が設定されている．2 つめがマグネシウムで，マグネシウムは推定平均必要量が出納法で算定されているが，非授乳時と授乳時の排出量がほぼ同じであるため，授乳婦には付加

国家試験ワンポイントアドバイス
乳児はエネルギー，たんぱく質では 3 区分，高齢者は 65 〜 74 歳，75 歳以上の 2 区分ということに注意．

国家試験ワンポイントアドバイス
付加量が設定されているかどうかの問題は，妊婦・授乳婦の共通のものを覚え，3 つの栄養素のみ違いがあるのでそれを覚えよう．

Point!

外　挿

体表面積が摂取量と相関することから, 各性・年齢階級別の参照体重を用いてほかの階級の値から算出すること.

栄養強化食品

第 6 章も参照.

日間変動

第 2 章も参照.

量が設定されていないが, 妊婦には付加量が設定されている. 3 つめがモリブデンで, 妊婦のモリブデン付加量を示すデータがないため, 妊婦には付加量が設定されていないが, 授乳婦には付加量が設定されている.

（2）乳　児

出生後 6 カ月児未満の乳児では, 推定平均必要量や推奨量を決定するための実験はできない. 健康な乳児が摂取する母乳は乳児の栄養状態にとって望ましいものと考えられることから, 乳児における食事摂取基準は, 母乳中の栄養素濃度に健康な乳児の母乳摂取量を掛けて目安量として算出した. この期間を通じた哺乳量は平均 0.78 L/日との報告があるため, これを基準哺乳量とした.

（3）小　児

食事摂取基準の策定に有用な研究で小児を対象としたものは少ない. そこで, 十分な資料が存在しない場合には, 成人の値から**外挿**して求めた.

1.12　食事摂取基準策定の留意事項

（1）摂取源

食事として経口摂取されるものに含まれるエネルギーと栄養素を対象とする. 耐容上限量については, いわゆる健康食品やサプリメント由来の栄養素も含むものとする.

通常の食品のみでは必要量を満たすことが困難なものとして, 胎児の神経管閉鎖障害のリスク低減のために, 妊娠の可能性がある女性および妊娠初期の女性に付加する葉酸に限り, サプリメントとして付加的に摂取する量を提示した.

（2）摂取期間

食事摂取基準は, 習慣的な摂取量の基準を決めたものであり,「1 日当たり」を単位として表現したもので, 短期間（たとえば 1 日間）の食事の基準を示すものではない. これは, 栄養素摂取量は**日間変動**が大きいことに加え, 健康障害がエネルギーや栄養素の過不足によって発生するためである.

栄養素の摂取量は日によって違う（日間変動）ことから習慣的な摂取量を示すのは難しい. ある程度の測定誤差, 個人差を認め, 日間変動が大きい一部の栄養素を除けば, 習慣的な摂取量を把握または管理するために必要な期間はおおむね 1 カ月間程度と考えられる.

（3）外挿方法

食事摂取基準では, 研究データをもとに推定平均必要量が算定されている. しかし研究データは, ある年齢層や性別を対象に行ったものも多い. そのため, データ（エビデンス）のない年齢階級や性については, データ（参照値）から外挿して算出（**外挿方法**）する必要がある.

推定平均必要量，目安量の参照値は，1日あたりの摂取量（重量/日）として算出されていることが多く，耐容上限量の参照値は体重1 kgあたりの摂取量（重量/kg体重/日）として算出されることが多い．そのため，推定平均必要量・目安量と耐容上限量の外挿方法は個別に定めることとした．

推定平均必要量・目安量の外挿方法は，エネルギー代謝効率と体表面積の間に高い相関があることに注目し，エネルギー摂取量と栄養素摂取量にも高い相関があることから，性・年齢階級別の体表面積の違いを利用している．体表面積の推定には昭和22（1947）年に提唱された体重比の0.75乗を用いる方法を採用している．

成人と小児の推定平均必要量・目安量については以下の式を用いて外挿を行う．

● 参照値が1日当たりの摂取量（重量/日）で与えられている場合；

> 求めたい年齢階級の推定平均必要量・目安量 ＝
> 推定平均必要量・目安量の参照値（重量/日）× {求めたい年齢階級の参照体重／研究対象者の体重の代表値（平均値または中央値）}$^{0.75}$ × （1 ＋ 成長因子）

● 参照値が体重1 kgあたりで与えられている場合；

> 求めたい年齢階級の推定平均必要量・目安量 ＝
> 推定平均必要量・目安量の参照値（重量/kg体重/日）× 求めたい年齢階級の参照体重 × （1 ＋ 成長因子）

小児の場合には，成長に利用される量，成長にともなって体内に蓄積される量を1つの要因として考慮に入れる必要がある．それを**成長因子**として，FAO/WHO/UNUとアメリカ・カナダの食事摂取基準が採用している値を，日本人の年齢階級に合うように改変して用いた（表1.6）．

耐容上限量についての外挿方法は，参照体重と体重比を用いた推定式で各性別・年齢階級別の耐容上限量を求めた．

FAO：Food and Agriculture Organization of the United Nations，国際連合食糧農業機関
UNU：United Nations University，国際連合大学

表 1.6　推定平均必要量または目安量の推定に用いた成長因子

年　齢	成長因子
6〜11カ月	0.30
1〜2歳	0.30
3〜14歳	0.15
15〜17歳（男児）	0.15
15〜17歳（女児）	0
18歳以上	0

「日本人の食事摂取基準（2020年版）策定検討会報告書」，「日本人の食事摂取基準」策定検討会（令和元年12月），p.20より．

2 食事摂取基準策定の基礎理論

2.1 推定平均必要量の求め方

推定平均必要量の算定方法は，出納法（出納試験），要因加算法，飽和法の大きく3つに分類できる．

国家試験ワンポイントアドバイス

推定平均必要量の求め方には，おもに出納法，要因加算法，飽和法がある．

（1）出納法（たんぱく質）

　出納法（**出納試験**）で推定平均必要量を算定した栄養素は,たんぱく質,マグネシウム,モリブデンである.出納法を用いるための条件は,i）摂取量がゼロに近い場合でも排出量が一定の栄養素であること,ii）体内での蓄積時間が短い栄養素であること,の2つである.

　i）では,摂取量よりも排出量が多く出納がマイナスになるため,摂取量を増やしていくと出納が±0になる摂取量が求められる.この点を最低限必要な推定平均必要量として算出する根拠とすることができる.ii）では,出納法は排出量の測定のために,尿や垢,汗,便に含まれる量を採取する必要があり,体内での蓄積時間が長い栄養素ではいつ採取すればよいかわからないことから,蓄積時間が短い栄養素のみが対象となる.

　たんぱく質の推定平均必要量は,窒素出納試験の結果から算定されている.良質たんぱく質の窒素出納が±0となる窒素出納維持量を検討した研究から1歳以上のすべての年齢区分に対して男女ともに,たんぱく質維持必要量は0.66 g/kg体重/日とした.このたんぱく質維持必要量を日常食混合たんぱく質の利用効率（表1.7）で割ったものを推定平均必要量の算定の参照値とし,これに参照体重を掛けたものを推定平均必要量とした.

表 1.7　日常食混合たんぱく質の利用効率

年齢区分 （歳）	利用効率（%） （男女共通）
1〜9	70
10〜11	75
12〜14	80
15〜17	85
18以上	90

「日本人の食事摂取基準（2020年版）策定検討会報告書」,「日本人の食事摂取基準」策定検討会（令和元年12月）,p.110より.

> 推定平均必要量の算定の参照値（g/kg体重/日）
> 　　= たんぱく質維持必要量 ÷ 日常食混合たんぱく質の利用効率
> 推定平均必要量 = 推定平均必要量の算定の参照値 × 参照体重

（2）要因加算法（カルシウム）

　要因加算法は,出納法が使えない場合の算定に用いられる.カルシウム,鉄,亜鉛は,排出量が摂取量に応じて変動する栄養素で,出納がマイナスから±0になる点をみいだすことが難しいため,出納法が使えない.そのため要因加算法では,排出に関する要因のデータを足し合わせ（加算）て排出量を算出し,推定平均必要量を求める.

　カルシウムの要因加算法は,排出量の要因を尿中排泄量,経皮的損失量（汗,垢などからの排出量）として加算し,成長期では体内蓄積量も加算し,みかけの吸収率で割ることによって推定平均必要量を算出する.

> カルシウムの推定平均必要量 =（体内蓄積量 + 尿中排泄量 + 経皮的損失量）÷ みかけの吸収率

　みかけの吸収率とは,経口摂取量から糞便排泄量を引いて算出した吸収量を摂取量で割って求めたものである.しかし,糞便排泄量には,腸管に分泌された内因性損失量が加わっているため,吸収量を少なく見積もってしまっている.そのため「みかけ」の吸収率という表現を用いている.

(3) 要因加算法（鉄）

　鉄の要因加算法による推定平均必要量は，測定された1日の鉄損失量を「基本的損失」とし，月経血による鉄損失を加算し，吸収率（15%）で割ることによって求めている.

● 成人──男性・月経のない女性；

> 推定平均必要量（mg/日）＝ 基本的損失 ÷ 吸収率（0.15）

● 月経のある女性；

> 推定平均必要量（mg/日）＝（基本的損失 ＋ 月経血による鉄損失）
> 　　　　　　　　　　　　÷ 吸収率（0.15）

(4) 飽和法（ビタミン B₁，B₂）

　ビタミン B_1，B_2 は，摂取量を増やしていくと体内で飽和し，尿中排泄量が急増する. その急増した変曲点を推定平均必要量としている（図 1.7, 1.8）. そのため，**飽和法**といわれることがある.

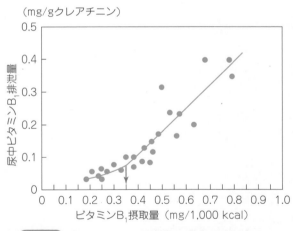

図 1.7　ビタミン B₁ 摂取量と尿中ビタミン B₁排泄量との関係

● はそれぞれの実験結果の平均値を示す. 線は回帰直線である. 0.35 mg ビタミン B₁ 摂取量 /1,000 kcal を変曲点とする. 原図から観察点の座標を読み取って回帰直線の算出を行い，作図した.
「日本人の食事摂取基準（2020 年版）策定検討会報告書」，「日本人の食事摂取基準」策定検討会（令和元年 12 月），p.210 より.

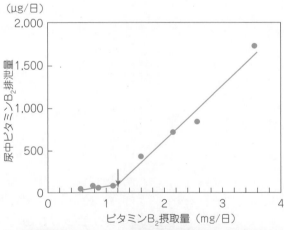

図 1.8　ビタミン B₂ 摂取量と尿中ビタミン B₂排泄量との関係

それぞれの ● は平均値を示す. 線は回帰直線である. 1.1 mg ビタミン B₂摂取量/日を変曲点とする. 文献の表を図にて改変. 「日本人の食事摂取基準（2020 年版）策定検討会報告書」，「日本人の食事摂取基準」策定検討会（令和元年 12 月），p.215 より.

2.2　目安量の求め方

　栄養素の不足状態を示す人がほとんど存在しない集団で，日本人の代表的な栄養素摂取量の分布が得られる場合は，その摂取量の中央値を目安量とする．この場合において，最も摂取量が少ない集団の中央値を用いることが望ましい.

　目安量の定義である「十分な量」を求める考え方は，不足している集団と不足していない集団に分け，不足していない集団の摂取量の中央値をもって集団の一定の栄養状態を満たす「十分な量」として目安量とするものである.

（1）国民健康・栄養調査の中央値

　日本人の代表的な栄養素摂取量の分布が得られる調査としては，国民健康・栄養調査があるため，報告された性・年齢階級別の摂取量の中央値を目安量として採用している栄養素が数多く存在する.

（2）ビタミン D の目安量の求め方

　わが国において，血中 25-ヒドロキシビタミン D 濃度測定とビタミン D 摂取量を同時に評価した報告が乏しく，推定平均必要量を設定することが困難であることから，骨折のリスクを上昇させないビタミンDの必要量に基づいて策定された.

2.3　目標量の求め方

（1）ナトリウム（食塩相当量）の設定方法

　ナトリウムの過剰摂取は，個人差はあるものの血圧を上昇させることが知られている．2012 年の WHO のガイドラインで成人に対して強く推奨しているのは，食塩として 5 g/日未満であるが，5 g/日は日本人の食塩摂取量の分布の下側 5 パーセンタイルの値付近であり，日本人ではこれを満たしている人はほとんどいないため，実施可能性の観点から適切ではない．そこで，実施可能性を考慮して，5 g/日と平成 28 年の国民健康・栄養調査の摂取量の中央値との中間値をとり，成人男性 7.5 g/日未満，成人女性 6.5 g/日未満を目標量とした.

（2）カリウムの設定方法

　カリウムにはナトリウムの排泄を促す作用があり，高血圧予防効果があることが知られている．WHO は，成人を対象とした高血圧予防のための望ましい摂取量を 3,510 mg/日と提案しているが，実施可能性を考慮して，平成 28 年の国民健康・栄養調査の摂取量の中央値は 2,168 mg との中間値の 2,839 mg を用いて外挿し，各年齢階級の目標量を算定した（図 1.9）.

実施可能性を考慮して

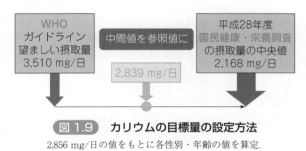

図1.9　カリウムの目標量の設定方法

2,856 mg/日の値をもとに各性別・年齢の値を算定.

2.4　目標量で予防を目指す生活習慣病

(1) ナトリウム（食塩）

　食塩の目標量の算定根拠となった疾患は，高血圧である．また，食塩は胃粘膜に影響を与えるため，胃がんの原因の一つとされている．海外でも高塩食が胃がんのリスクを高めるとの報告があるが，日本人を対象とした研究のメタ・アナリシスにおいても胃がんリスクを高めるとされている．

(2) カリウム

　カリウムの目標量の算定根拠となった疾患は，高血圧である．WHOが行ったメタ・アナリシスでは，90（3,510 mg）〜 120 mmol のカリウム摂取で収縮期血圧 7.16 mmHg 優位に低下したことを根拠としている．

(3) 飽和脂肪酸

　飽和脂肪酸は，高 LDL-コレステロール血症のおもなリスク要因の一つであり，心筋梗塞を始めとする循環器疾患や肥満の危険因子であることから，目標量が策定された．既報をもとに目標量を定めることは困難であるため，日本人の摂取量の中央値をもとに設定した．2020 年版からは，3 歳以上で目標量が示されている．

　なお，コレステロールについては，策定値が示されていないが，脂質異常症の重症化予防の目的からは，200 mg/ 日未満に留めることが望ましいことが飽和脂肪酸の表の脚注に明記された．

(4) 食物繊維

　食物繊維は，摂取量不足が生活習慣病の発症率または死亡率に関連していることから，3 歳以上で目標量（下限のみ）が設定された．

2.5　重症化予防のために目標量もしくは摂取量が
　　　新たに設定された栄養素

　2020 年版からの大きな変更点は，目標量は発症化予防のみ策定されていたが，重症化予防を目的として別に目標量の値が策定されたことである．重症化予防は，すでに発症した患者を対象とするため，医療施設や介護施

設の管理栄養士にとっても食事摂取基準が重要なものとなったことを意味している.

高血圧とCKD（慢性腎臓病）の重症化予防のための目標量が設定されたのは，ナトリウム（食塩相当量）であり，脂質異常症の重症化予防を目的として望ましい摂取量が設定されたのは，コレステロールである.

(1) ナトリウム（食塩）

欧米の大規模臨床試験の結果をみると，少なくとも6 g/日前半まで食塩量を落とさなければ有意に血圧を下げることができていない. これが，世界の主要な高血圧治療ガイドラインがすべて6 g/日を下回っている根拠となっている. 日本の高血圧治療ガイドラインでも，減塩目標は6 g/日未満である.

また，日本腎臓病学会の「エビデンスに基づくCKD診療ガイドライン2018」では，CKD患者の重症化予防のためには，6 g/日未満が推奨されている.

上のような国内外のガイドラインを検討した結果，**高血圧**およびCKDの重症化予防を目的とした目標量は，食塩相当量6 g/日未満とした.

(2) コレステロール

脂質異常症のリスクを持っている者やハイリスク者は，そのリスクを軽減する必要がある. コレステロール摂取量の変化と血中コレステロール値の変化は有意な相関を示すことから，望ましい摂取量の上限を定める必要があると考えられる. 日本動脈硬化学会による「動脈硬化性疾患予防ガイドライン2017年版」では，冠動脈疾患のリスクに応じてLDL-コレステロールの管理目標値が定められている. 高LDL-コレステロール血症患者ではコレステロールの摂取量を200 mg/日未満とすることにより，LDL-コレステロールの低下効果が期待できるとしている. 以上より，脂質異常症の重症化予防の目的からは，200 mg/日未満に留めることが望ましい.

3 ｜ 食事摂取基準活用の基礎理論

3.1　食事摂取基準の活用とPDCAサイクル

(1) 活用の基本的考え方

日本人の食事摂取基準（2015年版）に新しく追加されたのが食事摂取状況のアセスメントとPDCAサイクルを利用した活用である（図1.10）.

食事摂取基準の活用にあたって最も大切なのは，必ず個人や集団の食事摂取状況のアセスメントを行い，エネルギー・栄養素の摂取量が適切かどうかを評価し，食事評価に基づいて食事計画や栄養ケア計画，栄養教育計画を立てることである. それにより対象者に合った計画を立てることができ，効果的な活用が可能となる. 食事改善を実施し，それらの検証を行う.

メタ・アナリシス
過去に独立して行われた複数の研究結果を統合し，いろいろな角度からそれらを統合したり比較したりする分析研究法. 採用するデータは信頼できるものに絞り，それぞれに重みづけを行う.

国家試験ワンポイントアドバイス
高血圧とCKDの重症化予防のためのナトリウム（食塩相当量）の目標量は，6 g/日未満である.

国家試験ワンポイントアドバイス
脂質異常症の重症化予防の目的で望ましいコレステロールの摂取量は，200 mg/日未満である.

国家試験ワンポイントアドバイス
PDCAサイクルに入る前と検証（C）には必ず食事評価が必要である.

検証を行う際には，食事評価を行う．検証結果を踏まえ，計画や実施の内容を改善する．

(2) 食事摂取状況のアセスメント

食事摂取，すなわちエネルギー・栄養素の摂取状況のアセスメントは，食事調査によって得られる摂取量と食事摂取基準の各指標で示されている値を比較することによって行う（図1.11）．

ただし，エネルギー摂取量の過不足の評価には，BMIまたは体重変化

国家試験ワンポイントアドバイス
食事摂取状況のアセスメントでは食事調査と各指標の値を比較して評価する．

栄養アセスメント
第2章も参照．

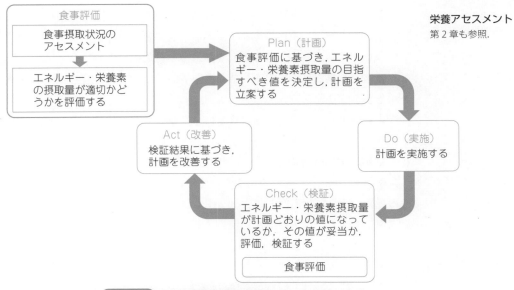

図 1.10 食事摂取基準の活用と PDCA サイクル

「日本人の食事摂取基準（2020年版）策定検討会報告書」，「日本人の食事摂取基準」策定検討会（令和元年12月），p.23より．

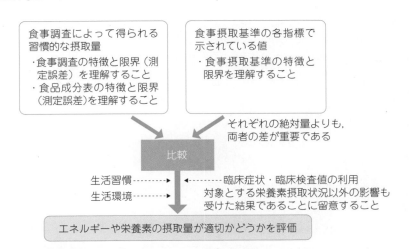

図 1.11 食事摂取基準の活用と食事摂取状況のアセスメント

「日本人の食事摂取基準（2020年版）策定検討会報告書」，「日本人の食事摂取基準」策定検討会（令和元年12月），p.24より．

量を用いる．摂取量を算出するために用いる食事調査や食品成分表の特徴と限界を理解し，それらを踏まえたうえで目的に合わせて食事調査を選ぶ必要がある．さらにエネルギーや栄養素の摂取量が適切かどうかの評価は，生活環境や生活習慣などを踏まえ，対象者の状況に応じて臨床症状・臨床検査値も含め，総合的に判断する必要がある．

3.2　活用における基本的留意事項

(1) 食事調査

食事調査法には，陰膳法，食事記録法，食事思い出し法，食物摂取頻度調査法，食事歴法，生体指標などがある．食事摂取基準は，習慣的な摂取量の基準を示したものであることから，その活用におけるアセスメントでは，習慣的な摂取量の推定が可能な食事調査法，すなわち食物摂取頻度調査法と食事歴法があげられる．

食事調査によって得られる摂取量には，測定誤差が伴う．測定誤差でとくに注意すべきは，過小申告・過大申告と日間変動の2つである．

(2) 過小申告・過大申告

食事調査の多くが，対象者による自己申告によって情報を収集している．その場合，申告誤差が必ず生じる．もっとも重要な申告誤差は，過小申告・過大申告であり，出現頻度が高いのは**過小申告**である．とくに注意すべきは，エネルギー摂取量の過小申告である．エネルギー摂取量については，日本人でも集団平均値として男性11％程度，女性15％程度の過小申告があることが報告されている．また，日本人でたんぱく質（窒素），カリウム，ナトリウム摂取量と肥満度との関連を検討した報告では，これらの栄養素についてBMIが低い群で過大申告の傾向，BMIが高い群で過小申告の傾向があった．

(3) 身体状況調査

身体状況において，エネルギー管理のもっとも重要な指標は，体重およびBMIである．食事改善を計画し実施した結果を評価する場合には，BMIは身長で補正されていることから数値の変化が体重よりも乏しいため，BMIの変化よりも体重の変化を鋭敏な指標として用いる．体重の減少または増加を目指す場合は，約4週間ごとに体重を継続的に計測し，16週間以上のフォローを行うことが推奨される．

体格の指標としては，ほかに腹囲や体脂肪率などがあるが，必要に応じて利用するとよい．

(4) 臨床症状・臨床検査の利用

栄養素摂取量の過不足の指標として，臨床症状や臨床検査を用いる場合がある．たとえば，鉄欠乏性貧血における血中ヘモグロビン濃度や女性の経血量は鉄欠乏の指標として用いることができる．また，血清LDL-コレ

国家試験ワンポイントアドバイス
習慣的な摂取量を把握するのに適しているのは，食物摂取頻度調査法と食事歴法である．

食事調査
第2章も参照．

腹囲，体脂肪率
第2章も参照．

ステロールやアルブミンなども利用できる．しかし，臨床症状や臨床検査
値は，対象とする栄養素の摂取状況以外の影響も受けた結果であるため，
慎重な解釈と利用が望まれる．

(5) 食品成分表の利用

現在日本で用いられている食品成分表は，2015 年 12 月に改訂された**日
本食品標準成分表 2015 年版（七訂）**（以降，七訂と略）である．以前の
日本食品標準成分表 2010 では，日本人の食事摂取基準（2015 年版）との
相違がいくつかあったが，七訂において 2 つ解消された．1 つがビタミン
A で，「レチノール当量」であったものが，七訂で日本人の食事摂取基準
（2015 年版）に合わせて**レチノール活性当量（RAE）**に名称が変更された．
もう 1 つがナイアシンで，七訂では，ナイアシンとナイアシン当量を報告
しているが，日本人の食事摂取基準（2015 年版）から**ナイアシン当量
（mgNE）**だけを用いていることに注意する．

RAE：retinol activity equivalents

相違点としては，七訂においてビタミン E は，α-トコフェロール，β-
トコフェロール，γ-トコフェロール，δ-トコフェロールの 4 種類が記載さ
れているが，日本人の食事摂取基準（2015 年版）からは，α-トコフェロー
ル量のみをもってビタミン E 量としているところである．

3.3　個人の食事改善を目的とした評価・計画と実施

個人の食事改善を目的とした食事摂取基準の活用の基本的概念，基本事
項を図 1.12，表 1.8 に示す．まず食事摂取状況のアセスメントにおいて，
食事摂取基準の各指標の値と個人の摂取量を比較し，摂取不足や過剰摂取
がないか推定する．その結果に基づいて，摂取不足や過剰摂取を防ぎ，生
活習慣病の発症予防のための適切なエネルギーや栄養素の摂取量につい
て，食事摂取基準を活用して目標とする値を提案し，食事改善の計画，実
施につなげる．

国家試験ワンポイントアドバイス

個人の栄養素の過不足の評価には，推定平均必要量，推奨量，目安量が使われる．

〔食事摂取状況のアセスメント〕

個人の摂取量と食事摂取基準の指標から，摂取不足や過剰摂取の可能性などを推定

〔食事改善の計画と実施〕

摂取不足や過剰摂取を防ぎ，生活習慣病の発症予防につながる適切なエネルギーや栄養素の摂取量について目標とする値を提案

栄養教育の企画と実施，検証
（目標とする値に近づけるための，料理・食物の量やバランス，身体活動量の増加に関する具体的な情報の提供や効果的ツールの開発など）

図 1.12　**食事改善（個人）を目的とした食事摂取基準の活用の基本的概念**

「日本人の食事摂取基準（2020 年版）策定検討会報告書」，「日本人の食事摂取基準」策定検討会
（令和元年 12 月），p.36 より．

表 1.8　個人の食事改善を目的として食事摂取基準を活用する場合の基本的事項

目　的	用いる指標	食事摂取状況のアセスメント	食事改善の計画と実施
エネルギー摂取の過不足の評価	体重変化量 BMI	○ 体重変化量を測定 ○ 測定された BMI が，目標とする BMI の範囲を下回っていれば「不足」，上回っていれば「過剰」の恐れがないか，ほかの要因も含め，総合的に判断	○ BMI が目標とする範囲内に留まること，またはその方向に体重が改善することを目的として立案 〈留意点〉おおむね 4 週間ごとに体重を計測記録し，16 週間以上フォローを行う
栄養素の摂取不足の評価	推定平均必要量 推奨量 目安量	○ 測定された摂取量と推定平均必要量および推奨量から不足の可能性とその確率を推定 ○ 目安量を用いる場合は，測定された摂取量と目安量を比較し，不足していないことを確認	○ 推奨量よりも摂取量が少ない場合は，推奨量を目指す計画を立案 ○ 摂取量が目安量付近かそれ以上であれば，その量を維持する計画を立案 〈留意点〉測定された摂取量が目安量を下回っている場合は，不足の有無やその程度を判断できない
栄養素の過剰摂取の評価	耐容上限量	○ 測定された摂取量と耐容上限量から過剰摂取の可能性の有無を推定	○ 耐容上限量を超えて摂取している場合は耐容上限量未満になるための計画を立案 〈留意点〉耐容上限量を超えた摂取は避けるべきであり，それを超えて摂取していることが明らかになった場合は，問題を解決するために速やかに計画を修正，実施
生活習慣病の発症予防を目的とした評価	目標量	○ 測定された摂取量と目標量を比較．ただし，発症予防を目的としている生活習慣病が関連するほかの栄養関連因子およびその程度も測定し，これらを総合的に考慮したうえで評価	○ 摂取量が目標量の範囲に入ることを目的とした計画を立案 〈留意点〉発症予防を目的としている生活習慣病が関連するほかの栄養関連因子および非栄養性の関連因子の存在と程度を明らかにし，これらを総合的に考慮したうえで，対象とする栄養素の摂取量の改善の程度を判断．また，生活習慣病の特徴から考えて，長い年月にわたって実施可能な改善計画の立案と実施が望ましい

「日本人の食事摂取基準（2020 年版）策定検討会報告書」，「日本人の食事摂取基準」策定検討会（令和元年 12 月），p.40 より．

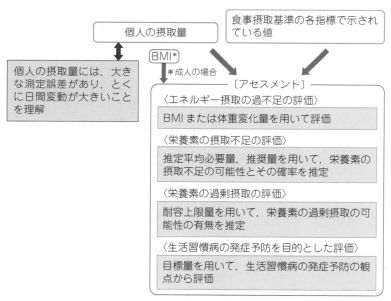

図 1.13　食事改善（個人）を目的とした食事摂取基準の活用による食事摂取状況のアセスメント

「日本人の食事摂取基準（2020 年版）策定検討会報告書」，「日本人の食事摂取基準」策定検討会（令和元年 12 月），p.37 より．

(1) 個人の食事摂取状況のアセスメント

　個人の食事改善を目的として食事摂取基準を活用した食事摂取状況のアセスメントの概要を，図 1.13 に示す.

　エネルギー摂取量の過不足の評価には，成人の場合，BMI または体重変化量を用いる. BMI については，今回提示した目標とする BMI の範囲(表 1.10 参照)を目安とする. ただし，たとえこの範囲にあっても，体重が増加傾向または減少傾向にある場合は，エネルギー・バランスが正または負になっていることを示すため，留意して適切に対応することが必要である.

　乳児および小児のエネルギー摂取量の過不足のアセスメントには，**成長曲線（身体発育曲線）**を用いる. 体重や身長を計測し，成長曲線のカーブに沿っているか，体重増加がみられず成長曲線から大きくはずれていないか，成長曲線から大きくはずれるような体重増加がないかなど，成長の経過を将来にわたって観察する.

　栄養素摂取量の評価には，基本的には食事調査の結果（測定された摂取量)を用いる. 栄養素の摂取不足の回避を目的とした評価を行う場合には，推定平均必要量と推奨量を用いる. 推定平均必要量が算定されていない場合は，目安量を用いる. 測定された摂取量と推定平均必要量・推奨量から，不足の確率を推定する. 推奨量付近か推奨量以上であれば，不足のリスクはほとんどないと判断される. 推定平均必要量以上であるが推奨量に満たない場合は，推奨量を目指すことが勧められる. ただし，ほかの栄養素の摂取状態なども考慮し，総合的に判断する. 推定平均必要量未満の場合は不足の確率が 50％以上あるため，摂取量を増やすための対応が求められる.

　目安量を用いる場合は目安量と測定値を比較し，目安量以上を摂取していれば不足のリスクはほとんどないものと判断される. 一方，摂取された摂取量が目安量未満であっても，目安量の定義から理解されるように，不足のリスクを推定することはできない.

　栄養素の過剰摂取の回避を目的とした評価を行う場合には，耐容上限量を用いる. 測定された摂取量が耐容上限量を超えている場合には過剰摂取と判断する.

　生活習慣病の発症予防を目的とした評価を行う場合には，目標量を用いる. 目標量は範囲で示されているものがあるため，目標量の特徴を考慮して，測定された摂取量との比較を行う. なお，生活習慣病には多数の原因があり，その複合的な結果として疾患が発症するため，ある種類の栄養素の結果だけを過大に重要視することは避けなければならない. 対象とする生活習慣病のなかで対象とする栄養素がどの程度，相対的な重要度をもっているのかを理解したうえで，総合的な評価を行うことが勧められる.

（2）個人の食事改善の計画と実施

　個人の食事改善を目的とした食事摂取状況のアセスメント結果に基づき，食事摂取基準を活用した食事改善の計画と実施の概要を図 1.14 に示す．

　エネルギーの過不足に関する食事改善の計画立案および実施には，BMI または体重変化量を用いる．BMI が目標とする範囲内に留まることを目的として計画を立てる．

　推奨量が算定されている栄養素については推奨量を用いる．推奨量付近かそれ以上であれば現在の摂取量を維持させ，それ未満である場合は推奨量に近づくように計画を立てる．ただし，実施可能性やほかの栄養素の摂取状態を考慮し，総合的に判断する．目安量が算定されている栄養素については，目安量を用いる．目安量付近かそれ以上であれば現在の摂取量を維持させる．目安量未満の場合は，不足の有無やそのリスクが判断できない．なお，大幅に下回っている場合には，摂取量の改善の必要性を検討する．

　耐容上限量を超えて摂取している場合は，耐容上限量未満にするための計画を立てる．耐容上限量を超えた摂取は避けるべきであり，それを超えて摂取していることが明らかになった場合は，問題を解決するために速やかに計画を立て，実施する．

　目標量の範囲外の量を摂取している場合は，範囲内に入ることを目的とした計画を立てる．ただし，予防を目的としている生活習慣病が関連するほかの栄養関連因子ならびに非栄養性の関連因子の存在とその程度を明らかにし，これらを総合的に考慮したうえで，対象とする栄養素の摂取量の

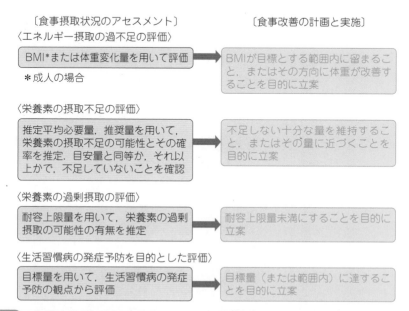

図 1.14 **食事改善（個人）を目的とした食事摂取基準の活用による食事改善の計画と実施**

「日本人の食事摂取基準（2020 年版）策定検討会報告書」，「日本人の食事摂取基準」策定検討会（令和元年 12 月），p.38 より．

改善の程度を判断することが勧められる.

3.4 集団の食事改善を目的とした評価・計画と実施

集団の食事改善を目的とした食事摂取基準の活用の基本的概念，基本事項を図 1.15，表 1.9 に示す．食事摂取基準を適用し，食事摂取状況の

〔食事摂取状況のアセスメント〕

集団の摂取量やBMIの分布と食事摂取基準の指標から，摂取不足や過剰摂取の可能性がある人の割合などを推定

〔食事改善の計画と実施〕

摂取不足の人の割合をできるだけ少なくし，過剰摂取の人の割合をなくし，生活習慣病の発症予防につながる適切なエネルギーや栄養素の摂取量について目標とする値を提案

公衆栄養計画の企画と実施，検証
（目標とする値に近づけるための食行動・食生活に関する改善目標の設定やそのモニタリング，改善のための効果的な各種事業の企画・実施など）

図 1.15 集団の食事改善を目的とした食事摂取基準の活用の基本的概念

「日本人の食事摂取基準（2020 年版）策定検討会報告書」，「日本人の食事摂取基準」策定検討会（令和元年 12 月），p.41 より.

表 1.9 集団の食事改善を目的として食事摂取基準を活用する場合の基本的事項

目的	用いる指標	食事摂取状況のアセスメント	食事改善の計画と実施
エネルギー摂取の過不足の評価	体重変化量 BMI	○体重変化量を測定 ○測定された BMI の分布から，BMI が目標とする BMI の範囲を下回っている，あるいは上回っている人の割合を算出	○BMI が目標とする範囲内に留まっている人の割合を増やすことを目的として計画を立案 〈留意点〉一定期間をおいて 2 回以上の評価を行い，その結果に基づいて計画を変更し，実施
栄養素の摂取不足の評価	推定平均必要量 目安量	○測定された摂取量の分布と推定平均必要量から，推定平均必要量を下回る人の割合を算出 ○目安量を用いる場合は，摂取量の中央値と目安量を比較し，不足していないことを確認	○推定平均必要量では，推定平均必要量を下回って摂取している人の集団内における割合をできるだけ少なくするための計画を立案 ○目安量では，摂取量の中央値が目安量付近かそれ以上であれば，その量を維持するための計画を立案 〈留意点〉摂取量の中央値が目安量を下回っている場合，不足状態にあるかどうかは判断できない
栄養素の過剰摂取の評価	耐容上限量	○測定された摂取量の分布と耐容上限量から，過剰摂取の可能性のある人の割合を算出	○集団全員の摂取量が耐容上限量未満になるための計画を立案 〈留意点〉耐容上限量を超えた摂取は避けるべきであり，超えて摂取している人がいることが明らかになった場合は，問題を解決するために速やかに計画を修正，実施
生活習慣病の発症予防を目的とした評価	目標量	○測定された摂取量の分布と目標量から，目標量の範囲を逸脱する人の割合を算出する.ただし，発症予防を目的としている生活習慣病が関連するほかの栄養関連因子および非栄養性の関連因子の存在と程度も測定し，これらを総合的に考慮したうえで評価	○摂取量が目標量の範囲に入る人または近づく人の割合を増やすことを目的とした計画を立案 〈留意点〉発症予防を目的としている生活習慣病が関連するほかの栄養関連因子および非栄養性の関連因子の存在とその程度を明らかにし，これらを総合的に考慮したうえで，対象とする栄養素の摂取量の改善の程度を判断.また，生活習慣病の特徴から考え，長い年月にわたって実施可能な改善計画の立案と実施が望ましい

「日本人の食事摂取基準（2020 年版）策定検討会報告書」，「日本人の食事摂取基準」策定検討会（令和元年 12 月），p.45 より.

アセスメントを行い，集団の摂取量の分布から，摂取不足や過剰摂取の可能性がある人の割合などを推定する．その結果に基づいて，食事摂取基準を適用し，摂取不足や過剰摂取を防ぎ，生活習慣病の予防のための適切なエネルギーや栄養素の摂取量について目標とする値を提案し，食事改善の計画，実施につなげる．

（1）集団の食事摂取状況のアセスメント

　集団の食事改善を目的とした食事摂取基準の活用の基本的概念を図1.16に示す．エネルギー摂取の過不足を評価する場合にはBMIの分布を用いる．エネルギーについては，BMIが目標とする範囲内にある人（または目標とする範囲外にある人）の割合を算出する．BMIについては，今回提示した目標とするBMIの範囲（表1.10参照）を目安とする．

　推定平均必要量が算定されている栄養素については，推定平均必要量を下回る人の割合を算出する．正しい割合を求めるためには確率法を用いるべきであるが，現実的には確率法が利用可能な条件が整うことはまれである．そこで，簡便法としてカットポイント法を用いることが多い．

（2）カットポイント法

　カットポイント法の概念をそれぞれ図1.17に示す．カットポイント法は必要量と摂取量の分布が均等であることを前提とするが，図1.17では，$y = x$の直線を境に，①，②，③の部分の人びとが栄養素を充足，④，⑤，

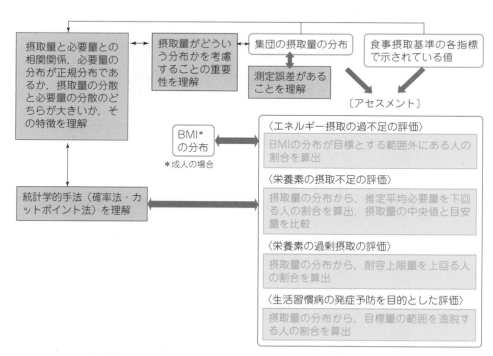

図1.16　食事改善（集団）を目的とした食事摂取基準の活用による食事摂取状況のアセスメント
「日本人の食事摂取基準（2020年版）策定検討会報告書」，「日本人の食事摂取基準」策定検討会（令和元年12月），p.41より．

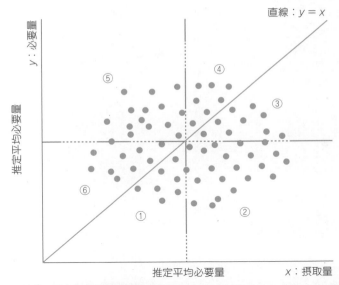

図 1.17　**集団における食事摂取状況の評価を行うための方法（カットポイント法）の概念**

個人が自分の必要量を知り得ないと仮定すると，集団における摂取量と必要量の関連はない．この仮定はエネルギーを除いて成り立つものと考えられる．次に，摂取量と必要量のそれぞれの分布がともに正規分布に従うと仮定し，摂取量の平均値が推定平均必要量付近にあると仮定すると，不足している人は直線 $y = x$ と y 軸で囲まれた部分に存在し，不足していない（充足している）人は直線 $y = x$ と x 軸で囲まれた部分に存在することになる．さらに，$x = $ 推定平均必要量と $y = $ 推定平均必要量という直線を加えると，すべての領域は 6 つの人（①〜⑥）に分かれる．すなわち，不足している人は領域④＋⑤＋⑥に存在する．ところで，領域①と領域④に存在する人数はほぼ同じになると考えられるため，不足している人数は領域①＋⑤＋⑥に等しい．これは，摂取量が推定平均必要量に満たない人の人数にほかならない．なお，カットポイント法では，集団における特定の誰が必要量を満たしているのか，あるいは，満たしていないのかを判定できないことに留意しておく必要がある．

「日本人の食事摂取基準（2020 年版）策定検討会報告書」，「日本人の食事摂取基準」策定検討会（令和元年 12 月），p.43 より．

⑥の部分の人びとが栄養素を不足していることを示している．ここで，均等に分布していると考えれば，①と④の人数は同じと考えられる．ゆえに，①と④を交換して推定平均必要量を境目としても，充足する人びとと不足する人びとの人数は変わらないことになる．これを利用すると，推定平均必要量を下回る人の割合は，不足している人の割合と一致するため，過不足の評価や食事計画の改善と実施に推定平均必要量を下回る人の割合を用いることができる．

（3）集団の食事改善の計画と実施

　集団の食事改善を目的とした食事摂取状況のアセスメント結果に基づき，食事摂取基準を活用した食事改善の計画と実施の概要を図 1.18 に示す．エネルギー摂取の過不足に関する食事改善の計画立案および実施には，BMI または体重変化量を用いる．BMI が目標とする範囲内に留まっている人の割合を増やすことを目的として計画を立てる．数カ月間（少なくとも 1 年以内）に 2 回以上の評価を行い，体重変化を指標として用いる計画を立てる．

　栄養素の摂取不足からの回避を目的とした食事改善の計画立案および実

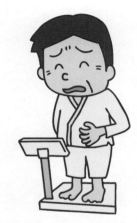

集団の食事改善には数カ月間に 2 回以上体重を測定し，評価する．

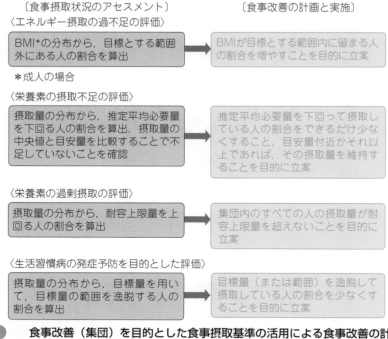

〔食事摂取状況のアセスメント〕　　　　〔食事改善の計画と実施〕

〈エネルギー摂取の過不足の評価〉

BMI*の分布から，目標とする範囲外にある人の割合を算出　→　BMIが目標とする範囲内に留まる人の割合を増やすことを目的に立案

＊成人の場合

〈栄養素の摂取不足の評価〉

摂取量の分布から，推定平均必要量を下回る人の割合を算出．摂取量の中央値と目安量を比較することで不足していないことを確認　→　推定平均必要量を下回って摂取している人の割合をできるだけ少なくすること．目安量付近かそれ以上であれば，その摂取量を維持することを目的に立案

〈栄養素の過剰摂取の評価〉

摂取量の分布から，耐容上限量を上回る人の割合を算出　→　集団内のすべての人の摂取量が耐容上限量を超えないことを目的に立案

〈生活習慣病の発症予防を目的とした評価〉

摂取量の分布から，目標量を用いて，目標量の範囲を逸脱する人の割合を算出　→　目標量（または範囲）を逸脱して摂取している人の割合を少なくすることを目的に立案

図 1.18　**食事改善（集団）を目的とした食事摂取基準の活用による食事改善の計画と実施**

「日本人の食事摂取基準（2020 年版）策定検討会報告書」，「日本人の食事摂取基準」策定検討会（令和元年 12 月），p.43 より．

施には，推定平均必要量，目安量を用いる．推定平均必要量では，推定平均必要量を下回って摂取している人の集団内における割合をできるだけ少なくするための計画を立てる．目安量では，摂取量の中央値が目安量付近かそれ以上であれば，その摂取量を維持する計画を立てる．摂取量の中央値が目安量を下回っている場合，不足状態にあるかどうか判断できない．なお，大幅に下回っている場合には，摂取量の改善の必要性を検討する．

　栄養素の過剰摂取からの回避を目的とした食事改善の計画立案および実施には，耐容上限量を用いる．集団内のすべての人の摂取量が耐容上限量未満になるための計画を立てる．耐容上限量を超えた摂取は避けるべきであり，それを超えて摂取している人がいることが明らかになった場合は，この問題を解決するために速やかに計画を修正し，実施する．

　生活習慣病の発症予防を目的とした食事改善の計画立案および実施には，目標量を用いる．摂取量が目標量の範囲内に入る人または近づく人の割合を増やすことを目的とした計画を立てる．予防を目的とする生活習慣病が関連するほかの栄養関連因子ならびに非栄養性の関連因子の存在とその程度を明らかにし，これらを総合的に考慮したうえで，対象とする栄養素の摂取量の改善の程度を判断することが勧められる．また，生活習慣病の特徴から考え，長い年月にわたって実施可能な食事改善の計画立案と実施が望ましい．

3.5　エネルギーの指標

(1) BMI

エネルギー摂取量と消費量のバランス（**エネルギー収支バランス**）の維持の指標として，体重と身長から算出する **BMI** が採用されている．エネルギー消費量よりも摂取量が多ければ体重は増加し，逆に消費量よりも摂取量が少なければ体重は減少する．体重はエネルギー収支バランスを最も客観的に表しているため，体重を身長で補正した BMI がエネルギー摂取の指標となる．エネルギー収支バランスがとれていれば体重は変化しないが，それだけで健康が維持できるわけではない．そのため，複数の疫学研究で総死亡率がもっとも低かった BMI の範囲をもとに，日本人の BMI の実態を考慮して**目標とする BMI の範囲**（18 歳以上）が提示された（表1.10）．

この目標とする BMI の範囲を維持し，体重が変わらないエネルギー摂取量を適正と評価する．しかし，目標とする BMI の範囲にあっても，体重が増加傾向や減少傾向にある場合は，エネルギー収支バランスが正または負となっているため，体重変化に合わせて適切に対応することが求められる．そのため，エネルギー摂取量の評価には，BMI だけでなく体重の変化（**体重変化量**）もみていく必要がある．

目標とする BMI の範囲は，この範囲を維持していれば健康で長生きできる可能性が高いことを示したものであるが，生活習慣病や死亡率には多くの要因がかかわっているため，BMI 以外にも留意することが必要である．

(2) 推定エネルギー必要量

エネルギー必要量は，**WHO** の定義に従い，「ある身長・体重と体組成の個人が，長期間に良好な健康状態を維持する身体活動レベルのとき，エネルギー消費量との均衡がとれるエネルギー摂取量」と定義する．つまり，エネルギー収支バランスがとれて体重が変化しない適正なエネルギー摂取量を意味する．

成人（妊婦，授乳婦を除く）で短期間に体重が大きく変化しない場合には，

> エネルギー消費量 ＝ エネルギー摂取量 ＝ エネルギー必要量

が成り立つ．しかしエネルギー摂取量は，測定誤差をもつ**食事調査**をもとに算出するため，少なく見積もられること（過小申告）が多い．そのため，エネルギー摂取量をもってエネルギー必要量とすることは難しい．ゆえに，エネルギー消費量をもってエネルギー必要量とする．

推定エネルギー必要量とは，すなわち 1 日の習慣的な総エネルギー消費量を推定し，その値をもってエネルギー必要量としたものである．成人（18

表1.10　目標とする BMI の範囲（18 歳以上）[*1,*2]

年齢（歳）	目標とする BMI（kg/m²）
18 〜 49	18.5 〜 24.9
50 〜 64	20.0 〜 24.9
65 〜 74[*3]	21.5 〜 24.9
75 以上[*3]	21.5 〜 24.9

[*1]　男女共通．あくまでも参考として使用すべきである．
[*2]　観察疫学研究において報告された総死亡率が最も低かった BMI を基に，疾患別の発症率と BMI の関連，死因と BMI との関連，喫煙や疾患の合併による BMI や死亡リスクへの影響，日本人の BMI の実態に配慮し，総合的に判断し目標とする範囲を設定．
[*3]　高齢者では，フレイルの予防および生活習慣病の発症予防の両者に配慮する必要があることも踏まえ，当面目標とする BMI の範囲を21.5 〜 24.9 kg/m² とした．
「日本人の食事摂取基準（2020 年版）策定検討会報告書」，「日本人の食事摂取基準」策定検討会（令和元年 12 月），p.61 より．

体重変化量
2 回以上体重を測定し，あとで測った体重から前の体重を引くことで，＋ 2 kg，− 2 kg，± 0 kg のようにどのくらい体重変化したかを表す数量のこと．何回も体重を測定することで，体重が増え続けているのか減り続けているのかといった傾向をみることができる．

国家試験ワンポイントアドバイス

体重 1 kg あたりの基礎代謝量が基礎代謝基準値であることや，身体活動レベルの使い分けを理解して，推定エネルギー必要量の算定方法を覚えよう．

WHO：World Health Organization，世界保健機関

食事調査
第 2 章も参照．

歳以上）では，

$$\text{推定エネルギー必要量} = \text{基礎代謝量} \times \text{身体活動レベル}$$

として算出する．**基礎代謝量**とは，覚醒状態で必要な最小限のエネルギー量のことである．基礎代謝量の推定式には，ハリス－ベネディクト（Harris-Benedict）の式，国立健康・栄養研究所の式などがあるが，食事摂取基準においては，体重 1 kg あたりの基礎代謝量である**基礎代謝基準値**に参照体重(kg) を掛けることで基礎代謝量を推定する（表 1.11）．これをもとに前出の推定エネルギー必要量の式を変形すると以下のようになる．

$$\text{推定エネルギー必要量} = \text{基礎代謝基準値（kcal/kg 体重/日）} \times \text{参照体重} \times \text{身体活動レベル}$$

身体活動レベル
第 9 章も参照．

　　身体活動レベルとは，1 日の総エネルギー消費量が基礎代謝量の何倍かで示したものであり，基本的には，座位中心の静的な活動が中心であればレベルⅠ（低い）とし，座位中心だが，職場で移動や立位での作業，あるいは通勤・家事・軽いスポーツのいずれかを含む場合はレベルⅡ（ふつう），移動や立位の多い仕事，あるいは運動習慣をもっている場合はレベルⅢ（高い）とする（表 1.12，表 1.13）．

　　参照体重を用いたこれらの式は，献立作成などの参考値として推定エネルギー必要量の表を作成するために用いたものである．参照体重の代わりに，現体重を維持するためには現体重を，目標体重に導くためには目標体

表 1.11　参照体重における基礎代謝量

性　別	男　性			女　性		
年齢（歳）	基礎代謝基準値 （kcal/kg体重／日）	参照体重 （kg）	基礎代謝量 （kcal／日）	基礎代謝基準値 （kcal/kg体重／日）	参照体重 （kg）	基礎代謝量 （kcal／日）
1～2	61.0	11.5	700	59.7	11.0	660
3～5	54.8	16.5	900	52.2	16.1	840
6～7	44.3	22.2	980	41.9	21.9	920
8～9	40.8	28.0	1,140	38.3	27.4	1,050
10～11	37.4	35.6	1,330	34.8	36.3	1,260
12～14	31.0	49.0	1,520	29.6	47.5	1,410
15～17	27.0	59.7	1,610	25.3	51.9	1,310
18～29	23.7	64.5	1,530	22.1	50.3	1,110
30～49	22.5	68.1	1,530	21.9	53.0	1,160
50～64	21.8	68.0	1,480	20.7	53.8	1,110
65～74	21.6	65.0	1,400	20.7	52.1	1,080
75 以上	21.5	59.6	1,280	20.7	48.8	1,010

「日本人の食事摂取基準（2020 年版）策定検討会報告書」，「日本人の食事摂取基準」策定検討会（令和元年 12 月），p.74 より．

表1.12 身体活動レベル別にみた活動内容と活動時間の代表例

	低い（Ⅰ）	ふつう（Ⅱ）	高い（Ⅲ）
身体活動レベル[*1]	1.50 （1.40〜1.60）	1.75 （1.60〜1.90）	2.00 （1.90〜2.20）
日常生活の内容[*2]	生活の大部分が座位で，静的な活動が中心の場合	座位中心の仕事だが，職場内での移動や立位での作業・接客など，通勤・買い物での歩行，家事，軽いスポーツ，いずれかを含む場合	移動や立位の多い仕事への従事者，あるいは，スポーツなど余暇における活発な運動習慣をもっている場合
中程度の強度（3.0〜5.9メッツ）の身体活動の1日あたりの合計時間（時間／日）[*3]	1.65	2.06	2.53
仕事での1日あたりの合計歩行時間（時間／日）[*3]	0.25	0.54	1.00

[*1] 代表値．（ ）内はおよその範囲．
[*2] Black, et al., Ishikawa-Takata, et al. を参考に，身体活動レベル（PAL）に及ぼす仕事時間中の労作の影響が大きいことを考慮して作成．
[*3] Ishikawa-Takata, et al. による．
「日本人の食事摂取基準（2020年版）策定検討会報告書」，「日本人の食事摂取基準」策定検討会（令和元年12月），p.76より．

表1.13 年齢階級別にみた身体活動レベルの群分け（男女共通）

身体活動レベル	レベルⅠ（低い）	レベルⅡ（ふつう）	レベルⅢ（高い）
1〜2（歳）	—	1.35	—
3〜5（歳）	—	1.45	—
6〜7（歳）	1.35	1.55	1.75
8〜9（歳）	1.40	1.60	1.80
10〜11（歳）	1.45	1.65	1.85
12〜14（歳）	1.50	1.70	1.90
15〜17（歳）	1.55	1.75	1.95
18〜29（歳）	1.50	1.75	2.00
30〜49（歳）	1.50	1.75	2.00
50〜64（歳）	1.50	1.75	2.00
65〜74（歳）	1.45	1.70	1.95
75以上（歳）	1.40	1.65	—

「日本人の食事摂取基準（2020年版）策定検討会報告書」，「日本人の食事摂取基準」策定検討会（令和元年12月），p.79より．

重を用いることにより，目的に合わせたエネルギー必要量を算出することが可能となる．ただし，基礎代謝基準値は，参照体位において推定値と実測値が一致するように決定されているため，参照体位から大きく外れた体位では，推定誤差が大きくなる．肥満者の現体重を用いると，基礎代謝量は過大評価され，やせの体重を用いた場合は基礎代謝量が過小評価されるため注意が必要である．

4 | エネルギー産生栄養素バランス

エネルギーを産生する栄養素には，たんぱく質，脂質，炭水化物があり，従来三大栄養素とよばれていたものを食事摂取基準では**エネルギー産生栄養素**とよぶことにした．

「エネルギー産生栄養素，すなわち，たんぱく質，脂質，炭水化物（アルコールを含む）とそれらの構成成分が総エネルギー摂取量に占めるべき割合（％エネルギー）」として，これらのエネルギー構成比率を指標に用いて，その基準を表1.14に示す．エネルギー産生栄養素バランスは，こ

国家試験ワンポイントアドバイス

エネルギー産生栄養素バランスは，％エネルギーを単位とした目標量であり，たんぱく質，脂質，飽和脂肪酸，炭水化物の摂取量はこれを基準とすることを理解しよう．

エネルギー産生栄養素
energy-providing nutrients, macronutrients

表 1.14 エネルギー産生栄養素バランス（% エネルギー）

性　別	男　性				女　性			
	目標量 [1, 2]				目標量 [1, 2]			
年齢等	たんぱく質 [3]	脂　質 [4]		炭水化物 [5, 6]	たんぱく質 [3]	脂　質 [4]		炭水化物 [5, 6]
		脂　質	飽和脂肪酸			脂　質	飽和脂肪酸	
0〜11（月）	―	―	―	―	―	―	―	―
1〜2（歳）	13〜20	20〜30	―	50〜65	13〜20	20〜30	―	50〜65
3〜5（歳）	13〜20	20〜30	10 以下	50〜65	13〜20	20〜30	10 以下	50〜65
6〜7（歳）	13〜20	20〜30	10 以下	50〜65	13〜20	20〜30	10 以下	50〜65
8〜9（歳）	13〜20	20〜30	10 以下	50〜65	13〜20	20〜30	10 以下	50〜65
10〜11（歳）	13〜20	20〜30	10 以下	50〜65	13〜20	20〜30	10 以下	50〜65
12〜14（歳）	13〜20	20〜30	10 以下	50〜65	13〜20	20〜30	10 以下	50〜65
15〜17（歳）	13〜20	20〜30	8 以下	50〜65	13〜20	20〜30	8 以下	50〜65
18〜29（歳）	13〜20	20〜30	7 以下	50〜65	13〜20	20〜30	7 以下	50〜65
30〜49（歳）	13〜20	20〜30	7 以下	50〜65	13〜20	20〜30	7 以下	50〜65
50〜64（歳）	14〜20	20〜30	7 以下	50〜65	14〜20	20〜30	7 以下	50〜65
65〜74（歳）	15〜20	20〜30	7 以下	50〜65	15〜20	20〜30	7 以下	50〜65
75 以上（歳）	15〜20	20〜30	7 以下	50〜65	15〜20	20〜30	7 以下	50〜65
妊婦　初期					13〜20			
中期					13〜20	20〜30	7 以下	50〜65
後期					15〜20			
授乳婦					15〜20			

1) 必要なエネルギー量を確保した上でのバランスとすること．
2) 範囲に関しては，おおむねの値を示したものであり，弾力的に運用すること．
3) 65 歳以上の高齢者について，フレイル予防を目的とした量を定めることは難しいが，身長・体重が参照体位に比べて小さい者や，とくに 75 歳以上であって加齢に伴い身体活動量が大きく低下した者など，必要エネルギー摂取量が低い者では，下限が推奨量を下回る場合があり得る．この場合でも，下限は推奨量以上とすることが望ましい．
4) 脂質については，その構成成分である飽和脂肪酸など，質への配慮を十分に行う必要がある．
5) アルコールを含む．ただし，アルコールの摂取を勧めるものではない．
6) 食物繊維の目標量を十分に注意すること．
「日本人の食事摂取基準（2020 年版）策定検討会報告書」，「日本人の食事摂取基準」策定検討会（令和元年 12 月），p.170 より．

Column

低糖質（低炭水化物）食って効果あるの？

　まず，肥満と糖尿病に対する効果を分けて考えよう．肥満に関しては，最近炭水化物抜きダイエットなどが流行っているが，疫学研究の結果からは，低糖質食にするとエネルギー量も減るため，体重が減っているようでもそれが本当に低糖質のせいなのかはまだわかっていない．糖尿病の血糖コントロールについても，低糖質食を始めてから 1 年以内に限っては効果が現れているが，脱落者が多く 1 年後には効果がなくなってしまう人が多い．安易な低糖質食は低血糖を招き，救急車で運ばれるという報告が増えている．管理栄養士を目指すみなさんは，メディアの情報に振り回されず，疫学研究などの結果をよく見極めるスキルを身につけていこう．

れらの栄養素の摂取不足を回避するとともに，生活習慣病の発症予防とその重症化予防を目的とするものである．そのため，**エネルギー産生栄養素バランス**は，後者の予防の目的も入るため目標量として設定された*.

(1) たんぱく質

たんぱく質には，推定平均必要量と推奨量が算定されているため，推奨量以上であることとし，目標量の下限は推奨量以上となるエネルギー比率で策定された（表 1.14）.

フレイルおよびサルコペニアの発症予防を考慮すべき高齢者では，摂取実態とたんぱく質の重要性から，65 歳以上で男女とも 15％を下限とした.

成人においては各種代謝変化に好ましくない影響を与えない摂取量，高齢者においては高窒素血症の発症を予防する観点などにより，20％エネルギーを目標量の上限とした.

(2) 脂　質

脂質の目標量の下限は，必須脂肪酸の目安量が保証されるように 20％エネルギーと設定された．目標量の上限は，飽和脂肪酸の目標量を考慮して 30％エネルギーに設定された.

(3) 炭水化物

炭水化物はアルコールを含む合計量とし，たんぱく質，脂質の残りとして設定することとした．炭水化物が多い食事は，質に配慮しないと精製度の高い穀類や甘味料，甘味飲料，酒類に頼ることになりやすい．しかし，精製度の低い穀物には，食物繊維やビタミン，ミネラルの含有量が多いため，炭水化物の質に配慮する必要がある.

目標量の上限は，上記の理由から，たんぱく質と脂質の下限に対応させて，65％エネルギーとした.

目標量の下限は，たんぱく質と脂質の上限に対応させて 50％エネルギーとした.

＊本書内の小冊子にも，食事摂取基準の推定エネルギー必要量，身体活動レベル，エネルギー産生栄養素バランス，栄養素の食事摂取基準の付表を示す.

復習問題を解いてみよう
https://www.kagakudojin.co.jp

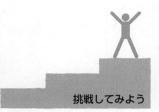

挑戦してみよう

第2章

栄養ケア・マネジメント

この章で学ぶポイント

★管理栄養士・栄養士が行う対人援助サービスシステムである栄養ケア・マネジメントについて理解しよう.

★個人を対象とした場合の栄養ケア・マネジメントの基本構造と構成要素，それぞれの定義と基本的プロセスについて学ぼう.

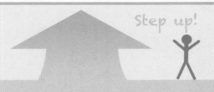

Step up!

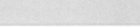

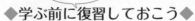

◆学ぶ前に復習しておこう◆

ちょっと

— 生活習慣病 —
食・運動習慣，休養，喫煙，飲酒などの生活習慣がその発症・進行に深く関係する疾患群.

— 食事摂取基準 —
国民の健康の保持・増進を図るための望ましいエネルギーと栄養素の摂取量の基準.

— 日本食品標準成分表 —
日常摂取する食品の成分に関する基礎データを幅広く提供することを目的として，文部科学省が公表しているデータ.

1 | 人びとをより健康に

　栄養ケア・マネジメントは，栄養士・管理栄養士が栄養・食生活の面から健康の維持・増進，疾病の予防・治療に対する支援を行う際の対人援助サービスの一つである．　栄養ケア・マネジメントは，栄養士・管理栄養士の実践分野（公衆栄養分野，臨床栄養分野，栄養教育分野，給食経営管理分野）における対象の特性に合わせて部分的な変更や修正がなされて活用されているが，基本的な考え方は同じであり，その概念についての理解は必要不可欠である．

　栄養ケア・マネジメントには，個人を対象とするものと集団や地域を対象とするものがあるが，本章では個人を対象とした場合の栄養ケア・マネジメントの基本構造と構成要素，およびそれぞれの定義と基本的プロセスについての理解を進める．

2 | 栄養ケア・マネジメントとは

　国民健康づくり運動である**健康日本21（第二次）**では，すべての国民がともに支え合い，健やかで心豊かに生活できる活力ある社会を目指し，健康寿命の延伸と健康格差の縮小を最終目標として設定している．そして，その目標を達成するための基本的な方向として，**QOL**（quality of life，**生活の質**）および社会環境の質の向上を示している．

　生活習慣病の発症や重症化を予防し，望ましい健康状態を保ち，QOLを向上させるために，栄養・食生活の適正化は重要である．また生涯を通して健康の保持・増進に取り組むには，子ども時代から健やかな発育とより良い生活習慣を形成し，生涯にわたって健康な生活習慣を継続できるようにすることが望ましい．そのため乳幼児期，成人期，高齢期などのライフステージの特性に応じた適正な栄養状態の維持ならびに望ましい食生活への方策が重要となっている．

　栄養状態とは，摂取した栄養素（食物）を体内で消化，吸収，代謝するという一連の栄養素の処理によって生じる身体の状態をいう．「健康日本21（第二次）」では，栄養状態をより良く保つためには**栄養素（食物）摂取**が重要であり，適切な栄養素（食物）の摂取を目的とした個人の**行動変容**を支援し，**食環境**づくりに取り組むことがかかげられている（図2.1）．

　栄養素摂取が適切ではなく，不均衡や過剰，不足の状態が続くと，体内では潜在性の不均衡や過剰，欠乏の状態が起こってくる．この潜在性の栄養素の過不足状態が長期にわたると，**欠乏症**や**過剰症**に移行する．また人間の栄養状態は，摂取した栄養素の量のみで決まるのではなく，体内での栄養素の消化・吸収率や利用効率，貯蔵率，さらに代謝の変化による必要

健康日本21（第二次）
生活習慣病を予防する21世紀の国民健康づくり運動として健康日本21が平成12（2000）年から実施されている．平成25（2013）年からは健康日本21（第二次）が推進されている．

乳幼児期
第4章も参照．

成人期
第7章も参照．

高齢期
第8章も参照．

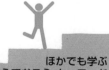

ほかでも学ぶ
覚えておこう キーワード

「健康日本21（第二次）」
　➡社会・環境と健康
生活習慣病
　➡基礎栄養学，栄養教育論，
　　臨床栄養学
行動変容
　➡栄養教育論
欠乏症，過剰症
　➡基礎栄養学，臨床栄養学

健康寿命の延伸・健康格差の縮小

生活の質の向上　　　　　　社会環境の質の向上

生活習慣病（がん，循環器疾患，糖尿病）の発症予防・重症化予防

社会生活機能の維持・向上（こころ，次世代，高齢者）

社会参加の機会の増加
①食を通じた地域のつながりの強化
②食生活改善推進員，食育ボランティアなど主体的にかかわる個人の増加

【栄養状態】
適正体重の維持　　低栄養の低減

健康のための資源へのアクセスの改善と公平性の確保
③健康づくりにかかわる企業の増加
④栄養ケアステーション等身近で健康づくりの支援を行う民間団体の活動推進
⑤栄養指導・栄養情報や健康に良い食物へのアクセスの改善と公平性確保のための自治体の取組み増加

【食物摂取】
適正な量と質の食事
・主食・主菜・副菜がそろった食事の増加
・食塩摂取量の減少
・野菜・果物摂取量の増加

【食行動】
共食の増加

健康な生活習慣の獲得（朝・昼・夕の3食を食べる）

【食環境】
食品中の食塩や脂肪の低減に取り組む食品企業，飲食店の増加

利用者に応じた栄養管理を実施している給食施設の増加

＜乳幼児・学齢期＞＜成人期＞＜高齢期＞
個人のライフステージ　　　　　社会環境

図2.1　健康日本21（第二次）「栄養・食生活の目標設定の考え方」

量や排泄量の変化などさまざまな因子に影響されて変動する．

　このように人間の栄養状態の変動には多種多様の因子が関係しており，人間の栄養状態をより良く保つためには，食環境などの社会環境要因を考慮しながら，行動変容によって栄養素の欠乏や過剰をもたらすリスクを回避し，疾病誘発のリスク因子を低減・除去していかなければならない．そのために開発された栄養管理の手法が**栄養ケア・マネジメント**である．

　栄養ケア・マネジメントおよび国際的に提唱されている**栄養ケアプロセス**（p. 38, コラム参照）は，栄養状態をより良く改善し，健康状態の改善に寄与し，QOLを向上させるために体系化された栄養管理のしくみである．

2.1 栄養ケア・マネジメントの定義

　栄養ケア・マネジメントは，ヘルスケアサービスの一環として，個々人に最適な栄養ケアを行い，その実務遂行上の機能や方法，手順を効率的に進めるためのシステムと定義される．その目的は，対象となる個人の栄養状態，健康状態をより良く改善し，QOLを向上させることである．

　栄養ケアは，対象者のニーズに合わせた栄養面からの介入や支援（栄養教育，栄養補給など）を行う実践活動であり，マネジメントは，ある目的を達成するために目標に向けて人びとを動かしていくための活動である．**栄養ケアのシステム化**とは，どのような状態，どのような状況の対象に対

欠乏症
栄養素の摂取不足によるおもな欠乏症は，ビタミンC欠乏症による壊血病，ビタミンD欠乏症によるくる病，骨軟化症，ビタミンB_1欠乏症による脚気，ウェルニッケ脳症などがある．

過剰症
栄養素の過剰摂取によるおもな過剰症は，ビタミンAの肝臓への過剰蓄積による肝臓障害，ビタミンDの長期にわたる過剰摂取による高カルシウム血症などがある．

Column

栄養ケアプロセス

　米国栄養士会が提唱した栄養ケアプロセス（NCP）は，栄養アセスメント，栄養診断，栄養介入，栄養モニタリング，評価の4つのステップからなる．

　NCP で採用されている「栄養診断（nutrition diagnosis）」という概念は，医学的な診断とは異なり，栄養アセスメントで得た情報をもとに，栄養に関連する問題またはその可能性の存在を判定するものである．栄養診断名（problem or nutrition diagnosis label）は，栄養問題（Problem, P）を表現する専門用語であり，70の栄養診断名が「食物・栄養素摂取（NI）」，「臨床栄養（NC）」，「栄養に関連する行動／生活環境（NB）」の3つの領域に分類されている．

　　例：（NI）「エネルギー消費の亢進」，（NC）「食物・薬剤の相互作用」，（NB）「食物や食事を準備する能力の欠如」

　栄養診断の記載は，問題（Problem, P），原因（Etiology, E），徴候／症状（Singns & Symptoms, S）の P-E-S によって構成され，「この問題（P）：栄養診断は，この原因（E）と関連する．根拠はこの徴候／症状（S）である「Problem（P）-related to-Etiology（E）-as evidenced by-Signs or symptoms（S）」と記述する．

表①　アセスメント結果からの現状把握と問題の抽出例

62歳男性　独居の例		
栄養アセスメント	客観的情報（objective data）	
	臨床検査	血圧 140 / 95 mmHg ヘモグロビン濃度（Hb）10.2 g/dL
	身体計測値	身長 165 cm，体重 55 kg（平常時体重 61 kg） BMI 20.2，ウエスト周囲径 76 cm
	主観的情報（subjective data）	
	問　診	●主訴：疲れやすい，体重減少（半年間で 9.8％） ●現病歴：高血圧（降圧剤を服用），腰痛 ●既往歴：うっ血性心不全 ●工務店に勤務していたが，半年前に腰を痛め退職．妻は3年前に他界し，子どもたちは独立して他市に住んでいる ●腰痛のため，食品購入は配達か惣菜や弁当を購入 朝食：菓子パン，牛乳 昼食：カップヌードルか市販弁当 夕食：市販弁当か惣菜，アルコール（ビール）
問題の抽出	#1 体重減少，#2 貧血	
	問題（P）：意図しない体重減少 原因（E）：食事摂取量の不足 根拠：徴候／症状（S）…半年間で 9.8％ の体重減少．エネルギー摂取量が，食事摂取基準 50〜69 歳，男性，身体活動レベル I の推定エネルギー必要量 2,100 kcal/日 に比して，3日間の食事記録の平均は 200 kcal 少なく，必要量に達していない	

問題には #1〜，#2 と記載する．# はナンバーとよぶ．

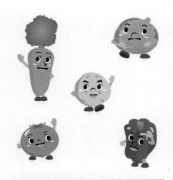

しても個々のニーズに応じた最適な栄養ケアを提供できるように業務のしくみを構築することである.

　すなわち栄養ケア・マネジメントとは，栄養ケアの目的を達成するために対象者の栄養状態を評価・判定し，その状態に対応した栄養教育の提供や食生活の支援などを行うために必要な体制を整備し，運用していく活動をいう.

2.2　栄養ケア・マネジメントの過程

　栄養ケア・マネジメントにおいては，① 栄養スクリーニング，② 栄養アセスメント，③ 栄養ケア計画の作成，④ 介入（計画の実施），⑤ モニタリング，⑥ 評価，の過程を連続的に運用する.（図2.2）

　最初に，対象者に栄養状態の問題のあるなしでリスクのふるい分け（① **栄養スクリーニング**）を行い，次に対象者の栄養状態に関する問題の程度や問題に関連する要因を明らかにする（② **栄養アセスメント**）. 問題とは，対象者にとって望ましいあるべき状態と，対象者の現状とのギャップ（乖離(かいり)）をいう. 栄養アセスメントにおいては，対象者の望ましい状態である目標や期待，指標の基準と評価時点での現状を比較し，対象者の抱える栄養問題を抽出する. そして問題解決のために栄養教育の実施や栄養補給・

> **国家試験ワンポイントアドバイス**
>
> 栄養ケア・ケアマネジメントの各段階の名称とその内容を覚えておこう.
> ① スクリーニング…リスクによるふるい分け
> ② アセスメント…栄養状態の判定
> ③ 栄養ケア計画の作成…目標の設定
> ④ 介入…計画の実施
> ⑤ モニタリング…中間の評価
> ⑥ 評価とフィードバック…評価結果に基づいた事業報告の提言

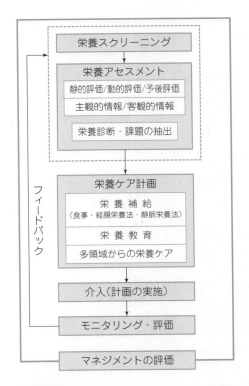

図2.2　栄養ケア・マネジメントの構造

食事提供，あるいは栄養状態のリスク因子を軽減・除去する計画を立案し，計画に基づいた介入を実施する（③ **栄養ケア計画の作成**と④ **介入**）．その後，介入によって達成した状態を維持できるように，対象に適した継続的な支援をする（⑤ **モニタリング**と⑥ **評価**）．

2.3 PDCA サイクル

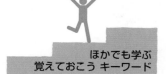

ほかでも学ぶ
覚えておこう キーワード

PDCA サイクル
➡給食経営管理論

この栄養ケア・マネジメントには，品質保持・改善のためのマネジメント手法である **PDCA サイクル**の考え方が取り入れられている．PDCA サイクルは，Plan（計画）→ Do（実施）→ Check（評価）→ Act（改善）を繰り返して行い，計画とその実施の評価と改善を行う方法であり，マネジメント・サイクルの一つである．

マネジメントのためには，現状を分析し，解決可能な問題を明らかにする．問題が明らかになれば，その問題を解決すべき方向性や達成可能な目標を設定する．そして目標達成のために取り組むべき具体的な計画を立案し，評価し，改善することを繰り返す．マネジメントは目標を達成するための機能であり，PDCA サイクルは目標を効率的で効果的に達成するための機能である．

③ 栄養アセスメントとは

3.1 栄養スクリーニング

栄養ケア・マネジメントを実施する最初の手順は栄養スクリーニングで，栄養アセスメントの前段階として行われる．栄養スクリーニングは，すべての人を対象として栄養状態のリスクやその程度ならびに関連要因を判定する過程である．

栄養スクリーニングでは，人体の栄養状態を表す指標を活用し，対象者の栄養状態をリスクの有無や程度別にふるい分ける．人体の栄養状態は，① 適正な栄養状態，② 栄養素相互のバランスの崩れた状態，③ 栄養素の欠乏した状態，④ 栄養素の過剰な状態，の大きく 4 つに分類される．栄養スクリーニングで①〜④のどの栄養状態を抽出したいかによって活用する指標は異なる．健康障害の予防と改善には，潜在性の過剰および欠乏の状態で把握し，早期の栄養ケアを行うことが効果的である．

栄養スクリーニング指標には，単一の指標が用いられる場合もあるし，問診票や簡便な自己チェック表などが用いられる場合もある．臨床現場で用いられている SGA や高齢者を対象とした MNA は，一定期間における体重の変化率，食物摂取の変化，消化器症状，身体機能の変化などの問診を主体としたスクリーニング方法で，研究報告が多く，信頼性が高い．いずれにせよ簡便で使用しやすく対象者の負担が少ない方法で，鋭敏度なら

SGA：subjective global assessment,
主観的包括的評価

MNA：mini nutritional assessment,
簡易栄養状態評価表

びに特異度の高い，科学的根拠があるものを選択することが望ましい．

3.2　栄養アセスメントの定義と目的

　栄養スクリーニングによって栄養リスクをもった対象者を選定したのちに，栄養アセスメントを実施する．栄養アセスメントは，対象者およびその介護者や家族，関係者から情報を収集し，対象者の栄養状態を評価・判定する系統的なプロセスである．

　栄養スクリーニングでは，将来的に問題が生じるリスクをもった人も含めて抽出したが，栄養アセスメントの段階では，そのリスクをもった人の中から栄養問題が存在する人のみを選別する．そして，なぜその問題が起きているか，問題の程度はどのくらいか，どうやったらその問題を改善できるかなど，複数の情報収集法を用いて問題に関連する要因を把握し，栄養状態の評価・判定を行う．

　人体の構成成分は日々，消化・吸収，代謝，排泄を繰り返して変動する．また食生活や生活環境も変化する．そのため栄養ケア・マネジメントにおいては，対象者の再アセスメントを繰り返し，情報の更新をはかる．

　栄養アセスメントの目的は，① 栄養状態の改善や維持が可能な対象者の選別，② 栄養ケアによる効果を評価するための評価指標の抽出，③ 再アセスメントを繰り返し，栄養ケアによる介入の効果を評価すること，があげられる．

3.3　栄養アセスメントの意義

　栄養アセスメントでは，**主観的情報**と客観的情報を複数の方法を使って収集する．主観的情報とは，気持ちや痛み，苦痛などの主訴や自覚的症状，心理的ストレスなど対象者自身から発せられた情報を指す．**客観的情報**とは，観察によって得られた徴候の所見，医師の診断や診療録，**臨床検査値**など第三者が客観的に確認できる情報を指す．

　栄養アセスメントによる情報の収集方法としてはおもに，① 問診や観察などの臨床診査，② 身長や体重などの身体計測，③ 栄養状態に関連する生理・生化学検査値（臨床検査値），④ 飲食物を摂取した状況を調べる食事調査，の4つが使われる．ほかには表2.1 に示したような身体機能や生活機能の評価，メンタルヘルスの評価など，さまざまな方法を目的に応じて利用する．

　収集した情報から，対象者の栄養状態において問題がある指標を抽出し，目標値や基準値と比較して栄養問題の程度を判定する．その際には影響要因や相互関連性などを考慮しながら，複数の指標を確認し，総合的に評価する．

栄養アセスメントと個人情報
栄養アセスメントでは，対象者の個人情報を収集することになるため，本人ないし家族や保護者の同意を得ずに個人情報が第三者に漏出しないよう慎重に取り扱う．

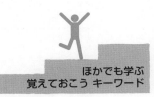

消化，代謝
　➡人体の構造と機能および疾病の成り立ち

主観的情報（subjective data）
臨床上の問題を説明もしくは表現する患者からの直接的な情報を指す．患者の語る言葉（主訴など）や患者家族の言葉など．

客観的情報（objective data）
臨床上の問題点を客観的に説明する情報をいう．計測可能で，再現性のあるデータである．

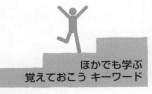

臨床検査
　➡臨床栄養学
食事調査
　➡臨床栄養学，栄養教育論，公衆栄養学

表2.1 アセスメントのおもな方法と収集できる情報

アセスメントの種類	おもな項目	収集できる情報例
身体計測 (anthropometric methods)	身長・体重，BMI，皮下脂肪厚，骨格筋量，ウエスト周囲長，成長曲線など	除脂肪量や体脂肪量などの体構成成分，各組織における栄養素の貯蔵状態
臨床検査（生理・生化学検査） (biochemical methods)	血液生化学検査，尿生化学検査，免疫学的検査など	各組織・臓器の栄養状態および機能状態，栄養素の代謝異常，栄養障害
臨床診査 (clinical methods)	【問診】主訴，現病歴，既往歴，食欲，嗜好，服薬の状況など【観察】体格，皮膚，爪，毛髪，顔貌，口唇の状態など	問診や身体診査による健康・栄養状態，栄養状態や栄養疾患に関する自他覚症状
食事調査 (dietary methods)	摂取食品の種類や量，摂取頻度，栄養素摂取量，食事の回数など	摂取した食品やエネルギーおよび栄養素の摂取状態，食嗜好などの情報
生活習慣の調査	運動習慣の有無や運動の種類，習慣的喫煙の状況，飲酒の頻度や量など	食習慣や食行動，運動習慣，休養，喫煙，飲酒などの生活習慣
身体機能の調査	筋力，バランス機能，歩行能力，複合動作能力や日常生活動作の能力など	身体機能や生活機能など運動機能の状態
メンタルヘルスの調査	精神的な健康状態やストレスの有無など	慢性的な疲労感や睡眠状況，ストレスの状況

アセスメント項目の英語の頭文字を並べるとアセスメント ABCD となる．

3.4 動的アセスメントと静的アセスメント

栄養アセスメントには目的別に，静的アセスメント，動的アセスメント，予後栄養アセスメントがある（表2.2）．

静的アセスメントには，代謝による変化を誘導するさまざまな因子に影響されない安定した指標を使い，評価時点での一時的な栄養状態を評価するものであり，評価時点における対象の全般的な栄養状態を評価するのに役立つ．指標としては，身長・体重の計測値から算出した体格指数などの身体計測値や免疫能を反映しているツベルクリン反応の**遅延型皮膚過敏反応**，血漿タンパク質の１つであるアルブミンがあげられる．

動的アセスメントには，体内で短期間に代謝され，さまざまな因子によって影響を受けて変動する指標を使う．栄養状態の短期的な変化を経時的に評価するものであり，栄養ケア計画による介入の効果を素早く把握し，計画の見直しを行うのに役立つ．指標としては，体内でのタンパク質代謝の動的状態の目安である**窒素平衡**や，**半減期**が短く代謝回転の速い血漿タンパク質である急速代謝回転タンパク質（**RTP**）があげられる．

予後栄養アセスメントは，おもに外科領域で術前の低栄養状態を評価し手術危険度を予測するために考案されたもので，複数の指標を用いて栄養状態の高リスク群を総合的に判定する．**予後栄養指数（PNI）**は，外科領域の患者において予後に関係が深いと考えられる血清アルブミン値，上腕三頭筋部皮脂厚，血清トランスフェリン値，遅延型皮膚過敏反応からなる数式で，術後の予後に対する危険度の目安となる．ほかに消化器系のがんや肝障害などの疾病別に算定式が考案されており，術後合併症の発生や術

遅延型皮膚過敏反応
免疫機能検査の１つで，微生物由来の抗原機能の低下を判定する方法．免疫能は早期に栄養状態の影響を受けることから，早期の栄養状態の低下の指標となる．

窒素平衡
食事などで摂取した窒素量と糞便・尿などから排泄された窒素量の差でタンパク質の栄養状態を把握する．通常は平衡状態で±０である．

半減期
血液に分泌された物質が分解されて半分の量になるまでの日数．

急速代謝回転タンパク質（RTP）
トランスサイレチン，トランスフェリン，レチノール結合タンパク質などがあり，動的指標として用いられる．

RTP：rapid turnover protein
PNI：prognostic nutritional index

<table>
<tr><td colspan="2">表2.2　目的別のアセスメント指標分類（静的・動的・予後）</td></tr>
</table>

静的栄養アセスメント

1. 身体計測指標
　[1] 身長・体重
　　① 体重変化率　② ％平常時体重　③ 身長体重比　④ ％標準体重　⑤ BMI
　[2] 体脂肪率，体脂肪量，除脂肪体重
　[3] 肥厚：上腕三頭筋皮下脂肪厚（TSF）
　[4] 筋囲：上腕筋囲（AMC），上腕筋面積（AMA）
　[5] 腹囲：内臓脂肪面積，ウエスト / ヒップ比
　[6] 骨密度
2. 血液・生化学的指標
　[1] 血清総タンパク質，アルブミン，コレステロール
　[2] クレアチニン身長係数（尿中クレアチニン）
　[3] 血中ビタミン，ミネラル
　[4] 末梢血中総リンパ球数
3. 皮内反応
　遅延型皮膚過敏反応

動的栄養アセスメント

1. 身体計測指標：体重変化率（2 週間）
2. 血液・生化学的指標
　[1] 急速代謝回転タンパク質（RTP）
　　① トランスフェリン　② レチノール結合タンパク質　③ トランスサイレチン
　[2] タンパク質代謝動態
　　① 窒素平衡　② 尿中 3-メチルヒスチジン
　[3] アミノ酸代謝動態
　　① アミノグラム　② フィッシャー比（分岐鎖アミノ酸 / 芳香族アミノ酸）
3. 間接熱量計
　① 安静時エネルギー消費量　② 呼吸商　③ 糖利用率
4. 食事摂取量調査

予後栄養アセスメント

PNI（%）= 158 −（16.6 × Alb）−（0.78 × TSF）−（0.22 × TFN）−（5.8 × DCH）
判定：50 ≦ PNI：高度リスク，40 ≦ PNI < 50：中等度リスク，PNI < 40：低度リスク

Alb：アルブミン（g/dL），TSF：上腕三頭筋部皮厚（mm），TFN：血清トランスフェリン（mg/dL），DCH：遅延型皮膚過敏反応（0, 1, 2）

BMI：body mass index（ボディ・マス・インデックス）
TSF：triceps skinfold
AMC：arm muscle circumference
AMA：arm muscle area

国家試験ワンポイントアドバイス

血清アルブミンは内臓タンパク質の栄養状態を反映する，代表的な静的アセスメント指標である．高齢者のタンパク質・エネルギー低栄養状態（protein–energy malnutrition, PEM）の栄養スクリーニング指標には，血清アルブミン値 3.5 g/dL 以下が用いられることが多いが，半減期が 14 〜 21 日と長いため，長期間の栄養状態の把握に適している．

後の回復過程などの推測に使われる．

3.5　栄養アセスメントの種類と方法

(1) 身体計測

　人体の組織は栄養素の貯蔵庫であり，体脂肪はエネルギー，筋肉はタンパク質をそれぞれ貯蔵している．そこで人体を構成する各組織を測定すれば，栄養素の貯蔵状態を知ることができる．しかし組織を直接，測定するのは難しいので，身体計測による推定や**生体電気インピーダンス法**などを利用した体組成分析が行われる．

　一般的な身体計測の項目は，身長，体重，皮下脂肪厚，筋囲，ウエスト

生体電気インピーダンス法

体脂肪量や体脂肪率（除脂肪体重）などの体組成を測定する方法．脂肪組織は電気伝導性が低く，電気抵抗が高いが，除脂肪組織は電気抵抗が低い．体に微弱な電流を流し，その電気抵抗値の差異から計算式などで体組成を推定する．

非侵襲的
「侵襲」とは医学用語で，怪我や病気だけではなく，採血や注射・手術などの医療行為を含む「生体を傷つける行為」すべてを指す．非侵襲的とは「生体を傷つける行為」にあたらないこと．

UBW：usual body weight
IBW：ideal body weight

％平常時体重
現在の体重／平常時体重 × 100 で示される．

体重変化率（％）
〔平常時体重(kg) － 現体重(kg)〕／平常時体重(kg) × 100 で示される．

周囲径などである．身体計測は**非侵襲的**で簡便に行えるため，有用性が高いが，測定者の熟練度や対象の状態によって測定誤差が大きくなりやすい．そのため測定条件を揃え，複数回測定し，平均値を測定値とするなどの注意が必要である．

① 身長・体重

　身体計測の中で代表的なものが，特別な手技を必要とせずに測定できる身長と体重である．身長と体重から対象の年齢に適した体格指数を算出し，栄養状態の判定を行う．体格指数 BMI は，肥満の判定基準として国際的に使用されている．標準体重は身長$(m)^2 \times 22$ により算出される．BMI は体重(kg)／身長$(m)^2$ で算出され，BMI 18.5 kg/m^2 未満はやせ，25 kg/m^2 以上は肥満と判定する．

　成人期における体重の変化は，エネルギー摂取量とエネルギー消費量の収支の結果として起こる．エネルギー摂取量よりエネルギー消費量が少ない状態が続けば体重は増加し，逆にエネルギー摂取量よりエネルギー消費量が多い状態が続けば体重は減少する．すなわち体重の増減は，個人にとって必要なエネルギー量の過不足の目安となる．そこで体重の変化を継続して記録することによって，対象者の平常時体重（UBW）を把握し，標準体重（IBW）との比率である**％平常時体重**が算出できる．また一定期間内に起きた体重の減少や増加を示す体重変化率は，平常時体重からの変化率を算出し，エネルギー摂取の過不足も推定することができる．

　身体計測は，継続した栄養ケアのために重要な意義をもつが，極端な脊柱湾曲症（円背）や寝たきりなどで身長と体重の測定が困難な場合には，仰臥位での身長測定値や膝高測定値を使用した推定式から算出した値を用いる．ただし，仰臥位身長測定値や推定式からの推定値は実測値との誤差が大きいことも把握しておこう．

② 皮下脂肪厚

　エネルギーは体脂肪として蓄積されることから，皮下脂肪厚を測定し，皮下脂肪蓄積量からエネルギー貯蔵状態を評価する．皮下脂肪厚の測定は皮下脂肪計（キャリパー）を用いて，上腕三等筋部および肩甲骨下部の皮下脂肪厚を計測する（図 2.3）．

③ 上腕周囲長，上腕筋囲，上腕筋面積

　上腕周囲長はエネルギー摂取量を反映し，体脂肪量と筋肉量の指標となる．計測は利き腕でないほうの腕，または麻痺や骨折のないほうの腕で行う．計測する腕の肩先（肩峰）から肘先（尺骨肘頭）の中点の周囲を計測する．

　上腕三等筋皮下脂肪厚と**上腕周囲長**を用いて，上腕筋囲を算出する．上腕筋囲と上腕筋面積は骨格筋の指標となる．

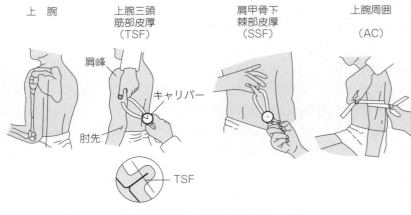

上腕　　　上腕三頭　　　　肩甲骨下　　　上腕周囲
　　　　　筋部皮厚　　　　棘部皮厚
　　　　　（TSF）　　　　（SSF）　　　（AC）

肩峰　　　キャリパー

肘先　　　TSF

図 2.3 皮下脂肪厚の測定部位

日本臨床栄養学会 監，『臨床栄養医学』，南山堂（2009），p. 15 より改変．

④ ウエスト周囲径（腹囲）

　ウエスト周囲径は内臓脂肪蓄積量を推定する指標である．男性の場合は
ウエスト周囲径 85 cm 以上，女性の場合はウエスト周囲径 90 cm 以上が，
内臓脂肪の断面積 100 cm^2 に相当する．ウエスト周囲径は，へその位置に
おける横断面に沿った周囲を計測する．

　内臓脂肪量を正確に測定するには，CT スキャン（コンピュータ断層撮
影）で腹部の断面像を撮影し，皮下脂肪と内臓脂肪を分離計測する．CT
による内臓脂肪面積とウエスト周囲径はよく相関しており，ウエスト周囲
径から内臓脂肪量を推定する．

⑤ 体組成分析

　体組成分析は，体脂肪量や筋肉量，骨量などの人体の組成を定量的に測
定するものである．**二重エネルギー X 線吸収法**（DXA，DEXA）や生体
電気インピーダンス法（BIA），**水中体重秤量法**などがある．

（2）臨床診査 ── 問診・観察

　問診とは，診察方法の 1 つで医療面接ともよばれ，対象者から精神的ま
たは肉体的な違和感や痛み，怪我などの自他覚症状やその経過，**現病歴**や
既往歴などの主観的情報を聞き取ることである．そのほかに家族構成や生
活背景，主訴，食欲の有無や嗜好，食物の購入方法や調理方法など，対象
者の栄養素（食物）摂取に関連する重要な事項を聞き漏らさないようにす
る．

　また面談をしながら対象者の全身状態を観察し，栄養状態に関係する自
他覚症状や衰弱などを点検する．身体に形態的な変化が起きていないか客
観的な観察によって把握する．浮腫がある，口腔内に腫脹がある，出血が
あるなどの解剖学的（形態的）な変化を**徴候**といい，それを身体観察によっ

ウエスト周囲径の基準

男性の場合は 85 cm 以上，女性の
場合は 90 cm 以上に該当し，脂質
代謝異常・高血圧・高血糖の 3 つの
項目のうち 2 つ以上満たしていると
メタボリックシンドローム（内臓脂
肪症候群）と診断される．

二重エネルギー X 線吸収法

2 種類の異なる波長の X 線を身体に
当て，軟組織と骨組織による透過率
の差を利用して，体脂肪率や骨密度
を測定する方法．

水中体重秤量法

水中で体重を測定し，陸上での体重
との差から身体密度を計算する方
法．比較的正確に体脂肪量を測定で
きる．

DXA，DEXA：dual energy X-ray
absorptiometry
BIA：bioelectrical impedance analysis

現病歴

現在，かかっている特定の病気やお
もな症状などについて，いつから，
どのようにして，どのような経過と
ともに現在に至っているか，という
履歴のこと．

既往歴

病歴．出生から現在までにかかった
病気の履歴のこと．疾患名，治療法，
健康状態をまとめたもの．既往歴は，
現在の病気の診断や治療法の選択の
際の重要な手がかりとなる．

て確認することを**他覚的所見**という．皮膚や爪，毛髪の病的変化は栄養素の欠乏が原因となって起こることもあり，問診や徴候の観察，栄養問題の把握に重要な手がかりになる．

（3）臨床検査

臨床検査では，対象者の栄養状態を客観的かつ正確に判定することができる．**臨床検査**は検体検査と生理機能検査（生体検査）に大きく分けられる．**検体検査**は対象者から採取した血液や尿，便，細胞などの検体を分析する方法であり，生化学検査や免疫血清学的検査がある．**生理機能検査**は生体の機能を直接的に分析する方法であり，心電図や脳波検査のように心臓や脳の動きを波形化する検査（心電図検査や脳波検査）や超音波や磁力線などを利用して体内の状態を画像化して記録する検査（超音波検査やMRI 検査）がある．

MRI：magnetic resonance imaging, 磁気共鳴画像

栄養アセスメントで用いられるおもな指標は，検体検査によるものが多い．検体検査における血液や尿の採取は対象者の負担が少ないが，医療行為に該当するため医師の医学的判断や技術が必要になる．

① 血液検査

血液検査で検査できる項目の種類は多いが，栄養アセスメントに関しては，① 血液の一般的な状態を評価する項目，② 栄養状態の指標として利用できる項目，③ 栄養に関連した疾病の診断のための項目，に分けられる．検査項目の名称は同じでも検査機関によって測定方法が異なることがあり，それによって基準値も異なるので注意する．

血液検査は，**末梢血液一般検査**と**血液生化学検査**に分けられる．表 2.3 に血液検査のおもな項目と基準値などを示す．

（a）タンパク質に関する検査項目

総タンパク質，アルブミン，レチノール結合タンパク質，トランスサイレチン，トランスフェリンが栄養指標としては重要となる．

【血清総タンパク質】　血清中に含まれているタンパク質の総称．血清中に含まれるタンパク質は 100 種類以上あり，その約 60% がアルブミン，約 40% がグロブリンである．γ グロブリン以外は，ほとんどが肝臓で合成される．

【アルブミン】　血清タンパク質の約 60% を占めるタンパク質であり，内臓タンパク質の状態を反映している．半減期が 14 〜 21 日と長く，栄養状態の指標として俊敏性はないが，長期的な栄養状態の指標として最もよく利用されている．肝臓で合成され，肝硬変ではその合成能が低下するため，血清アルブミン値は低値を示す．

【レチノール結合タンパク質】　血中レチノール（ビタミン A）の輸送を担うタンパク質で，おもに肝臓で生成される．レチノール結合タンパク質の血中半減期は約 12 〜 16 時間と短いため，短期間の栄養状態の把握にも

末梢血液一般検査
体内の一般状態を知る検査として用いられる．全血を使用し，赤血球数，白血球数，血小板数の 3 種類の血液細胞成分の数を測定する血球数検査のほか，赤血球に関連したヘモグロビン濃度，ヘマトクリット値を検査する全血球計算値，白血球の種類を分類し，細胞の形態を観察する白血球分類などがある．

血液生化学検査
血清や血漿を使用し，タンパク質，電解質，脂質，血糖，ホルモンなどを測定し，体内の異常を把握する検査．

表 2.3　おもな血液検査項目と基準値

	検査項目	基準値（範囲）		異常値を示すおもな疾患・状態
タンパク質代謝	総タンパク質（TP）	6.5 ～ 8.0 g/dL（Biuret 法）	↑	脱水症（各タンパク質分画，血算値も上昇）など
			↓	ネフローゼ症候群，栄養摂取不良など
	アルブミン（Alb）	3.8 ～ 5.3 g/dL（BCP 改良法）	↑	脱水状態
			↓	ネフローゼ症候群，重症肝障害，栄養摂取不良など
	トランスフェリン（Tf）	男性：190 ～ 300 mg/dL女性：200 ～ 340 mg/dL（免疫比濁法）	↑	鉄欠乏性貧血など
			↓	肝機能障害，感染症，炎症性疾患など
	トランスサイレチン（TTR）（プレアルブミン，PA）	22 ～ 40 mg/dL（TIA 法）	↑	腎不全，甲状腺機能亢進症，急性肝炎回復期など
			↓	低栄養状態，肝機能障害など
	レチノール結合タンパク質（RBP）	男性：2.7 ～ 6.0 mg/dL女性：1.9 ～ 4.6 mg/dL（ラテックス凝集比濁法）	↑	腎不全，脂肪肝など
			↓	低栄養状態，肝機能障害など
脂質代謝	総コレステロール（T-Cho）	120 ～ 220 mg/dL（酵素法）	↑	原発性高コレステロール血症，続発性高コレステロール血症
			↓	一次性高コレステロール血症，甲状腺機能亢進症など
	HDL コレステロール（HDL-C）	40 ～ 70 mg/dL（直接法）	↑	家族性 α リポタンパク血症，CETP 欠損症など
			↓	タンジェール病，L-CAT 欠損症，LPL 欠損症など
	LDL コレステロール（LDL-C）	70 ～ 139 mg/dL 未満（酵素的測定法）	↑	ネフローゼ症候群，家族性高コレステロール血症など
			↓	肝硬変，家族性低コレステロール血症，甲状腺機能亢進症など
	中性脂肪（TG）	30 ～ 150 mg/dL（酵素法）	↑	高カイロミクロン血症，LPL 欠損症，糖尿病など
			↓	無 β-リポタンパク血症，続発性脂質代謝異常（甲状腺機能亢進症，肝硬変など）
糖代謝	空腹時血糖値（FBS）	70 ～ 110 mg/dL（酵素法）	↑	糖尿病，クッシング症候群や甲状腺機能亢進症などの内分泌異常
			↓	インスリノーマ，副腎機能不全，肝硬変など
	HbA1c（グリコヘモグロビン A1c）	4.3 ～ 5.8%（酵素法）	↑	糖尿病，耐糖能障害に基づく血糖コントロール不良による高血糖など
			↓	赤血球寿命の短縮，低血糖症，ヘモグロビン異常症
	グリコアルブミン（GA）	12.3 ～ 16.5%（酵素法）	↑	糖尿病（高血糖が持続した症例ほど高値），甲状腺機能低下症
			↓	低タンパク血症（肝硬変，ネフローゼ症候群など），甲状腺機能亢進症
肝機能	アスパラギン酸アミノトランスフェラーゼ（AST）	10 ～ 40 IU/L（JSCC 標準化対応法）	↑	劇症肝炎，ウイルス性肝炎，薬剤性肝障害，アルコール性肝炎など
	アラニンアミノトランスフェラーゼ（ALT）	5 ～ 40 IU/L（JSCC 標準化対応法）	↑	劇症肝炎，ウイルス性肝炎，薬剤性肝障害，アルコール性肝炎など
	γ-グルタミルトランスペプチダーゼ（γ-GTP）	男性：0 ～ 60 IU/L女性：0 ～ 30 IU/L（JSCC 標準化対応法）	↑	アルコール性肝障害，薬物性肝障害，胆汁うっ血（肝内，肝外），急性肝炎，慢性肝炎，肝硬変など
	アルカリホスファターゼ（ALP）	100 ～ 325 IU/L（JSCC 標準化対応法）	↑	肝疾患（肝硬変，肝細胞がん，慢性肝炎），胆道系疾患，骨疾患など
	乳酸脱水素酵素（LDH）	120 ～ 240 IU/L（JSCC 標準化対応法）	↑	心筋梗塞，悪性貧血，白血病，溶血性貧血，急性肝炎，慢性肝炎，肝硬変，悪性腫瘍など
			↓	LDH サブユニット欠損症，抗腫瘍剤や免疫抑制剤の投与など

↑：高値異常　　↓：低値異常

表 2.3 続き

肝機能	コリンエステラーゼ（ChE）	男性：250 ～ 500 U/L 女性：200 ～ 450 U/L （JSCC 標準化対応法）	↑	機能障害，悪性腫瘍，心筋梗塞など
			↓	ネフローゼ症候群，脂肪肝，糖尿病，甲状腺機能亢進症など
腎機能	尿素窒素 （BUN）	8 ～ 20 mg/dL （ウレアーゼ GLDH 法）	↑	腎前性：脱水症，火傷など 腎性：腎炎，尿毒症など 腎後性：尿路閉塞性疾患など
			↓	肝機能低下（肝硬変，肝炎）など
	クレアチニン（CRE）	男性：0.61 ～ 1.04 mg/dL 女性：0.47 ～ 0.79 mg/dL （酵素法）	↑	GFR（糸球体ろ過量）の低下（糸球体腎炎，腎不全，うっ血性心不全など）
			↓	尿排泄量の増量（尿崩症，妊娠），筋萎縮（筋ジストロフィー，甲状腺疾患），産生障害（肝障害）
	推算糸球体濾過量（eGFR）	60 mL/ 分 /1.73 m² 以上 （計算式）	↓	腎糸球体機能の低下（糸球体腎炎，急性および慢性腎不全），尿毒症など
貧血検査	赤血球数 （RBC）	男性：450 ～ 610 万個 /μL 女性：380 ～ 530 万個 /μL （電気抵抗方式）	↑	脱水状態，二次性多血症，ストレス多血症，真性多血症など
			↓	水血症，再生不良性貧血，腎性貧血，出血性貧血，鉄欠乏性貧血，鉄芽球性貧血，溶血性貧血など
	ヘモグロビン （Hb）	男性：13.5 ～ 17.6 g/dL 女性：11.3 ～ 15.2 g/dL （SLS-Hb 法）	↑	真性多血症，二次性多血症，良性多血症，ストレス多血症，脱水状態など
			↓	水血症，再生不良性貧血，腎性貧血，出血性貧血，鉄欠乏性貧血，鉄芽球性貧血，溶血性貧血など
	ヘマトクリット（Ht）	男性：39.8 ～ 51.8% 女性：33.4 ～ 44.9% （赤血球パルス波高値検出方式）	↑	真性多血症，二次性多血症，脱水状態など
			↓	水血症，再生不良性貧血，腎性貧血，出血性貧血，鉄欠乏性貧血，鉄芽球性貧血，溶血性貧血など
	フェリチン	男：13 ～ 277 ng/mL 女： 5 ～ 152 ng/mL （ラテックス凝集法）	↑	再生不良性貧血，巨赤芽球性貧血，鉄芽球性貧血，ヘモクロマトーシス，肝硬変など
			↓	鉄欠乏性貧血，真性多血症，悪性腫瘍，慢性炎症性疾患など
	総鉄結合能（TIBC）	240 ～ 400 μg/dL （RA 法）	↑	鉄欠乏性貧血，潜在性鉄欠乏症，真性多血症など
			↓	トランスフェリンの生合成低下（肝疾患，低栄養状態），ネフローゼ症候群など

↑：高値異常　↓：低値異常

広く用いられている．

【トランスサイレチン】　プレアルブミンともいわれ，おもに肝臓で合成されサイロキシンやレチノールを輸送する．半減期が約 2 日と短いため，アルブミンやトランスフェリンより栄養状態の変化に敏感に反応する．

【トランスフェリン】　おもに肝臓でつくられる糖タンパク質で，血清鉄と結合して鉄を体内の各組織に運搬する．半減期は 7 ～ 10 日で，比較的短期間のタンパク質栄養状態を反映する．

(b) 脂質に関する検査項目

総コレステロール，トリグリセリド（中性脂肪），**HDL-コレステロール，LDL-コレステロール**が脂質異常症の診断に使用される重要な指標である．

【血清コレステロール】　脂肪酸と結合したエステル型（グリセロールエ

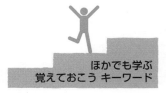

ほかでも学ぶ
覚えておこう キーワード

コレステロール
➡人体の構造と機能および疾病の成り立ち，基礎栄養学，臨床栄養学

ステル）と離れた遊離型（遊離脂肪酸）があり，2つ合わせて総コレステロールという．

【コレステロール】　食事による影響を受けにくく，大部分は体内で合成され，細胞膜の構成成分や副腎皮質ホルモン，性ホルモンなどの材料となる．低栄養状態では低下する．コレステロールが一定以上に増加すると**脂質異常症**となり，冠動脈疾患の発生リスクが上昇する．脂質異常症の診断には，総コレステロールではなく，LDL-コレステロールおよびHDL-コレステロールが用いられる．

血液中でコレステロールはアポタンパク質と結合し，リポタンパク質として存在する．リポタンパク質はその比重によって，高比重リポタンパク質コレステロール（HDL-C），低比重リポタンパク質コレステロール（LDL-C），超低比重リポタンパク質コレステロール（VLDL-C），カイロミクロン（CM）の，4種類に分けられる．

【トリグリセリド】　血中ではトリグリセリド（中性脂肪，TG）はカイロミクロンとVLDL中に組み込まれて運搬される．カイロミクロンはおもに食事由来のトリグリセリドを多く含み，VLDLはおもに肝臓で生合成されたトリグリセリドを含んでいる．カイロミクロンは代謝されて肝臓に取り込まれ，VLDLは，IDL-Cを経て，LDL-Cへと代謝される．

【LDL-コレステロール，HDL-コレステロール】　動脈硬化のリスク因子となるのは，末梢組織へコレステロールを運搬するLDL-コレステロールであり，それに対してHDL-コレステロールは，末梢組織に沈着した余剰のコレステロールを肝臓へ運搬する抗動脈硬化作用がある．

（c）糖質に関する検査項目

血糖値，**HbA1c**，**グリコアルブミン**が糖尿病の診断や血糖コントロールの指標に用いられる．血液中のグルコース（ブドウ糖）濃度を血糖といい，通常，その濃度は**ホメオスタシス**（生体の恒常性）によって，空腹時は70〜110 mg/dLに維持されている．

【HbA1c】　赤血球中のヘモグロビンとグルコースが結合したもの．赤血球の平均寿命が約120日であることから，過去1〜2カ月間の平均血糖値を推測できる．直前の食事の影響を受けにくく，長期間の血糖コントロールの指標としても有用である．

【グリコアルブミン】　グルコースとアルブミンが非酵素的に結合して生成される糖化タンパク質．アルブミンの生理的半減期が14〜21日であることから，血中のグリコアルブミン量は過去1〜2週間の平均血糖値を反映する．そのためグリコアルブミンはHbA1cより短期間の血糖変動の指標として用いられる*．

② 尿生化学一般検査

尿には，タンパク質代謝などの終末産物や中間代謝物，糖，微量のビタ

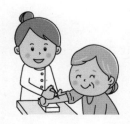

血液検査ではさまざまな体内の異常を発見することができる

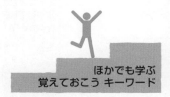

ほかでも学ぶ
覚えておこう キーワード

アポタンパク質，リポタンパク質
　➡人体の構造と機能および疾病の成り立ち

HDL-C：high density lipoprotein cholesterol
LDL-C：low density lipoprotein cholesterol
VLDL-C：very low density lipoprotein cholesterol
CM：cylomicron
TG：triglyceride

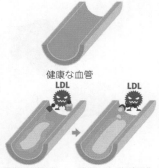

健康な血管

早期動脈硬化　　進行した動脈硬化

LDL-コレステロールは動脈硬化のリスク因子

＊しかし，低アルブミン血症の場合には，低値となる傾向があり，注意する．

表2.4　おもな尿生化学一般検査と基準値

検査項目	基準値	おもな関連疾患
尿色調	淡黄色から黄褐色	無色：糖尿病，尿崩症，萎縮腎など
尿比重	1.0006 ～ 1.030 （屈折計法）	異常高値：腎不全による乏尿，ネフローゼ症候群，糖尿病，心不全，脱水症状など 異常低値：腎不全利尿期，尿崩症など
尿pH	5.0 ～ 7.5 （試験紙法）	PH7.4以上（アルカリ尿）：腎盂腎炎，尿路感染症など PH6.4以上（酸性尿）：糖尿病，脱水など
尿タンパク	定性：陰性（－） （試験紙法）	腎機能障害や尿路（尿管・膀胱・尿道）の異常など
尿糖	定性：陰性（－） （試験紙法）	糖尿病など
尿潜血反応	定性：陰性（－） （試験紙法）	腎盂腎炎，尿道炎，膀胱炎，前立腺炎，急性腎炎，腎尿路系の結石や腫瘍など
尿ウロビリノーゲン	定性：（±） （試験紙法）	胆汁色素の代謝異常や肝細胞の障害など
尿ビリルビン	定性：陰性（－） （試験紙法）	肝疾患など
尿ケトン体	陰性（－） （試験紙法）	糖尿病，下痢，嘔吐など

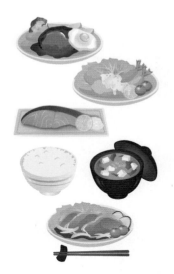

食事調査では食べたものを正確に申告してもらわなければならない

国家試験ワンポイントアドバイス

国民健康・栄養調査における栄養素摂取状況調査では，世帯の食事摂取量を食事記録法の秤量法を用いて調査した後，比例案分法にて個人あたりの摂取量を算出することになっている。比例案分法とは，世帯の食品使用量を食べた人の割合（案分比率）で分ける方法。

ミン，ホルモンなどが含まれており，尿検査ではそれらの物質の量的・質的変化，異常物質の出現状況を分析することができる。尿検査は尿の生成を行う腎臓機能の異常や糖尿病，肝疾患など多くのスクリーニング検査として有用である（表2.4）。

(4) 食事調査

食事調査は，体内に摂取された食物，栄養素，食品成分，その他化学物質の量を推定するために行う調査である。調査法には，**24時間思い出し法**，**食事記録法**，**陰膳法**，**食物摂取頻度調査法**などがあり，ほとんどが対象者の自己申告に基づいて情報を収集するものである。表2.5にそれぞれの調査法の特徴と長所と短所を示す。どの調査法を用いるかは食事調査の目的や状況に合わせて選択する必要がある。

エネルギーならびに各栄養素の摂取状況の評価は，食事調査から得られる摂取量と日本人の食事摂取基準の各指標で示されている値との比較によって行う。ただし，エネルギー摂取量の過不足の評価には，BMIまたは体重変化量を用いる。

① 食事調査法を実施する際の留意点

どの食事調査法も，摂取食品などからエネルギーおよび栄養素の摂取量を推定するために，日本食品標準成分表（食品成分表）を用いて栄養価計算を行うが，食品成分表の栄養素量と実際にその摂取量を推定しようとする食品の中に含まれる栄養素量は必ずしも同じではなく，誤差が生じていることも理解したうえで使用する。

表2.5 食事摂取状況に関する調査法のまとめ

	概 要	長 所	短 所	長期間の平均的な摂取量を個人レベルで評価できるか
食事記録法	摂取した食物を調査対象者が自分で調査票に記入する．重量を測定する場合（秤量法）と，目安量を記入する場合がある（目安量法）．食品成分表を用いて栄養素摂取量を計算する	対象者の記憶に依存しない．ほかの調査票の精度を評価する際の，ゴールドスタンダードとして使われることが多い	対象者の負担が大きい．調査期間中の食事が，通常と異なる可能性がある．コーディング（解析のためにデータを記号化すること，コード化）に手間がかかる．食品成分表の精度に依存する	多くの栄養素では，長期間の調査を行わないと不可能
24時間食事思い出し法	前日の食事，または調査時点からさかのぼって24時間分の食物摂取を，調査員が対象者に問診する．フードモデルや写真を使って，目安量をたずねる．食品成分表を用いて，栄養素摂取量を計算する	対象者の負担は，比較的小さい．比較的高い参加率を得られる	熟練した調査員が必要．対象者の記憶に依存する．コーディングに時間がかかる．食品成分表の精度に依存する	多くの栄養素では，長期間の調査を行わないと不可能
陰膳法	摂取した食物の実物と同じものを，同量集める．食物試料を化学分析して，栄養素摂取量を計算する	対象者の記憶に依存しない．食品成分表の精度に依存しない	対象者の負担が大きい．調査期間中の食事が，通常と異なる可能性がある．実際に摂取した食品のサンプルを，全部集められない可能性がある．試料の分析に，手間と費用がかかる	多くの栄養素では，長期間の調査を行わないと不可能
食物摂取頻度調査票	数十～百数十項目の食品の摂取頻度を，調査票を用いてたずねる．その回答をもとに，食品成分表を用いて栄養素摂取量を計算する	簡便に調査を行える．対象者1人あたりのコストが安く，データ処理に要する時間と労力が少ない．標準化に長けている	対象者の記憶に依存する．得られる結果は質問項目や選択肢に依存する．食品成分表の精度に依存する．調査票の精度を評価するための，妥当性研究を行う必要がある	可能
食事歴法質問票	数十～百数十項目の食品の摂取頻度を，調査票を用いてたずねることに加え，食行動，調理や調味などに関する質問も行う．その回答をもとに，食品成分表を用いて栄養素摂取量を計算する	対象者1人あたりのコストが安く，データ処理に要する時間と労力が少ない．標準化に長けている	対象者の記憶に依存する．得られる結果は質問項目や選択肢に依存する．食品成分表の精度に依存する．調査票の精度を評価するための，妥当性研究を行う必要がある	可能
生体指標	血液，尿，毛髪，皮下脂肪などの生体試料を採取して，化学分析する	対象者の記憶に依存しない．食品成分表の精度に依存しない．摂取量の大部分が吸収され，かつ，その大部分が尿中に排泄されるミネラル（ナトリウムやカリウム）では有用な調査法	摂取量を直接に測定するわけではないため，あくまでも摂取量の代替値としての扱いに留まる．試料の分析に，手間と費用がかかる．試料採取時の条件（空腹か否かなど）の影響を受ける場合がある．摂取量以外の要因（代謝・吸収，喫煙・飲酒など）の影響を受ける場合がある．	栄養素により異なる

佐々木 敏，菱田 明 監，『日本人の食事摂取基準（2015年版）』，第一出版（2014），p. 23 より．

② 食事調査の測定誤差

　食事調査法で得られる摂取量には測定誤差が生じる．食事調査の測定誤差でとくに留意を要するのは，**日間変動**と**過小申告・過大申告**の二つである．

　個人の食事はいつも同じではなく，栄養素などの摂取量の個人内変動は大きい．これを日間変動という．個人内変動は毎食，毎日に摂取する飲食物が異なるために起こる．日間変動の程度は個人ならびに集団によって異なり，また栄養素によっても異なる．その個人の習慣的な栄養素などの摂取量は，1 日の食事調査では把握できず，ある程度以上の日数が必要となる．

　食事調査の申告誤差として，計量ミスや記入漏れなどによって起きる過小申告と過大申告が知られている．この中で頻繁に起きるのが過小申告である．さらに，過小申告・過大申告の程度は肥満度の影響を強く受け，BMI が低い群で過大申告の傾向，BMI が高い群で過小申告の傾向があることが報告されている．

(5) アセスメント結果からの現状把握と課題の抽出
① アセスメント結果からの現状把握

　栄養アセスメントで収集した主観的情報と客観的情報から対象者の栄養状態の現状を把握する．そして対象者の情報と栄養アセスメント指標の標準範囲や基準値，あるいは期待されている目標（あるべき姿）と比較して，範囲からの逸脱や基準値との差異を栄養問題として抽出する（栄養状態の評価）．

　逸脱の程度や基準値との差異の程度を検討し，対象者が抱える栄養に関連する問題を明確化（栄養状態の判定）する．この栄養状態の判定を栄養ケアプロセスでは，**栄養診断**とよぶ．

　問題が 2 つ以上ある場合，栄養面からの介入や支援で改善できる問題か，健康・栄養状態に与えるリスクの大きさや緊急度はどのくらいかなどを比較検討し，優先順位を決定する．

② 課題の抽出

　問題の優先順位を明確にしたら，次に栄養アセスメント情報の中から問題を引き起こした原因を解明していく．原因は本質的なものか，要因は何かを考える必要がある．本質的な原因とは問題を引き起こしたものであり，その原因を除去あるいは解決できれば問題は解消される．要因とは問題の形成に影響を与えた複数の因子であり，そのうちの 1 つだけを除去あるいは解決しても問題は解消しない．そのため問題に関連する因子の存在は，栄養アセスメントで確認しておく．図 2.4 に，エネルギー摂取量に影響を与える要因の例を示す．それぞれの因子が問題に与える影響の程度や科学的根拠の強さを確認し，各因子相互の関連性を整理・分析する必要があ

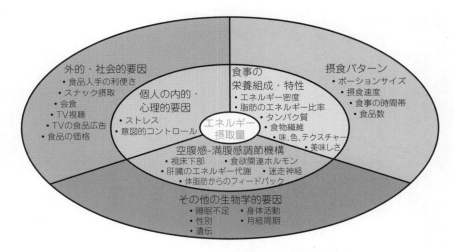

図2.4　エネルギー摂取量に影響を与える要因（例）

佐々木　敏，菱田　明 監，『日本人の食事摂取基準（2015年版）』，第一出版（2014），p. 47 より.

る．そのうえで栄養ケアによる介入によって，何をどの程度改善するのか，総合的に判断する．

　問題を具体的に整理・分析して，その原因または要因を明らかにし，問題を解決するために実施する方向を設定していく．課題とは，問題を解決するために解決策の方向性を具体的に決定することであり，これを**課題化**または**課題形成**という．

(6) 目的達成のための個人目標の決定

① 最終目標（目的）と目標の設定

　栄養ケア計画を作成する際には，問題解決のための目標を設定することが重要である．問題解決とは，問題のあるいまの状態を目標とする状態に近づけていくことである．目標は栄養アセスメントで抽出した対象者の問題を解決するための方法（解決策）として設定する．目標を達成するために成すべきことを課題とよぶが，目標を達成しなければ最終目標（目的）には近づく事はできない．

　「目標」と「目的」の概念は異なる．目的は到達すべき**最終目標**であり，期待される望ましい状態，あるべき姿をいう．最終目標に到達するために目指すべき行動やその道筋を示したものが**目標**である．目標は短期・中期・長期の段階別に設定する．（図2.5）

　目標を1つ1つ達成していくことで最終目標に近づいていく．目標は，達成しやすくそれを達成することが対象者自身にとって自信となり，周囲もその実現を望むようなプラスの意義をもつことがらを積極的に設定すると，行動変容のための動機づけとなる．

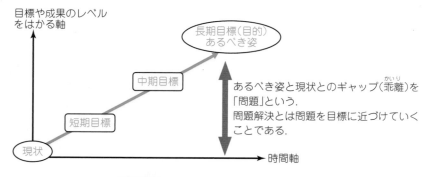

目標や成果のレベル
をはかる軸

長期目標（目的）
あるべき姿

中期目標

あるべき姿と現状とのギャップ（乖離(かいり)）を
「問題」という.
問題解決とは問題を目標に近づけていく
ことである.

短期目標

現状

時間軸

図 2.5　短期・中期・長期の目標設定

5W1H
「いつ（When），どこで（Where），
だれが（Who），何を（What），な
ぜ（Why），どのように（How）」
という 6 つの要素をまとめた，情報
伝達のポイントのこと．これに「何
人に対し（to Whom）」と「どれだ
け（How much）」を加えて 6W2H
とする．

定量的指標
対象の量的側面に注目し，その状態
を測定が可能な数値の変化として現
した指標．

目標のとらえ方の違い
公衆栄養分野，臨床栄養分野，栄養
教育分野の各分野の特性に合わせ
て，目標のとらえ方が異なっている．
栄養教育分野において目標は，実施
目標，学習目標，行動目標，環境目
標，結果（アウトカム）目標として
目的とする内容に応じて分類されて
いる．

② 目標設定の際に注意すること

　目標は，対象者が理解しやすく，行動に移しやすいように具体的である
こと．具体的とは，いつ（期間），誰が（主体），何を（行動内容），どの
ように（方法），どうして（理由），どのくらい（行動量）という，情報伝
達の基本的な要素である **5W1H** あるいは 6W2H が盛り込まれ，目標を
達成するための道筋が示されたものである．

　実施前と実施後に変化の測定が行えるように，評価指標として**定量的指
標**を選択する．

　評価指標は，栄養アセスメントで抽出した栄養課題やその根拠となる客
観的情報または主観的情報を中心に，設定した目標，医学的診断，治療目
標などの中から，目標期間内に栄養ケアの効果が期待できる指標，かつ対
象者において変化が期待される指標を選択する．

　目標達成には期間を決め，期限がきたら評価を行う．期間内に達成せず，
成果がみえにくい目標は，PDCA サイクルに則って目標の変更や計画の
見直しを行っていく．

　【短期目標】　具体的で，短期間に実行可能な個別の行動に対する目標．
数週間〜 1 カ月，長くて 3 カ月以内になんらかの成果が得られる項目を短
期目標として，対象者が自ら判断して設定する．たとえば，「毎朝，体重
を測定する」，「20 分以上の歩行を週 2 回以上，実行する」，「毎日，朝食
を食べる」などである．栄養教育分野における学習目標の例としては「主
食・主菜・副菜の揃った食事の有益性を理解する」となる．短期目標の評
価は，影響評価として行う．

　【中期目標】　短期目標が達成され，長期目標を達成するための目標であ
り，短期目標を 5 〜 6 カ月間，継続したときの達成目標でもある．短期目
標の達成後に改善された状態を一定期間，維持することを目標として設定
する．たとえば，「歩行を 30 分以上とし，週 2 回以上継続する」，「朝食は
主食・主菜・副菜を揃える」などである．栄養教育分野における行動目標

は、「体重コントロールのために1つ以上の健康的な行動を継続する」と
なる。中期目標の評価は、結果評価として行う。

【長期目標】 問題解決に向けて最終目標となる総括的な大目標であり、
期待される望ましい状態、あるべき姿となる到達目標（目的）である。長
期目標を達成するために設定した短期目標と中期目標が達成できたときの
1年以上の目標でもある。たとえば、「適正体重を維持し、健康の保持・
増進をはかる」などである。長期目標の評価は、結果評価として行う。栄
養教育分野における結果（アウトカム）目標は、教育の成果として達成す
る結果を指し、長期という段階別の目標ではない。

(7) 栄養ケア計画の作成と介入

① 栄養ケア計画の作成

栄養ケア計画は、対象者の取り組む栄養に関する課題について、食行動
や栄養リスクの要因、食環境などを変え、より良い状態に移行することを
目的に設計する、目的のあるかかわり ＝ 介入のための計画である。管理
栄養士は、多職種の関係者と協議し、栄養アセスメントで収集した情報に
基づき、個々で異なる対象者の特性や栄養状態、状況に最適な栄養ケア計
画を決定し、明文化する。対象となる個人は自らの栄養状態や状況を把握
し、自らが栄養状態の改善に積極的に取り組むことになる。

栄養ケアでは、目標を達成するためにおもに栄養補給と栄養教育、それ
から栄養分野以外の複数の領域との連携が必要となる（後述）。栄養教育は、
対象者やその関係者との栄養ケア計画の目標やプログラムについての協
議、栄養問題改善のための知識や技術の習得、生活習慣や行動を変えるた
めの動機づけや方法の提示を行う。

栄養ケア計画は、栄養アセスメントの結果や課題の優先順位、解決策の
科学的根拠、患者の意志や嗜好、価値観、行動パターンなどを考慮し、患
者と話し合いながら、実行可能で合理性の高いものを組み込むことが重要
である。

② 計画の実施による介入

対象者と協同し、問題ごとに目標を決め、目標を達成するために成すべ
きことを課題としてあげる。課題ごとに対象者のニーズや価値観に適した
介入計画を作成することが望ましく、原因に焦点を当て、科学的根拠に沿っ
た介入戦略を選定する。原因に介入できない場合は、要因や問題を抽出す
る根拠となった臨床検査値などの栄養アセスメントの結果を改善できるか
検討する。栄養ケアによる介入の期間と栄養教育などの頻度を決定し、同
時に継続支援の期間と介入のレベルを決定する。計画の実行状況を確認し
ながら、継続のためのフォローアップを行う。

【栄養補給計画】 栄養補給法には、**食事（経口栄養法）**、**経腸栄養法**、**静
脈栄養法**がある。最良の栄養補給法は口から食べること、すなわち**食事**で

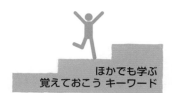

栄養補給法
　➡臨床栄養学

栄養処方
栄養ケアプロセスでは，この栄養補給に関する計画を栄養処方とよぶ．

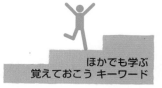

栄養処方
　➡栄養教育論

表2.6

栄養ケアにおける栄養教育

① 行動変容を起こすために自己効力感を高めること（自己効力感の向上）
② 対象者が正しい知識や理解をもつこと（知識の習得，理解）
③ 健康行動を起こそうという気持ちになること，起こすこと（態度の変容）
④ 日常生活での健康生活の実践と習慣化（行動変容とその維持）

ある．対象者の栄養アセスメントの結果から，対象者に必要な食事は，健康な個人を対象とした食事か，疾病治療のための治療食か，歯牙の欠損や嚥下の不具合などがあって食形態に配慮した食事なのか，など個々人に適した食事計画を作成する．

経口摂取だけで必要な栄養量が摂取できない場合には，静脈栄養や経腸栄養のいずれかによる栄養補給を検討する．栄養補給法の選択には，消化管が機能して消化・吸収能力がある，あるいは腸管免疫系の機能が維持されていることが要件となり，経腸栄養法が不可能な場合や，経腸栄養法のみでは必要な栄養量を投与できない場合には，静脈栄養法の適応となる．

栄養補給計画では，推奨する推定エネルギー必要量，必要栄養素量，推奨する食事内容や食事療法を，対象者の性別，年齢，体格等の基本情報に加えて嗜好や価値観，生活習慣などを検討して計画する．

健康な個人の推定エネルギー必要量および必要栄養素量は，日本人の食事摂取基準を参考にして設定する．治療が必要な対象者には，疾患，病態，栄養状態をアセスメントし，各種診療ガイドラインなどを参考にして，個々人の推定エネルギー必要量および推定栄養素必要量を算出する．状態によっては，食事摂取基準の摂取の範囲を外れて栄養補給を行うこともある．

【栄養教育】　健康教育の一部であり，栄養・食生活面から健康の維持・増進，疾病の予防・治療を目的として，個人，家族，集団または地域が抱える健康・栄養問題を解決し，望ましい方向へ変化させるように意図的，計画的なはたらきかけとして行われる．

個人を対象とする栄養教育の目的は，対象者自身による食行動の変容である．対象者の現在の食行動や食生活に焦点を当て，合わせて関連する要因や環境を考慮しながら，健康的な生活習慣を確立できるよう食環境の整備とともに，教育面から支援を行う．栄養教育によるはたらきかけで，対象者の**自己効力感**（セルフ・エフィカシー）を高め，行動変容への動機づけを行い，食行動の変容に必要な知識・技術の習得を促す（表2.6）．

栄養教育では，対象者が自らの体の状態を理解し，健康の保持・増進のために取るべき行動をし，セルフケア・セルフコントロールできる状態を目標とする．そのために対象者を主体にした技法である行動科学理論やカウンセリングの技術を用いる．

【行動変容のためのおもな理論】　行動変容のためのおもな理論とその応用には，**刺激－反応理論**，**ヘルスビリーフモデル**（健康信念モデル），**トランスセオレティカルモデル**（行動変容段階モデル），**合理的行動理論・計画的行動理論**，**社会的認知理論**（社会的学習理論）などがある．それぞれ特徴が異なるため，目的に応じて使い分けることが必要である（表2.7）．

【栄養カウンセリング】　カウンセリングは対人援助活動全般で活用されている相談援助技法であり，カウンセラーとクライアント（依頼者）との

<table>
<tr><td colspan="2" align="center">表2.7　おもな行動変容理論</td></tr>
</table>

理論名称	特　徴
刺激－反応理論	自発的行動は刺激・反応・結果という学習によって習得されたものと考える理論で，オペラント条件づけともよばれる
ヘルスビリーフモデル （健康信念モデル）	行動変容における動機づけについての理論で，当事者が疾病の罹患性や重大性を感じることは，病気への脅威や恐ろしさの認識につながり，行動の変容につながるとする
トランスセオレティカルモデル （行動変容段階モデル）	行動変容の過程を当事者の準備性によって「無関心期」→「関心期」→「準備期」→「実行期」→「維持期」の5つのステージに分類する理論．準備状態の低いステージでは行動変容は起きにくいとされている
合理的行動理論 計画的行動理論 （行動意思理論）	合理的行動理論は，行動を起こすための意思の決定には「行動に対する態度（行動への価値観）」と「主観的規範（周囲の期待を理解することとその期待に応えたいという当事者の判断）」の2つが要因になるという考え方で，計画的行動理論（行動意思理論）は，それに「行動コントロール感」を加えたもの
社会的認知理論 （社会的学習理論）	人間の行動を個人の要因や個人を取り巻く環境，自己と他者との相互関係の中でとらえることで説明した広範な理論

ラポール（**信頼関係**）に基づき，クライアントの成長を援助する方法である．

　栄養カウンセリングでは，複数ある問題の中から優先順位を話し合い，解決策を検討し，方向性を決め，目標を共有し，クライアントの自主性や主体性を支援し，行動変容を促す．カウンセリングが成功するかどうかは，カウンセラーとクライアント間でのラポールの構築にかかっている．カウンセラーがクライアントの訴えを傾聴し，クライアントの価値観への受容的態度と共感的理解をもって，しっかりとしたラポールが形成できれば，クライアントはカウンセリングで安心して素直な感情を話せるようになっていく．

③ 多領域からの栄養ケア

　栄養状態の改善にはさまざまな要因が複合的にかかわっている．そのため栄養士・管理栄養士単独では効果的かつ実質的な栄養ケアが難しいことも多い．多領域からの栄養ケアは栄養状態に関連するが，管理栄養士・栄養士の役割から逸脱するケアや治療，他職種が行ったケアや治療の成果が栄養ケアにどう影響するかなど，栄養ケアでは解決できない問題へのアプローチである．

　多領域からの栄養ケアのためには，チームとして目的と情報を共有したうえで，業務を分担しつつ，各専門職の専門性を十分に発揮して互いに連携・補完し合うことが重要である．

(8) モニタリングと個人評価

① モニタリング

　栄養ケア計画に従って栄養ケアによる介入を行い，対象者が目標を達成するための取組みが継続できるよう経過を観察しながら支援していく．こ

心理カウンセリングと栄養カウンセリング

心理カウンセリングはクライアントの抱える問題や悩みなどの精神心理的な問題の解決へのアプローチを目的とする．栄養カウンセリングはクライアント自らが食生活や栄養に関する問題に取り組む過程を支援することを目的とした相談援助活動である．

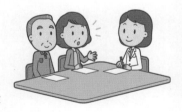

の過程を**モニタリング**という．モニタリングとは観察し，記録することである．

　モニタリング時の評価には，経過評価と影響評価がある．**経過評価**は，栄養ケア計画による介入過程を評価するものである．この過程においては，栄養プログラムの実施状況を観察しながら，栄養ケア計画で立てた行動計画の実行可能性や計画に無理はないかなどを計画と照合し，評価を行う．

　影響評価は短期目標に対して行うものである．介入によって対象者の知識や態度，行動，技術，検査数値などに変化が起きたか，モニタリング時点の所見を以前の状態や目標，基準値と比較する．

② 個人の評価

　モニタリングにおいて，計画からの逸脱や停滞等などの実施上の問題の有無を確認し，計画や介入方針が対象者の行動または栄養状態に関連する検査数値に変化がみられない，遅滞が著しいなど進行に支障をきたしていると思われる場合には，その根拠と関連要因を確認する．対象者の行動や栄養状態に変化がみられる場合も，その根拠と関連要因を確認する．必要であれば再アセスメントを実施し，その結果に応じて栄養ケア計画の継続・修正・破棄などの評価・判定を行う．

　問題となった指標がすべて改善され目標が達成されれば，協議のうえ栄養ケア計画を終了するが，一定期間，改善された状態を維持するために，3 〜 6 カ月後のモニタリングが必要である．モニタリングの期間は評価指標によっても異なる．

(9) 栄養ケア・マネジメントの評価

　栄養ケア・マネジメントによって，対象者にどのような効果をもたらしたのかを評価する．栄養ケア・マネジメントのシステムや実施手順などに過誤や逸脱がなかったかなどを点検し，過誤や逸脱を減らすための改善活動に取り組むことが，実践活動やサービスの質を向上させる．

　また栄養ケアの実施が，対象者の栄養状態の維持・改善や QOL の向上にどの程度，有効であったかを明らかにすることも重要である．そして，これらの個々の対象者への栄養ケア・マネジメントの結果を集積し，分析することで，研究や理論化が可能になる．

① 評価の種類

　【構造評価】　栄養ケアを実施する組織の構造の評価を行う．対象者の栄養状態を評価・判定し，その状態に対応した栄養教育の提供や食生活の支援などを行うのに必要な人員配置や勤務体制，業務の標準化や役割分担などの整備ができているか，チームの目標や価値観が共有化されているか，などを評価し，必要であれば業務の改善活動を行う．

　【企画評価】　アセスメントによる対象者のニーズや問題の把握は適切であったか，優先順位の決定は適正であったか，行動変容のための教育内容

が対象者に対して適性であったか，など目標設定および計画立案までの企画を評価する．また対象者の生活環境，学習時間，教育資源などの評価も行う．

【経過評価・形成的評価】　計画の介入途中に行う．適切な栄養ケアが実施されているか，その手順は正しいか，などの過程（プロセス）の評価である．作成した栄養ケア計画通りに実施されているか実施状況を評価し，十分でなければ，方法，内容，費用，人的資源の活用，物的資源の活用，予算のなどの構造に問題がないか再検討する．

　経過評価は計画の介入途中に行うことから，**質的評価**としてなされることも多い．介入過程に問題があれば，栄養ケア計画の修正を行い，最大限有効な結果を導くように計画し直す．

　栄養教育プログラムの実施途中で行う評価に，形成的評価がある．形成的評価は教育評価の一つであり，教育活動の目標，内容，方法の適否を評価するもので，企画評価と経過評価が含まれる．アセスメントの適否や評価時点における学習目標の達成度を評価し，プログラムの改善につなげる．

【影響評価】　健康状態に影響を及ぼすような活動や行動に変容があったか，短期目標が達成されたかどうかを評価する．中期・長期目標に向かっての中間評価である．

　短期目標の評価は，1～3カ月程度の短期間の行動変容と栄養状態の変化のどちらかまたは両方に対して行う．評価は評価時点の状態に対して，ⅰ）本来目指すべき基準値や望ましい姿と比較する，ⅱ）疾病ガイドラインなどに示される標準的な方法や医学的に根拠のある基準と比較する，ⅲ）対象者の過去の栄養アセスメント結果と比較する，のいずれかを選択する．

【結果評価】　結果評価は，中期・長期目標に関する評価を指し，活動や行動の変容によって健康状態や栄養状態が改善されたか，生活習慣は改善されたか，QOLや満足度の指標の変化などの達成度を評価する．期間は1～10年くらいの観察が必要である．

　結果評価は**アウトカム・マネジメント**の一環として行う．アウトカムとは目標期間内に予測される成果や結果，ゴールであり，アウトカム・マネジメントとは，結果（アウトカム）指標の測定を定量化し，結果評価を行うことによって構造や過程の見直しと改善を行うものであり，結果から栄養ケア・マネジメントの質を統制する手法である．

【総合評価】　企画評価，経過評価，影響評価，結果評価の要素は，相互に関連している．栄養ケア・マネジメントが，対象者によって適切なものであったかどうか，これらの評価を総合的，多面的に評価する．

【経済的評価】　経済的評価は，経済的側面から結果を評価し，財源が効率的に活用されるように栄養ケア・マネジメントの改善を図っていく．**費用・効果分析**では，目的を達成するための行動で「得られた効果」を費用

質的評価
定性評価ともいう．インタビューや事例研究など，おもに記述的なデータを用いて言語的・概念的な分析を行うもの．

との関連でとらえ，一定の効果を得るために必要な費用を算出する．効果については，金額表示されるとは限らない点が，費用・便益分析と異なる．

費用・便益分析とは，費用・効果分析で計算された「得られた効果」を金銭に換算して「得られた便益」と表し，「かけられた費用」と比較する方法である．**費用・効用分析**は，一定の効用を得るために必要な費用を算出する．費用・効用分析の「効用」とは，定量評価を行うために生存年数やQOLなどの「効用」を数値に変換したものである．

② **評価結果のフィードバック**

栄養ケア・マネジメントが終了した後に対象者からの反応や評価結果を集積して，分析し，栄養ケア・マネジメントの各構成要素であるアセスメント，計画，介入，さらに栄養プログラム全体にフィードバックする．予想されたプロセスと異なる経過や結果があれば，PDCAサイクルの考え方に基づき，より良いものに改善していく．このように栄養ケア・マネジメント全体の見直しを重ねることが，栄養ケア・栄養プログラムの標準化をはかり，その組織に適した栄養ケア・マネジメントのシステム運用につながっていく．

評価によって，個人に対する栄養ケアやプログラムの効果が明確になると，さらにそれらのデータを蓄積し，疫学的手法を用いた評価デザインで客観的に分析・評価を行う．評価デザインは妥当性と信頼性の高いものを選び，栄養ケア・マネジメントの実施前にどのような評価デザインを用いるかを決定しておく．この結果を過去の研究結果と比較・検討して研究としてまとめることによって，実践活動から生まれた科学的根拠を理論化していくことができる．

③ **栄養ケア・マネジメントの記録**

栄養ケア・マネジメントの実践活動は必ず記録に残し，チーム内で共有し，相互検討を行えるような状態に整備しておく．そのためにほかの職種と共通の形式と共通の用語で報告書を作成できるように，記載する事項の分類・整理を行い，多職種間で記録方式を共有しておく．

臨床領域においては，**問題志向型システム（POS）**が活用されている．POSは，患者の抱える問題（Problem）に目を向け（Orient），それを中心として医療を行うという考え方から開発された記録システムである．POSでは情報収集，問題の明確化，問題を解決するための計画立案，計画の実施，効果判定という論理的なプロセスを経て的確な問題解決を狙いとする．この考え方に基づく記録をPOMR（問題志向型診療記録）とよぶ．POSにおける経過記録は問題ごとに**SOAP**形式で叙述的に記載される．

POSシステムのほかには，経過記録を系統的に記述するフォーカスチャーティングや，チェック項目に印を入れたり数値を記載したりするだけの簡易型経過記録のフローシートなどが活用されている．

POS：problem oriented system
POMR：problem oriented medical record

SOAP

S（subjective data）：患者の主観的な訴えを記録，O（objective data）：客観的な観察・事実に基づく内容を記録，A（assessment）：S（subjective）やO（objective）の解釈・分析・評価，P（plan）：A（assessment）に基づく患者の問題を解決するための計画を記録．

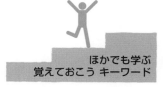

ほかでも学ぶ
覚えておこう キーワード

POS，SOAP
　➡臨床栄養学

　いずれの方法も主観的情報と客観的情報を明確に区分し，アセスメントで得た情報に基づいた解釈，分析，評価を行うことが重要である．

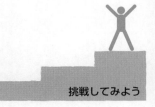

復習問題を解いてみよう
https://www.kagakudojin.co.jp

挑戦してみよう

第 3 章

成長, 発達, 加齢

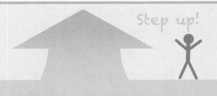

Step up!

1 | ライフサイクルとライフステージ

　ヒトの身体は一生のうちに絶えず変化し続ける．その一生は身体の変化に応じて，身長や体重が増加する「成長期」，成長は止まるが精神面などは質的に充実する「成熟期」，そして機能が不可逆的に減退する「衰退期」の 3 つに分けられる．**ライフステージの栄養学**では，さらにこれらを次のように細分化して取り扱う（表 3.1）．

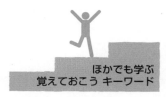

ライフステージの栄養学
一般的な年齢区分と食事摂取基準の区分は異なる場合があるので注意しよう．たとえば，一般的に高齢期は 65 歳以上で，食事摂取基準でも 65 歳以上を高齢期としている．

ほかでも学ぶ
覚えておこう キーワード

ライフステージ
➡栄養教育論

表 3.1　ライフサイクルとライフステージ

成長期	乳児期	新生児期	
		出生から 28 日間	
		出生から 1 年間	
	幼児期	1 〜 5 歳（1 歳以降小学校入学まで）	
	学童期	6 〜 12 歳（小学校在学中）	
	思春期	第二次性徴の開始から完了まで	
成熟期	成人期	青年期	〜 29 歳
		壮年期	30 〜 49 歳
		更年期	45 〜 55 歳頃
		中年期	50 〜 64 歳
衰退期	高齢期	前期高齢期	65 〜 74 歳
		後期高齢期	75 歳以上

2 | 成長と発達

2.1　成長および発達とは

　成長と発達の概念は学問分野によってさまざまであるが，一般的に**成長**とは形態の大きさの変化を表す．たとえば身長や胸囲などの長さが伸びたり，体重などの重さが増えたりすることを指す（ただし，肥満などのような過剰の増加は除く）．一方，**発達**は機能の向上を表している．「発育」も，しばしば成長や発達と同じ意味で用いられることがあるが，多くは「成長」を指すことが多い（図 3.1）．

　成長はその変化を目で確認することができ，また測定した数値として表すこともできるため，基準と照らし合わせて異常を判定しやすい．しかしながら発達は目に見えず，その程度を数値化できない場合もあるため，異常を発見しにくく注意が必要である．

　成人になると身長の伸びが止まってしまうように，成長は思春期の終わりまでに終了する．しかしながら発達は，たとえば高齢者でも新しいことを覚えることができるように，生涯にわたって進行する場合もある．

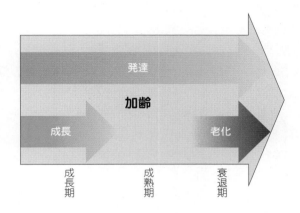

図3.1　成長，発達，加齢（老化）の概念図

2.2　スキャモンの発育曲線

　発育（**成長**）の度合いは，身体の部位によって異なる．**スキャモン**※は，さまざまな年齢において各臓器の重さを量り，その発育に4つのパターン（型）があることを明らかにした（図3.2）．

(1) 一般型

　骨格や筋肉などがこのパターンに含まれる．これらの臓器は，S字カーブを描くように2度の急激な上昇を遂げるのが特徴である．はじめに，出生後から（実際は胎児のうちから）幼児期前半まで急激な成長が起こる．

※Richard Everingham Scammon，米国の医学者，人類学者．

スキャモンの成長曲線
第6章も参照．

成　長
出生後から幼児期までの急激な成長を「第一発育急進期」，思春期の急激な成長を「第二発育急進期」とよぶ．

図3.2　スキャモンの発育曲線

R. E. Scammon, "The Measurement of Man"（J. A. Harris, C. M. Jackson, D. G. Paterson, R. E. Scammon eds.）, Univ. of Minnesota Press（1930）より改変.

続く幼児期後半から学童期までは緩やかになるが，思春期から再び急激な成長が起こる．

（2）神経系型

脳や眼球などがこのパターンに含まれる．これらの**神経系の重量**は，神経細胞の数に比例する．神経型の特徴は出生後から急激な発育をするところにあり，幼児期にはすでに成人のおよそ80％にまで達する．学童期には成人と同程度まで発育し，やがて停止する．

（3）リンパ系型

胸腺やリンパ節などがこのパターンに含まれる．出生後から急激な成長を遂げ，学童期後半には成人の200％（2倍）に達する．その後，徐々に下降して成人としての重量となる．

（4）生殖器型

卵巣，子宮，睾丸などがこのパターンに含まれる．思春期までは緩やかに成長するが，思春期以降は急激な成長をみせるのが特徴である．

神経系の重量

重量の増加は停止しても機能は引き続き発達していく．これは，神経系の機能は神経細胞の数によって決まるのではなく，細胞どうしのネットワークの密度に関係するためである．神経ネットワークは生涯にわたって新しくつくれるため，機能も生涯にわたって向上できる．

3｜加齢と老化

3.1　加齢および老化とは

加齢と**老化**はしばしば同じ意味で用いられるが，厳密には異なる．「加齢」は，時間経過による不可逆的な（もとに戻らない）変化を指しており，これは生まれてから死ぬまで絶えず進行する．一方で「老化」は，この加齢による変化の中でも退行性変化（いわゆる衰え）のことを指しており，成人期の後半から高齢期にかけてさまざまな**機能低下**が進行していく（図3.1）．

老化による機能低下

おもに身体の実質細胞が減少することによって起こる．実質細胞とは各組織の主要な機能を担う細胞のことであり，たとえば肝臓であれば肝細胞が実質細胞で，クッパー細胞や星細胞などは含まれない．

Column

アンチエイジングと抗酸化

「エイジング（加齢，老化）」は体内の成分が酸化されることによって引き起こされるため，これを防ぐ（**アンチエイジング**）にはこの酸化を抑えればよい（**抗酸化**）．

アンチエイジングに効果的な食品成分で最も有名なものは「ポリフェノール」であろう．ポリフェノールは1種類の物質の名前ではなく，その化学構造に複数（ポリ）のフェノール性ヒドロキシ基（フェノール）をもつ植物成分の総称である．その種類は5,000以上もあり，抗酸化力をもつ．

ただし，老化は酸化だけが原因ではなく遺伝子に組み込まれたプログラムによっても起こるものなので，残念ながらポリフェノールなどの抗酸化物質だけで防ぐことはできない．

(1) 老化の発生メカニズム

老化の発生メカニズムについてはさまざまな説が提唱されているが，ある一つの要因によって生じるわけではなく，いくつかが複合的に作用して引き起こされる．その要因のうち代表的なものを次に述べる．

① プログラム説

動物において，個体の寿命とそれを構成している細胞の寿命には相関がある．たとえば，個体の寿命が約 2 年のネズミと約 80 年のヒトとを比較すると，体内の細胞の寿命もヒトのほうが長い．この細胞の寿命とは分裂できる（新しい細胞をつくれる）回数を意味しており，これは染色体の末端に存在する**テロメア**によって決められている．

テロメアは細胞分裂を起こすための回数券のようなものであり，分裂するたびに短くなっていく．そしてテロメアが一定の短さに達すると細胞はそれ以上分裂することができず，やがて消滅してしまう．つまり年齢を重ねるごとに分裂できずに消えていく細胞が増えていくため，正常な機能を保つことができなくなる．

② フリーラジカル説

ミトコンドリアにおいてエネルギーが産生される際には必ず**活性酸素**（スーパーオキシドなどの**フリーラジカル**）が生じる．活性酸素は生体内のタンパク質，脂質，細胞膜などの成分に作用して，**過酸化体**を生成する．通常は，スーパーオキシドジスムターゼ（SOD）やカタラーゼなどの酵素がこれを消去してくれるが，ストレスや喫煙などで活性酸素の発生が増加した場合にはその能力を超えてしまい，過酸化体が生じやすくなる．

また，活性酸素は核酸（DNA）にも障害を与える．これによって翻訳エラーなどが起こり，異常なタンパク質が生成されてしまうことも老化を引き起こす要因となる．これらの過酸化体や異常なタンパク質が蓄積してしまうと，生体は正常なはたらきをすることができなくなり，老化につながる．

3.2　成長，発達，加齢に伴う身体的・精神的変化と栄養

(1) 身長，体重，体組成

① 身　長

ヒトは平均身長約 50 cm で生まれ，はじめの 1 年間で 1.5 倍の約 75 cm に成長し，4 歳頃には出生時の 2 倍の約 100 cm に達する．この間の身長の伸びを 1 年あたりに換算すると，1 歳までは約 25 cm/ 年であったのが，2 歳までは約 12 cm/ 年，5 歳までは約 7 cm/ 年と徐々に緩やかになる．そして思春期を迎えると再び急激な身長の伸びが現れる．成人期になると基本的に身長の伸びは停止し，高齢期にかけて背筋の萎縮や椎骨，椎間板の変性などにより減少し始める．

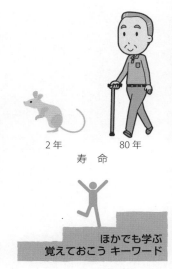

2 年　　　　80 年

寿　命

**ほかでも学ぶ
覚えておこう キーワード**

フリーラジカル, 活性酸素, 酵素, DNA

➡ 人体の構造と機能および疾病の成り立ち

SOD：superoxide dismutase
DNA：deoxyribonucleic acid

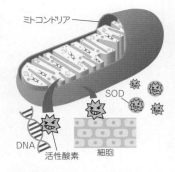

ミトコンドリア

SOD

DNA

活性酸素　　　細胞

活性酸素は DNA や細胞を傷つける

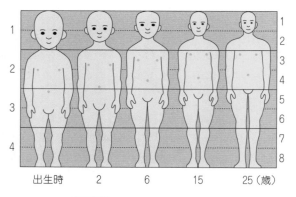

図 3.3　身長：頭長比の変化

ストラッツによる.

身長と頭長との比率も，成長に伴って変化する（図 3.3）．出生時には身長：頭長比が 4：1 であったのが，2 歳では 5：1，6 歳では 6：1 となり，成人では 8：1 となる．これは伸びる割合や期間が部位によって異なることを意味している．すなわち，頭長に比べて胴体や手足の長さのほうが伸びる割合が大きく，成長する期間も長い．また，この比率の変化は，小児が成人をそのまま縮めた存在ではないことも示している．したがって，成人に適した栄養素量などをそのまま身長比あるいは体重比などで当てはめることはできない．

国家試験ワンポイントアドバイス
食事摂取基準において，ある年齢区分の栄養素必要量をほかの年齢区分に当てはめる場合は，体表面積の比を考慮した外挿法を用いて算出する．

② 体　重

ヒトは平均体重約 3 kg で生まれ，はじめの 1 年間で 3 倍の約 9 kg に成長し，2 歳半頃には出生時の約 4 倍，4 歳頃には約 5 倍に達する．身長と同様，1 歳までは急激な増加を示すが，それ以降は徐々に緩やかになり，思春期から再び急激に増加する．

成人期以降は，基本的に成長に伴う体重増加は停止するが，一方でやせや肥満による変化がみられるようになってくる．国民健康・栄養調査によると，男性では 30 歳代から肥満の割合が増加していること，女性においては 20 歳代にやせの割合が多いことが問題視されている．しかしながら成人期後半（50 歳代）から男性では肥満の割合が減少し，女性では増加する．基本的に高齢期の体重減少は細胞数の減少（おもに筋肉）によるものであり，女性における体重増加は閉経の影響によるものである．

③ 体組成

乳児期の**体水分量**の割合は約 70％であるが，成人期までに減少し 60％程度になる．さらに高齢期になると約 50％まで低下する（図 3.4）．その水分の内訳をみると，出生時から成人期にかけて減少する水分は細胞外液であり，成人期から高齢期にかけて減少する水分は細胞内液である．

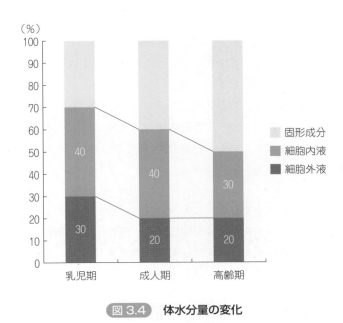

図3.4 体水分量の変化

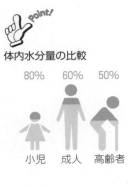

体内水分量の比較

80%   60%   50%

小児   成人   高齢者

　乳幼児期は成人より体重あたりの**水分必要量**が多い．成人と比べて乳児では3倍，幼児では2倍，学童では1.6倍の水分が必要である．ただし，胃の容量が小さいため1度に多くの水分を補給できないのでこまめに摂取するなど工夫する．また，高齢期では口渇中枢が衰えて喉の渇きを感じにくく，脱水症状になりやすいので早めの補給をするように心がける．

(2) 消化，吸収

① 咀嚼と嚥下

　成長期の咀嚼機能は，歯の発育に伴って発達する．乳歯は生後6カ月頃から生え始め，3歳頃までに20本が生えそろう．6歳頃から永久歯に生え代わり始め，思春期には智歯（親知らず）を除く28本が生えそろう（図6.1参照）．智歯は30歳頃までに生えるが，本数には個人差がある．

　高齢期に近づくにつれて歯の喪失が増加していくが，多くはう蝕や歯周病が原因である．また，高齢期には老化によって嚥下機能が低下し，**誤嚥**を起こしやすくなる．これは，嚥下をする筋力や神経機能の低下によるものである．

② 消化と吸収

　消化酵素のほとんどは出生時から産生されているが，分泌量が少ない，あるいは活性が弱いものがある．タンパク質消化酵素のトリプシンやキモトリプシン，二糖類分解酵素のラクターゼやマルターゼは出生直後でも十分に作用する．一方で，脂肪分解酵素のリパーゼや多糖類（デンプン）分解酵素のアミラーゼは新生児期で活性が低いが，生後数カ月には成人と同

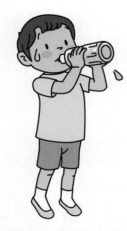

乳幼児では水分をこまめに摂取する

誤嚥
第8章も参照．

消化酵素
成長に伴って活性が低くなる消化酵素もある．たとえば小腸のラクターゼ活性は，離乳完了後に活性が低下する．胃ではアミラーゼ，リパーゼ，小腸ではマルターゼ，アミノペプチダーゼ，膵臓ではキモトリプシンなど，さまざまな消化酵素がある．

程度まで発達する．

　成人期以降，加齢に伴って徐々に消化酵素の分泌量と活性は衰えていく．これは老化により消化酵素を産生する細胞が減少していくためである．それでも基本的な消化・吸収能力は維持されているが，余力が残されていないため食べ過ぎなどに注意が必要である．また，高齢期では消化管の運動能力も衰える．これは老化による筋肉細胞の減少に加え，運動を調節する自律神経も衰えるためである．そのため，高齢者は便秘になりやすい．

(3) 代　謝

① エネルギー代謝

　小児期では成長に必要なエネルギーの代謝が盛んに行われるため，基礎代謝が亢進する．体重あたりの基礎代謝量（**基礎代謝基準値**）は成長著しい1〜2歳が最も多く，加齢によって徐々に減少していく．また，基礎代謝量は筋肉量に比例するため，老化による筋肉の減少に従って基礎代謝量も減少する．

② タンパク質代謝

　成長期は身体を大きくするためにタンパク質の蓄積，すなわち同化が亢進する．そのため，**窒素出納**は正（窒素摂取量 ＞ 窒素排泄量）となる．高齢期になるに従って，タンパク質の合成速度と分解速度がどちらも低下する．とくに肝臓におけるアルブミン合成速度が低下するため，血清アルブミン濃度が減少する．

(4) 運動，知能，言語，精神，社会性

① 運　動

　運動能力は，筋力，骨格，神経系の成長，発達に伴って向上する．乳児の運動機能は寝返りからハイハイ，つかまり立ちと向上し，生後1年3〜4カ月にはほとんどがひとり歩きできるようになる．幼児期になると活動的になり，急激に運動能力が発達する．また，運動能力は全身を使った**粗大運動**から発達し，その後に指先などを使う**微細運動**が発達する．

　高齢期に近づくにつれて，筋肉量が減少するために運動能力は低下する．さらに高齢期では，呼吸器，循環器の衰えによる持久力の低下や変形性関節症，骨粗鬆症などの運動器の疾患により，**ロコモティブシンドローム**になりやすい．

② 知能，言語，精神と社会性

　知能は，神経系（おもに脳）の発達に伴って向上する．とくに幼児期には脳の重量が成人の80%程度にまで成長するため，知能の発達が顕著である．幼児期から学童期にかけて言語能力が発達してコミュニケーションをとれるようになり，社会性が増していく（図3.5）．

　老化によって神経細胞が減少し，加えて**リポフスチンやアミロイドβタンパク質**などが沈着することによって神経機能は低下していく．たとえば，

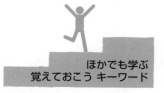

ほかでも学ぶ
覚えておこう キーワード

基礎代謝量
　➡基礎栄養学

同　化
第10章も参照．

ロコモティブシンドローム
第8章も参照．

ほかでも学ぶ
覚えておこう キーワード

ロコモティブシンドローム
　➡社会・環境と健康，運動生理学

Point!

リポフスチン
細胞内の不飽和脂肪酸が過酸化されることで形成される．アミロイドβタンパク質の蓄積がアルツハイマー病と深く関連していることが明らかにされている．

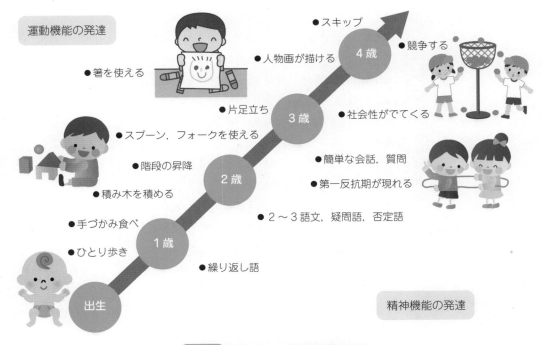

運動機能の発達

●箸を使える

●スプーン，フォークを使える

●階段の昇降

●積み木を積める

●手づかみ食べ

●ひとり歩き

●繰り返し語

出生

1歳

2歳

3歳

4歳

●スキップ

●競争する

●人物画が描ける

●片足立ち

●社会性がでてくる

●簡単な会話，質問

●第一反抗期が現れる

●2〜3語文，疑問語，否定語

精神機能の発達

図3.5　**個人，社会行動発達の経過**

神経伝達速度の低下によって反応が遅くなったり，新しい神経ネットワークの構築が難しいために短期記憶力が低下したりする．

(5) 食生活，栄養状態

① 成長期の食生活，栄養状態

　乳児期は生涯で最も成長著しい時期であるが，前半は母乳や育児用ミルクのみからの栄養補給で十分である．しかしながら，乳児期後半になると母乳などの栄養量のみでは成長に不十分であるため固形食からの補給が必要になり，適切な**離乳**を行わなければならない．

　幼児期から活動量が増加するため，それに見合ったエネルギー量とその代謝に必要なビタミンB群を補給しなければならない．学童期後半から思春期にかけて**第二発育急進期**が訪れ，身長と体重の増加が著しくなる．適切な成長のために，筋肉や骨格の材料となるタンパク質，カルシウム，鉄を十分に補給する必要がある．とくに鉄は，思春期女性が月経を迎える時期から必要量が増加するため，不足しないように注意する．

② 成熟期の食生活，栄養状態

　成熟期は，身体の成長が止まり，これを維持していく期間である．また後半は，きたるべき高齢期を健康的に迎えるための準備期間でもある．1日に必要なエネルギー量は消費エネルギー量に等しいが，これを超えて摂取して肥満になると生活習慣病を招き，その後のQOLに大きな影響を与

乳児期の食生活，栄養状態
第5章も参照．

幼児期の食生活，栄養状態
第6章も参照．

国家試験ワンポイントアドバイス

成長に必要な栄養素（エネルギー，タンパク質，カルシウムなど）がもっとも必要になる（蓄積される）時期を覚えておこう．たとえば，カルシウムの体内蓄積量が最も多いのは思春期前半（12〜14歳）である．

成人期の食生活，栄養状態
第7章も参照．

えてしまう.

　一方で，若年女性ではやせの者の割合が比較的多い．妊娠前の体型がやせ（BMI 18.5 kg/m^2 未満）であることに加えて，妊娠中の体重増加が少ないと**低出生体重児**を出産する割合が高くなるため，ふつう体型（BMI 18.5 kg/m^2 以上 25.0 kg/m^2 未満）を維持することを心がける.

③　衰退期（高齢期）の食生活，栄養状態

　高齢期はさまざまな機能の減退が，食生活と栄養状態に大きな影響を及ぼす．たとえば，活動量の低下やエネルギー消費量の低下，味覚や嗅覚の衰えなどは食欲の減退を引き起こす．加えて摂食・嚥下機能の低下もあり，摂食量が減少しがちである．そのため，エネルギーや栄養素を十分に摂ることができず必要量を満たせていないことが多い．とくに，タンパク質の摂取不足は**虚弱（フレイル）**の要因ともなるので注意しなければならない.

　生理的な老化による影響以外にも，さまざまな疾患による影響，経済的，社会的な影響により栄養不良や栄養障害を引き起こすケースもある．たとえば，高齢者は複数の疾患を患っていることが多いため，継続的に薬を服用している場合には食品との飲み合わせに注意する必要がある.

高齢期の食生活，栄養状態
第 8 章も参照.

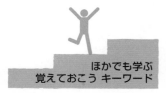

ほかでも学ぶ
覚えておこう キーワード

フレイル
➡人体の構造と機能および疾病の成り立ち，臨床栄養学

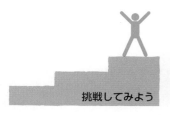

挑戦してみよう

復習問題を解いてみよう
https://www.kagakudojin.co.jp

第 4 章

妊娠期，授乳期

Step up!

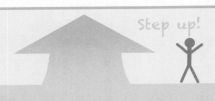

ちょっと
◆学ぶ前に復習しておこう◆

― 糖尿病 ―
インスリンの作用が十分でないためグルコースが有効に使われずに，血糖値（血液中のグルコースの濃度）が高くなっている状態のこと．

― BMI ―
body mass index.
体格指数.
体重（kg）÷〔身長（m）×身長（m）〕で求められる.

― ホルモン ―
生体内（内分泌腺）でつくられ，その個体の形態形成，代謝，成長，行動発現，そのほかの生理的過程に特定の影響を及ぼす化学物質．体の外側・内側で環境の変化が起きても，体のはたらきを常に同じに保っている．

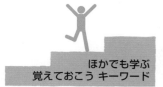

ホルモンのフィードバック機構

血液中のホルモンバランスを正常に保つ（恒常性維持）ための調節機構のこと．末梢ホルモンの増加や減少は，中枢性（視床下部—下垂体）のホルモンの増加や減少に依存している．末梢ホルモンの血中濃度の変動に応じて，中枢性のホルモンはそれを減少または増加させるために調節を行うという一連の流れ．

国家試験ワンポイントアドバイス

女性の性周期については，人体の構造と機能において出題されている．各ホルモンのはたらきと，図4.2の生体変化の縦のつながりについて整理しておこう．

FSH：follicle-stimulating hormone
LH：luteinizing hormone

排卵のしくみ

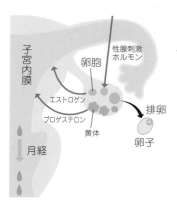

1 ｜ 妊娠の成立・維持

1.1　女性の性周期

　女性の性周期（**月経周期**）は，**視床下部**（間脳）**→下垂体前葉 → 卵巣**を介した各種ホルモンの分泌と**フィードバック機構**により調節されており（図4.1），約28日周期で繰り返される性機能変化である．性周期は，卵巣機能の変化の違いにより卵胞期，排卵期，および黄体期の3期に分けることができる（図4.2）．

① 卵胞期

　おもに**卵胞刺激ホルモン**（FSH）の作用により原始卵胞（卵母細胞）が急速に成熟し，**成熟卵胞**（グラーフ細胞）となり，成熟卵胞から**エストロゲン**（卵胞ホルモン，おもにエストラジオール：E2）が分泌され，子宮内膜を肥厚させる（子宮内膜周期の増殖期）．

② 排卵期

　FSHや急激に上昇した**黄体形成ホルモン**（LH）の作用（LHサージ）により，成熟卵胞が破れ，卵子が放出される（**排卵**）．

③ 黄体期

　排卵後の卵胞がLHの作用により黄体に変化する時期であり，黄体は**プロゲステロン**（黄体ホルモン）とエストロゲンを分泌し，子宮内膜からの分泌液の分泌を促進する（子宮内膜周期の分泌期）．また黄体は妊娠が成立すると妊娠黄体として初期の妊娠維持に寄与する．妊娠が成立しなけれ

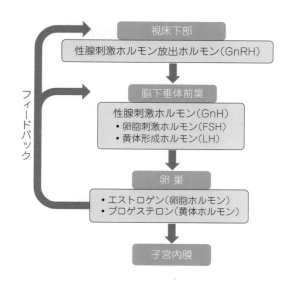

図4.1　**視床下部，脳下垂体，卵巣系のホルモン分泌機序**

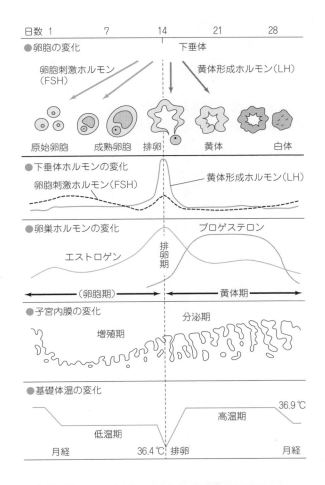

図 4.2　月経周期とホルモンと基礎体温の変動

灘本知憲 編，『応用栄養学』，化学同人（2015），p.57 より改変.

プロゲステロン，エストロゲン
第 5 章も参照.

国家試験ワンポイントアドバイス

それぞれのホルモンがどこから分泌され，どのように作用するのか，卵巣での流れをおさえておこう．

ば黄体は退行し白体となり，プロゲステロンやエストロゲンの分泌も減少し，子宮内膜の脱落により**月経**が起こる（子宮内膜周期の月経期）．

　これらの性周期の過程においては，エストロゲンとプロゲステロンの分泌量の変化の違いにより，**基礎体温**（安静時体温）も変化する．排卵終了後から月経期にかけてはプロゲステロンの作用により基礎体温は約 0.3 〜 0.5 ℃高く推移する（高温期）．

1.2　妊娠の成立と維持

　排卵により放出された卵子は，卵管先端部の卵管采に吸い取られ，卵管内に進入する．卵管内に新入した卵子は，その寿命期間内（約 12 〜 36 時間）に精子と受精すると受精卵となる．受精卵は細胞分裂（卵割）を繰り返しながら，卵管上皮細胞の絨毛の蠕動運動により卵管内を下降し，**胞胚**となった受精卵は子宮腔内に到達後約 2 〜 3 日で子宮内膜に接着・侵入し

胞胚
動物の卵発生で卵割が進む卵割期から原腸陥入（動物の発生初期にみられる細胞運動で，体の構造の基本である内胚葉，中胚葉，外胚葉を導く）の前までのもので，内部に胞胚腔がみられる．またはその時期．

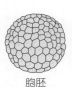

胞胚
（中洞のボール）

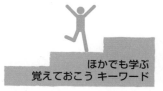

合胞体栄養膜細胞
胎盤内で胎児と母体の血液間でさまざまな物質交換を行っている，絨毛膜絨毛（胎児由来）の外側を構成する多核の栄養膜細胞.

hCG : human chorionic gonadotropin

ほかでも学ぶ
覚えておこう キーワード

妊娠期
➡臨床栄養学

て**着床**する．この時点で生物学的に妊娠が成立する．なお，受精から着床までの期間は約 6 〜 9 日である．

　着床後，胚胎の栄養膜から生じた絨毛組織は，子宮内膜由来の脱落膜と共同し，**胎盤**を形成していく．妊娠の初期（4 〜 16 週）には，**合胞体栄養膜細胞**から**ヒト絨毛性ゴナドトロピン**（hCG）が一時的に分泌され，妊娠黄体からのプロゲステロン分泌を促進することで，胎盤が完成するまでの間の妊娠維持にはたらく．なお hCG は尿中にも分泌されるため，妊娠早期（受精後 14 日以降）の妊娠検査指標として用いられている．

　このように妊娠期とは，受精卵の着床に始まり，**胎芽**（妊娠 10 週未満）または**胎児**（妊娠 10 週以降）および胎児付属物（後述）の排出を終了するまでの状態を指すが，その期間は便宜的に最終正常月経初日より起算し，分娩予定日は満 280 日目（40 週 0 日）としている．また，妊娠期間は一般的に **2 分法**（妊娠 20 週を境として前半期および後半期）または **3 分法**（妊娠 14 週未満を妊娠初期，妊娠 14 週から 28 週未満を妊娠中期，妊娠 28 週以降を妊娠後期）が用いられる（表4.1）.

表4.1　妊娠期間の区分と児の成長，器官形成期

妊娠週数（満）	0〜3	4〜7	8〜11	12〜15	16〜19	20〜23	24〜27	28〜31	32〜35	36〜39	40〜43	43〜
妊娠月数（数え）	1	2	3	4	5	6	7	8	9	10		
2 分法	妊娠前半期					妊娠後半期						
3 分法	妊娠初期（0〜14 週未満）			妊娠中期（14〜28 週未満）			妊娠後期（28 週〜）					
分娩時期による分類	早期流産（12 週未満）			後期流産（12 週〜22 週未満）			早産（22 週〜37 週未満）				正期産（37 週〜）	過期産（42 週〜）
児の状態	胎芽			胎児								
児の身長（cm）	0.4	3	9	16	25	30	35	40	45	50		
児の体重（g）	1.0	3〜5	20	120	250	600〜700	1,000〜1,200	1,500〜1,700	2,000〜2,500	3,000〜3,500		

（器官形成）
➡ 器官の臨界期（催奇性が起こりやすい時期）　➡ 器官の機能的発達期

神経
心臓
上下肢
眼
口蓋
外陰部
耳

2　胎児付属物

2.1　胎児付属物の構成

　分娩時に胎児の後に排出される胎盤，臍帯，羊水，および卵膜を総称して**胎児付属物**といい，胎児および母体が正常に発育するために重要な役割を担っている．

2.2　胎盤の構造と機能

　胎盤は，**絨毛膜**（胎児由来）と**脱落膜**（母体由来）の一部とその内腔の絨毛間腔から構成され，妊娠16週頃に完成するが，その後も妊娠36週前後まで増大し，最終的に直径約15～20 cm，重量約500 gまで達する．胎盤の重要な役割の1つは，母体と胎児間のガス・物質交換であるが，母体側の血管と胎児側の血管は直接連結していないため，両方の血液が混じり合うことはない．胎盤でのガス・物質交換において，母体から胎児へは各種栄養素や酸素，ホルモン，抗体などの有用物質が供給されるが，ある種のウイルスや薬物などの化学物質，母子感染や胎児の催奇性を引き起こす有害物質も通過する可能性がある．一方，胎児から母体へは，胎児の代謝過程で生じた老廃物や二酸化炭素などの不用物質が母体血に排出され処理されている．

　さらに胎盤は，前述のhCG以外にも，**ヒト胎盤性ラクトーゲン**，プロゲステロン，エストロゲン（おもに**エストリオール**；E3）など多くのホルモンを産生・分泌し，妊娠の維持や母体・胎児の発達に重要な役割を担っている．後述する妊娠高血圧症候群など，なんらかの原因でこれらの胎盤機能が低下した場合，胎児に**子宮内胎児発育遅延**（IUGR）や低酸素状態などによる障害が生じる可能性がある．

2.3　臍帯，羊水，卵膜の構造と機能

　臍帯（へその緒）は，胎児の臍と胎盤をつなぐ，直径約1～2 cm，長さ約50～60 cmの組織で，その表面は羊膜で覆われており，内部には2本の臍動脈と1本の臍静脈が通っている．臍動脈には静脈血が流れ，胎児からの老廃物や二酸化炭素などを母体へ送る．一方，臍静脈には動脈血が流れ，母体から胎児の発育に必要な栄養素や酸素などを供給している．

　羊水は，妊娠の3週以降に羊膜上皮細胞から分泌される透明な液体で，妊娠後期（32週頃）にその容量は最大（約700～800 mL）に達する．その構成成分は，妊娠前半期はおもに母体の血漿成分で，妊娠後半期はおもに胎児尿や肺胞液である．また羊水は，外部衝撃の緩和，胎児の体温維持，抗菌・抗炎症作用，四肢の運動促進（空間確保），肺の成熟および分娩時の胎児娩出促進など，胎児の正常な発育に重要な役割を担っている．

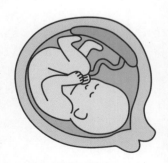

胎児は羊膜で覆われている

卵膜は，母体由来の脱落膜（外層）と胎児由来の絨毛膜（中層）および羊膜（内層）の３層の薄膜からなり，胎児を羊水中に包み込んでいる．

3 ｜ 胎児の成長

受精卵は着床後も細胞分裂を繰り返し，受精後２週間ほどに**外胚葉**（皮膚や感覚・神経系などに分化）と**内胚葉**（消化器官や呼吸器官などに分化）が形成され，さらに１週間後に**中胚葉**（骨格，筋肉，循環器，生殖器などに分化）も形成される．この時期を含む妊娠 10 週未満までは，受精卵はヒトの外観を完全に示しておらず，胎芽という．また，この時期は各組織器官の初期形成に重要な時期（器官形成期）であることから，薬剤や放射線，ウイルス，栄養状態などの影響を最も受けやすく，後の胎児の催奇性や障害などの発症率が高くなる（表 4.1）．一方，妊娠 10 週以降から出生までの児を胎児といい，すでにヒトとしての外観を示している．胎児の体重は，妊娠初期では緩やかであるが，妊娠中期以降急速な増大を示す（表4.1）．

4 ｜ 母体の生理的変化

4.1　体重の変化

妊婦の体重は，母体の体脂肪や体タンパク質蓄積や水分の貯留亢進，胎児・胎児付属物および子宮・乳房の発達，血液・組織液などの増加により，一般に 9 〜 12 kg（平均 11 kg）の増加がみられ，とくに妊娠中期以降からの増加が著しい（図 4.3）．

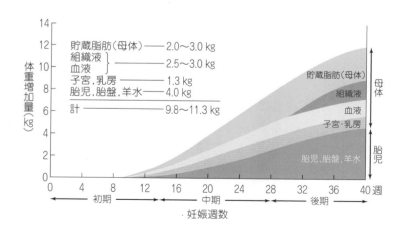

図 4.3　**正常妊娠における体重増加の内訳**

F. Hytten, "Clinical Physiology in Obstetrics" (F. Hytten, G. Chamberlain eds.), Blackwell Science (1990) より改変.

4.2　子宮の変化

　非妊娠時の成人の子宮の大きさは，長さ約 7 cm，幅約 5 cm，厚さ約 2.5 cm，重さ約 50 g であるが，妊娠後期には長さ約 35 cm，重さ約 1,000 g，子宮腔容積は約 4,000 〜 5,000 mL（非妊娠時の約 500 倍）まで肥大する．

4.3　乳房の変化

　胎盤由来のエストロゲンやプロゲステロンの作用により，妊娠 8 週頃から乳腺や乳管細胞の増殖および脂肪の沈着が亢進し，乳房は肥大する．また，乳頭や乳輪および乳輪内の皮脂腺または痕跡的乳腺（モンゴメリー腺）も肥大し，**メラニン色素**の沈着が起こる．

4.4　皮膚の変化

　胎盤由来のエストロゲンやプロゲステロンの作用により，妊娠初期から，乳輪・乳頭部，外陰部，腋下，臀部などにメラニン色素が沈着し，後期には顔面にもそばかす状の色素沈着（妊娠性雀斑）が起こる．**妊娠線**は，妊娠後半期に下腹部をはじめ，乳房，大腿部などにも現れることがある．

4.5　血液，循環器機能の変化

　妊娠期間中は，妊娠 8 週頃から循環血液量が増加し始め，妊娠 30 〜 32 週には 35 〜 50％の増加（約 1,500 〜 2,000 mL）がみられ，とくに血漿量は妊娠初期から増加し始め，妊娠 30 〜 32 週頃には約 50％の増加を示す（図 4.4）．一方，赤血球数は妊娠のごく初期にやや低下した後増加し始め，

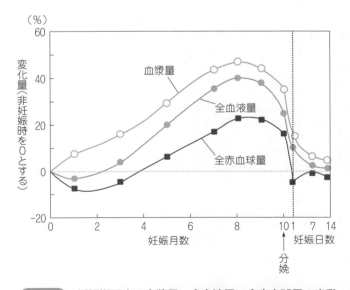

　図 4.4　妊娠期間中の血漿量，全血液量，全赤血球量の変動

村本淳子ほか 編著，『母性看護学　1．妊娠・分娩（第 2 版）』，医歯薬出版（2006），p.15 より改変．

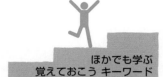

**ほかでも学ぶ
覚えておこう キーワード**

アルブミン
➡臨床栄養学
血液凝固，フィブリノーゲン
➡人体の構造と機能および疾
　病の成り立ち

仰臥位低血圧症候群

妊娠中期から後期にかけて仰臥位
（天井を向いて寝ること）になった
ときに起こる急激な血圧低下．心臓
をでた血液は体中を巡り，静脈を
通って集まってまた心臓に返る．静
脈が集まって心臓に返る直前の血管
を下大静脈といい，背骨の前右側を
走行している．仰臥位になることで
大きくなった子宮が母体の下大静脈
を圧迫し，その先に血液が通りにく
くなるために起こる．

妊娠 36 週頃には約 20 ～ 25％の増加を示す．このように，妊娠期間中は
血漿量の増加に比べ赤血球数の増加が少ないために，みかけ上は血液が希
釈された状態（**生理的水血症**）を示し，ヘモグロビン濃度やヘマトクリッ
ト値は低値を示す．そのほかの妊娠期の血液成分の変化では，総たんぱく
質濃度（おもに**アルブミン**）は低下を示すが，血液凝固に関与する**フィブ
リノーゲン**濃度は妊娠中期以降から顕著な増大を示し，分娩時の過度の出
血を防いでいる．また，血中脂質成分は妊娠中期以降著しく増加し，生理
的な高脂血症状態を示す（表 4.2）．

　循環器機能の変化では，心臓の軽度の肥大により心拍出量や心拍数は非
妊娠時に比べ約 30 ～ 50％増加するが，妊娠中期ではプロゲステロンによ
る末梢血管拡張作用によりとくに拡張期血圧は低値を示す．また，子宮肥
大に伴う周囲の血管の圧迫により，下腿・外陰部の静脈瘤や下半身の浮
腫，**仰臥位低血圧症候群**などの症状が起こりやすくなる．

表 4.2　妊娠期間中のおもな血液成分の変動

項　　目	基準値	非妊娠時	妊娠後期	妊娠中の変化
白血球数（/μL）[1]	3,600 ～ 9,300	7,410 ± 1,870	8,180 ± 1,980	増加
赤血球数（× 10⁴/μL）[1]	380 ～ 480	418 ± 35	388 ± 34	減少
ヘモグロビン（g/dL）[1]	12 ～ 16	12.5 ± 1.0	11.4 ± 0.9	減少
ヘマトクリット（%）[1]	36 ～ 42	37.1 ± 2.9	34.4 ± 2.7	減少
総タンパク質（g/dL）[1]	6.6 ～ 8.1	7.0 ± 0.5	6.4 ± 0.4	減少
アルブミン（g/dL）[2]	4.1 ～ 5.1	－	3.8 ± 0.2	減少
フィブリノーゲン（mg/dL）[3]	185 ～ 370	250	445	増加
中性脂肪（mg/dL）[4]	55 ～ 149	121.0 ± 42.5	277.9 ± 115.1	増加
総コレステロール（mg/dL）[4]	130 ～ 220	171.6 ± 17.1	248.2 ± 38.2	増加
リン脂質（mg/dL）[4]	150 ～ 250	201.0 ± 32.2	317.4 ± 47.8	増加
遊離脂肪酸（μEq/dL）[4]	100 ～ 900	393 ± 233	476 ± 179	増加
空腹時血糖値（mg/dL）[5]	～ 110	84	74	減少
糖負荷後血糖値（2 時間後）[5]	～ 120	91	107	高値（低下の遅延）

1　武谷雄二 ほか 編，『新女性医学大系 2』，中山書店（2001），p.81.
2　武谷雄二 ほか 編，『新女性医学大系 2』，中山書店（2001），p.128.
3　武谷雄二 ほか 編，『新女性医学大系 2』，中山書店（2001），p.89.
4　吉岡　保 ほか，日本産科婦人科学会雑誌，**28**，369（1976）.
5　井上修二 ほか，『応用栄養学』，第一出版（2003），p.105.

4.6　呼吸器系機能の変化

　妊娠時の子宮肥大により横隔膜が肺のほうへもち上げられ，呼吸様式で
は**胸式呼吸**（肩呼吸）が活発化する．さらに胸郭の容積や可動範囲の増大
により，呼吸数は変わらず 1 回の換気量が増加（30 ～ 40％）する．この
呼吸器機能の変化は，胎児のガス交換や基礎代謝量が増大している母体の
酸素需要の亢進に対する生理的な変動の 1 つといえる．

4.7　消化器系機能の変化

　妊娠時の消化器系機能の変化は，ホルモン分泌の変化や子宮肥大による影響が関連している．とくに，**つわり**は妊娠5，6週頃からよく発生し，通常妊娠12〜16週頃には自然消失する．また，妊娠中・後期では子宮肥大により胃が圧迫され，食後に胃もたれや胸やけなどの消化器症状が起こりやすくなり，腸管の圧迫や蠕動運動の低下などにより便秘や痔（じ）なども起こりやすくなる．

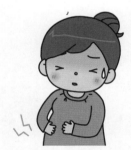

妊娠中・後期では食後の胃もたれに悩まされる妊婦さんも多い．

4.8　泌尿器系機能の変化

　妊娠により頻尿・尿失禁が起こりやすくなる．その要因としては，子宮肥大による膀胱の圧迫のために尿貯留量が減少すること，代謝亢進による腎血流量の増加および糸球体ろ過率（GFR）の上昇などがあげられる．また，腎尿細管の再吸収機能の低下により，軽度の尿タンパク質や尿糖が検出されることがある．

GFR：glomerular filtration rate

4.9　精神，神経系の変化

　妊娠期間中は，ホルモン分泌量の変動や出産・育児に対する不安などの影響により，情緒が不安定になりやすく，憂うつ感や全身倦怠感などを感じやすい．多くは一過性や気分的な場合が多いが，家族などが状況を理解し，適切なサポートや必要に応じて専門家のケアが必要である．

5　代謝機能の変化

5.1　エネルギー代謝

　妊娠期間中は，**基礎代謝量**が妊娠後期で約15〜20％亢進する．その半分が胎児や胎盤の発達によるもの，残りの半分が母体の発達，子宮・乳房肥大，循環器・腎臓・呼吸機能の亢進などによるものである．

5.2　タンパク質代謝

　妊娠期間中は，体タンパク質の**同化と異化**がともに亢進するが，相対的に同化の亢進のほうが大きく，最終的に体重増加量（約11 kg）の10％にあたる約1,000 gの体タンパク質の蓄積がみられる．とくに妊娠後半期の増大が大きく，その半分が胎児や胎児付属物の発達に伴う分で，残りの半分が循環血液量の増大や子宮・乳房の発達に伴う分である．

同化と異化
第10章も参照．

5.3　脂質代謝

　妊娠期間中は脂質の同化と異化がともに亢進するが，妊娠前半期では脂質の同化が相対的に大きく，体脂肪の蓄積が顕著で，妊娠後半期では脂質

の異化が相対的に亢進し，体脂肪の蓄積が緩やかになる．妊娠後半期の体脂肪の分解はおもに胎盤性ラクトーゲンの作用によるもので，分解された脂肪はおもに母体のエネルギー源として利用され，母体は胎児のエネルギー源であるグルコースの利用を節約している．

5.4 糖質代謝

非妊娠時に比べとくに妊娠後期の妊婦の空腹時血糖値はわずかに低くなるが，食後はプロラクチンなどによる抗インスリン作用により血糖値は高くなり，その後の血糖値の下降は遅延し，いわゆる**インスリン抵抗性**を示す（表4.2）．この変動により，母体自身のエネルギー源としての血中グルコースの利用は低下するが，その分胎児のエネルギー源として優先的に供給されるようになる．

6 妊娠期の栄養アセスメント

6.1 臨床診査
(1) 年齢

10歳代での若年妊娠では，**低出生体重児**（出生時体重2,500 g未満）の出産や妊娠・出産・育児に対する知識や意識の欠如による管理不足が多く，妊娠高血圧症候群のリスクも高くなる．一方，35歳以上の初産（高年初産，高齢出産）では，妊娠高血圧症候群に加え，妊娠糖尿病，流産，早産，帝王切開，先天性代謝障害やダウン症などの児の染色体異常のリスクが高くなる．最近，出産前に胎児の染色体異常の有無を調べる**新型出生前診断**（**NIPT**）が導入され，その生命倫理上の是非が問題となっている．

(2) 自他覚兆候

妊娠により母体に現れる症状や兆候（妊娠兆候）は時期によってさまざまであり，また個人差も大きい．おもな自覚兆候としては，月経の停止，つわり，微熱，乳房の変化，頻尿，倦怠感，疲労感などがみられる．一方，各種検査による他覚兆候としては，妊娠反応の陽性，超音波断層検査による胎嚢（胎児が入っている袋），胎芽，胎児の確認，胎児心音の聴取，内診による子宮の変化などがある．

(3) 現病歴，既往歴

妊婦の現病歴および既往歴については，出産のリスクや胎児へ影響を及ぼす病態・疾患について十分に把握し，適切な管理が必要となる．とくに頻度が高い病態・疾患としては，肥満，糖尿病，本態性高血圧，心疾患，腎疾患，呼吸器疾患，甲状腺疾患，肝疾患，風疹などの感染，薬物・食物アレルギー，遺伝性疾患などがあげられる．

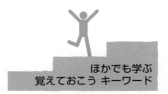
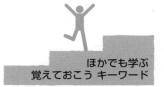
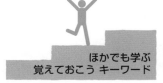

(4) 妊娠・出産歴，分娩歴

　これからの妊娠予後を予測するうえで，過去の妊娠・出産歴，分娩歴を把握することは重要である．とくに妊娠中の合併症の有無や分娩方法，児の出生体重とその後の成長の経過，産後の母乳分泌や子宮機能回復の状況などがあげられる．

6.2　身体計測

(1) 体重測定

　妊娠期間中の体重管理は，母体および胎児の正常な発達にとって重要で，厚生労働省の「妊娠前からはじめる妊産婦のための食生活指針」（2021年）において妊娠前の体格（BMI）別に妊娠中の体重増加指導の目安が新たに公表された（表4.3）．また，日本産科婦人科学会栄養問題委員会では，BMIが非妊娠時あるいは妊娠初期で24 kg/m^{2}以上，中期で26 kg/m^{2}以上，後期で28 kg/m^{2}以上を示す場合は肥満妊婦であるとしている．

ほかでも学ぶ
覚えておこう キーワード

妊産婦のための食生活指針
➡栄養教育論，公衆栄養学

国家試験ワンポイントアドバイス

妊娠中の推奨体重増加量は，体格が「やせ」と「ふつう」では下限値は異なるが，上限値（12 kg）は同じ．

表4.3　妊娠中の体重増加指導の目安*

妊娠前の体格**	体重増加量指導の目安
低体重（やせ）：BMI 18.5 未満	12～15kg
普通体重：BMI 18.5 以上 25.0 未満	10～13kg
肥満（1度）：BMI 25.0 以上 30.0 未満	7～10kg
肥満（2度以上）：BMI 30.0 以上	個別指導（上限5 kgまでが目安）

＊ 「増加量を厳格に指導する根拠は必ずしも十分ではないと認識し，個人差を考慮したゆるやかな指導を心がける．」産婦人科診療ガイドライン産科編 2020 CQ 010 より．
＊＊ 日本肥満学会の肥満度分類に準じた．
厚生労働省，「妊娠前からはじめる妊産婦のための食生活指針」（2021）より．

(2) 腹囲，子宮底長

　子宮底長は，恥骨結合上縁から子宮底の最上部までの距離をお腹のカーブに沿って計測した長さで，腹囲とともに胎児の発育状況や羊水の量を間接的に知ることができる．

(3) 臨床検査

① 血圧測定

　血圧の測定は，尿タンパク質の検出と同様に妊娠高血圧症候群の診断および予防・早期発見の指標の1つとして重要である．収縮期血圧 140 mmHg/拡張期血圧 90 mmHg 以上で，妊娠高血圧症候群を疑う．

② 尿成分検査

　妊娠糖尿病，妊娠高血圧症候群，および腎機能障害の診断や予防・早期発見の指標としてそれぞれ尿糖と尿タンパク質の測定が行われる．妊娠期間中は腎機能の変化により生理的に尿糖や尿タンパク質が陽性を示すことがある．尿糖が繰り返し強い陽性を示す場合は，妊娠糖尿病が疑われるので，経口糖負荷試験による血糖値の測定を行う．一方，尿タンパク質が 30 mg/dL 以上の場合は，腎機能障害を疑う．

③ 血液成分検査

　妊娠時はとくに血漿量の増加が赤血球数の増加を上回るため，相対的に赤血球数，ヘモグロビン濃度，ヘマトクリット値などが低下し（表 4.2 参照），貧血傾向となる．妊娠貧血の診断基準（WHO 基準）は，ヘモグロビン濃度 11.0 g/dL 未満，ヘマトクリット値 33.0% 未満である．

7 | 妊娠期の生活習慣

7.1　妊娠期の食生活

(1) 妊娠期の食生活の留意点

　妊娠期の食生活では，とくに妊娠初期に注意が必要となる．妊娠初期は胎芽・胎児の組織・器官形成が始まる時期（表 4.1 参照）であり，妊婦の栄養状態によってもさまざまな影響を受けやすい．妊娠前から妊娠初期での慢性的な葉酸の不足は，胎児の**神経管閉鎖障害**の発症リスクを高め，その予防として 1 日 400 μg 以上の葉酸（サプリメントや強化食品に含まれるプテロイルモノグルタミン酸）の摂取が推奨されている．一方，妊娠初期のレバーやサプリメント摂取などによる**ビタミン A**（レチノール）の慢性的過剰摂取（1,500 μgRAE/ 日以上，なお耐容上限量は 2,700 μgRAE/ 日）は胎児の催奇形性のリスクを高める．

　そのほか近年，厚生労働省や内閣府から妊娠期間中に摂取に注意すべき食品として，**メチル水銀含有量**が多い一部の大型魚類，**リステリア菌**を含む加工食品，大豆イソフラボンなどがあげられている．また，妊娠初期はつわりにより食欲不振になりやすいが，その場合の食事は好きなものを食べられるときに食べ，水分補給をこまめにすることが基本である．

　妊娠中期では，一般的に妊娠 12 週頃からつわりの症状が自然消失し，食欲が回復する．そのため食べ過ぎによる肥満には注意が必要である．また，妊娠中期以降の胎児の急速な発育に伴い，鉄の要求量が増え，母体は貧血を生じやすくなるため，貧血の予防として鉄，とくにヘム鉄（レバーはビタミン A も非常に多いので注意する），鉄の吸収促進効果をもつ動物性たんぱく質やビタミン C，造血作用をもつビタミン B_6 や B_{12}，葉酸などの摂取も心がける．

WHO：World Health Organization, 世界保健機関

国家試験ワンポイントアドバイス
赤血球や細胞の新生に必須の葉酸は胎児の正常な発育に不可欠で，妊娠・授乳中はとくに必要な栄養素である．多く含まれる食品をおさえておこう．鶏レバー（肝臓），牛レバー（肝臓），豚レバー（肝臓），ウナギ（きも），ウニ，枝豆，モロヘイヤ，芽キャベツ，パセリなど（多く含まれる順）．

妊娠初期のレバーの過剰・頻回摂取には注意する．

ビタミン A 過剰摂取による胎児奇形のリスクは，β - カロテンなどのプロビタミン A カロテノイドの過剰摂取では起こらないので注意しよう．

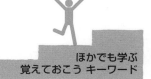

ほかでも学ぶ
覚えておこう キーワード

ビタミン A（レチノール）
　➡基礎栄養学

魚介類に含まれる水銀について
厚生労働省のホームページ（http://www.mhlw.go.jp/topics/bukyoku/iyaku/syoku-anzen/suigin/）を確認してみよう．

表 4.4	妊娠前からはじめる妊産婦のための食生活指針 ～妊娠前から，健康な体づくりを～

・妊娠前から，バランスのよい食事をしっかりとりましょう
・「主食」を中心に，エネルギーをしっかりと
・不足しがちなビタミン・ミネラルを，「副菜」でたっぷりと
・「主菜」を組み合わせてたんぱく質を十分に
・乳製品，緑黄色野菜，豆類，小魚などでカルシウムを十分に
・妊娠中の体重増加は，お母さんと赤ちゃんにとって望ましい量に
・母乳育児も，バランスのよい食生活のなかで
・無理なくからだを動かしましょう
・たばことお酒の害から赤ちゃんを守りましょう
・お母さんと赤ちゃんのからだと心のゆとりは，周囲のあたたかいサポートから

厚生労働省，「妊娠前からはじめる妊産婦のための食生活指針」（2021）より．

妊娠後期に入ると，子宮の肥大により胃や腸管が圧迫され，1回の食事量が少なくなる傾向にあるので，複数回（4，5回）に分けて食事を摂るような工夫も必要である．

(2) 妊娠前からはじめる妊産婦のための食生活指針

妊娠期および授乳期の望ましい食生活を中心とした生活全般のために，厚生労働省より**「妊娠前からはじめる妊産婦のための食生活指針 ～妊娠前から健康なからだづくりを～」**(2021 年)が示されている．この指針では，妊産婦が注意すべき食生活の課題を明らかにしたうえで妊産婦の生活全般および心身の健康にも配慮した 10 項目が示されている（表4.4）．また，同時に具体的な食事内容の組合せ例や量を示した**妊産婦のための食事バランスガイド**も示されている．

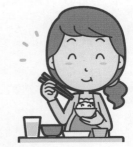

妊娠中は主食を中心にエネルギーをしっかりと

7.2 喫煙・飲酒

タバコの煙には 4,000 種類以上の化学物質が含まれており，とくにニコチンや一酸化炭素は胎児の発育に影響を及ぼし，低出生体重児出産，IUGR，早産・流産，周産期死亡率，さまざまな先天異常などのリスクを増大させる．これらのリスクは，受動・能動喫煙を問わず喫煙量に比例することも報告されている．また，妊娠期間中の喫煙継続率も年齢が低いほど高く，24 歳以下の妊婦が 10%，その男性パートナーが 63% との報告（平成 25 年，環境省）もある．

妊婦の飲酒では，その主成分であるエタノールとその代謝産物であるアセトアルデヒドが胎児にも移行し，肝臓でのアルコール分解能力の未熟な胎児ではその影響を受けてしまう．妊婦のアルコール摂取により，流産や低出生体重児のリスクが増加し，神経発達の遅延や顔面などの形態異常の

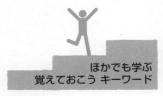

ほかでも学ぶ
覚えておこう キーワード

受動喫煙
➡社会・環境と健康

IUGR：intrauterine growth restriction,
子宮内胎児発育遅延

症状がみられる**胎児性アルコール症候群**（FAS）の発症リスクも増大する．少量ならば問題にはならないことも多いが，安全許容限界が不明なので少量であっても控えるのが原則である．また，喫煙や飲酒は習慣性・常習性の高い嗜好品であるため，妊娠を計画している女性は，妊娠の事前から意識してやめることが望ましい．

7.3　服　薬

　薬は，胎児へ影響を与えるもの，ほとんど影響しないものとさまざまである．胎児に対する薬の副作用としては，催奇性，代謝障害，臓器障害などがある．しかし，妊婦の疾患治療のために薬の使用が必要な場合もあり，処方薬，市販薬を問わず薬を使用する際は，自己判断せずに医師や薬剤師に相談することが原則である．

　カフェインはコーヒーなどの嗜好飲料に含まれるが，覚醒作用や解熱鎮痛作用などの薬理作用があり医薬品としても使用されている．カフェインも胎児に移行するので，カフェインを含む嗜好飲料の過剰摂取は，流産や周産期死亡のリスクを増大させる．胎児に影響を与えないであろうとされる1日のカフェインの最大摂取量は300 mg程度と報告されており，この量はコーヒー500 mL（2，3杯）程度に相当する（平成25年，内閣府食品安全委員会）．

医薬品としてのカフェイン
おもに無水カフェインとして，総合感冒薬や鎮痛薬に添加されていることが多い．水和物としては眠気，けん怠感血管拡張性および脳圧亢進性頭痛（片頭痛，高血圧性頭痛，カフェイン禁断性頭痛など）に効果があるとされている．

7.4　身体活動

　妊娠中の身体活動（生活活動，運動）は，ストレスや腰痛，便秘などの不快症状の軽減や，肥満に伴う妊娠高血圧症候群や糖尿病などの予防，分娩時の体力維持につながる．しかし妊娠中の運動に関しては，母体に過度の疲労が残らず，リスクを伴わない内容にすべきである．

　安全で効果的な運動強度としては心拍数が毎分約130〜140，1日60分以内が目安である．また，時期としては胎盤機能が完成する妊娠15週以降から35週までとする．妊娠36週以降の運動は，子宮収縮を招く恐れがあるため避けたほうがよい．

7.5　労　働

　妊婦の労働は，仕事上のストレスや身体的負荷などにより，つわりや妊娠悪阻，流産・早産，妊娠高血圧症候群，分娩異常，低出生体重児出産などが起こりやすい．

　最近の調査によると，正規女性社員の妊娠期間中の就労時間が9時間以上の場合は，早産（24.6％）や流産（20.0％）のリスクが高かった．

8 　妊婦の食事摂取基準

8.1　妊娠期の区分

　妊娠期の区分は，2018 年発行の『産科婦人科用語集・用語解説集（改定第 4 版）』*に基づき，妊娠初期（〜 13 週 6 日），妊娠中期（14 週 0 日〜27 週 6 日），妊娠末期（28 週〜）の 3 区分とした．この 3 区分を用いるが，妊娠末期は妊娠後期とよぶことにした（表 4.1 参照）．

＊日本産科婦人科学会 編・監，『産科婦人科用語集・用語解説集（改定第 4 版）』，日本産科婦人科学会事務局（2018）.

8.2　妊婦の付加量と目安量

　日本人の食事摂取基準（2020 年版）では，推定エネルギー必要量は，妊娠中に適切な栄養状態を維持し正常な分娩をするために，妊娠前と比べて余分に摂取すべきと考えられるエネルギー量を，妊娠期別に付加量として示した（表 4.5）．推定平均必要量および推奨量の設定が可能な栄養素については，非妊娠時の年齢階級別における食事摂取基準を踏まえた上で，妊娠期特有の変化，すなわち胎児発育に伴う蓄積量と妊婦の体蓄積量を考慮し，付加量を設定した（表 4.5）．目安量の設定に留まる栄養素については，付加量ではなく，原則として胎児の発育に問題ないと想定される日本人妊婦の摂取量の中央値を用いることとし，これらの値が明らかでない場合には，非妊娠時の値を目安量として用いる（表 4.5）.

日本人の食事摂取基準
第 1 章も参照.

国家試験ワンポイントアドバイス
妊婦や授乳婦の栄養素に対する付加量は，推定平均必要量と推奨量の設定が可能な一部の栄養素に対してのみであり，目安量や目標量のみ設定の栄養素は対象ではない．付加量が設定されている栄養素は整理しておこう.

8.3　妊婦のエネルギーおよびおもな栄養素の食事摂取基準
(1) エネルギー量

　妊婦の推定エネルギー必要量に対する付加量は，妊娠による総消費エネルギーの変化量とエネルギー蓄積量の和として妊娠初期，中期，後期に分けて設定されている．

　妊婦の最終体重増加量を平均 11 kg として考えると，妊娠に伴う総消費エネルギー変化量は，妊娠初期：＋ 19 kcal/ 日，中期：＋ 77 kcal/ 日，後期：＋ 285 kcal/ 日となり，同様にエネルギー蓄積量は，妊娠期間中の体タンパク質と脂肪蓄積量から，妊娠初期：＋ 44 kcal/ 日，中期：＋ 167 kcal/ 日，後期：＋ 170 kcal/ 日となる．

　これらの二つの数値の和を 50 kcal 単位で丸めて，妊婦の推定エネルギー必要量の付加量を，妊娠初期：＋ 50 kcal/ 日，中期：＋ 250 kcal/ 日，後期：＋ 450 kcal/ 日とした．

表4.5　妊婦，授乳婦の食事摂取基準

		妊婦				授乳婦			
エネルギー		推定エネルギー必要量[1,2]							
エネルギー（kcal/ 日）		（初期）+ 50 （中期）+ 250 （後期）+ 450				+ 350			
栄養素		推定平均必要量 付加量[3]	推奨量 付加量[3]	目安量	目標量	推定平均必要量 付加量[3]	推奨量 付加量[3]	目安量	目標量
たんぱく質（g/ 日）（目標量：%エネルギー）		（初期）+ 0 （中期）+ 5 （後期）+ 20	（初期）+ 0 （中期）+ 5 （後期）+ 25	－	（初期）13 ~ 20[4] （中期）13 ~ 20[4] （後期）15 ~ 20[4]	+ 15	+ 20	－	15 ~ 20[4]
脂質	脂質（%エネルギー）	－	－	－	20 ~ 30[4]	－	－	－	20 ~ 30[4]
	飽和脂肪酸（%エネルギー）	－	－	－	7以下[4]	－	－	－	7以下[4]
	n-6 系脂肪酸（g/ 日）	－	－	9	－	－	－	10	－
	n-3 系脂肪酸（g/ 日）	－	－	1.6	－	－	－	1.8	－
炭水化物	炭水化物（%エネルギー）	－	－	－	50 ~ 65[4]	－	－	－	50 ~ 65[4]
	食物繊維（g/ 日）	－	－	－	18以上	－	－	－	18以上
ビタミン	脂溶性								
	ビタミンA（µgRAE/ 日）[5]	（初・中期）+ 0 （後期）+ 60	（初・中期）+ 0 （後期）+ 80	－	－	+ 300	+ 450	－	－
	ビタミンD（µg/ 日）	－	－	8.5	－	－	－	8.5	－
	ビタミンE（mg/ 日）[6]	－	－	6.5	－	－	－	7.0	－
	ビタミンK（µg/ 日）	－	－	150	－	－	－	150	－
	水溶性								
	ビタミンB₁（mg/ 日）	+ 0.2	+ 0.2	－	－	+ 0.2	+ 0.2	－	－
	ビタミンB₂（mg/ 日）	+ 0.2	+ 0.3	－	－	+ 0.5	+ 0.6	－	－
	ナイアシン（mgNE/ 日）	+ 0	+ 0	－	－	+ 3	+ 3	－	－
	ビタミンB₆（mg/ 日）	+ 0.2	+ 0.2	－	－	+ 0.3	+ 0.3	－	－
	ビタミンB₁₂（µg/ 日）	+ 0.3	+ 0.4	－	－	+ 0.7	+ 0.8	－	－
	葉酸（µg/ 日）[7,8]	+ 200	+ 240	－	－	+ 80	+ 100	－	－
	パントテン酸（mg/ 日）	－	－	5	－	－	－	6	－
	ビオチン（µg/ 日）	－	－	50	－	－	－	50	－
	ビタミンC（mg/ 日）	+ 10	+ 10	－	－	+ 40	+ 45	－	－
ミネラル	多量								
	ナトリウム（mg/ 日）	600	－	－	－	600	－	－	－
	食塩相当量（g/ 日）	1.5	－	－	6.5 未満	1.5	－	－	6.5 未満
	カリウム（mg/ 日）	－	－	2,000	2,600 以上	－	－	2,200	2,600 以上
	カルシウム（mg/ 日）	+ 0	+ 0	－	－	+ 0	+ 0	－	－
	マグネシウム（mg/ 日）	+ 30	+ 40	－	－	+ 0	+ 0	－	－
	リン（mg/ 日）	－	－	800	－	－	－	800	－
	微量								
	鉄（mg/ 日）	（初期）+ 2.0 （中期・後期）+ 8.0	（初期）+ 2.5 （中期・後期）+ 9.5	－	－	+ 2.0	+ 2.5	－	－
	亜鉛（mg/ 日）	+ 1	+ 2	－	－	+ 3	+ 4	－	－
	銅（mg/ 日）	+ 0.1	+ 0.1	－	－	+ 0.5	+ 0.6	－	－
	マンガン（mg/ 日）	－	－	3.5	－	－	－	3.5	－
	ヨウ素（µg/ 日）	+ 75	+ 110	－	－	+ 100	+ 140	－	－
	セレン（µg/ 日）[9]	+ 5	+ 5	－	－	+ 15	+ 20	－	－
	クロム（µg/ 日）	－	－	10	－	－	－	10	－
	モリブデン（µg/ 日）	+ 0	+ 0	－	－	+ 3	+ 3	－	－

1　エネルギーの項の参考表に示した付加量である．
2　妊婦に対しては，妊婦個々の体格や妊娠中の体重増加量および胎児の発育状況の評価を行うことが必要である．
3　ナトリウム（食塩相当量）を除き，付加量である．
4　範囲に関しては，おおむねの値を示したものであり，弾力的に運用すること．
5　プロビタミンAカロテノイドを含む．
6　α-トコフェロールについて算定した．α-トコフェロール以外のビタミンEは含んでいない．
7　妊娠を計画している女性，妊娠の可能性がある女性および妊娠初期の妊婦は，胎児の神経管閉鎖障害のリスク低減のために，通常の食品以外の食品に含まれる葉酸（狭義の葉酸）を 400 µg/ 日摂取することが望まれる．
8　妊婦の付加量は，中期および後期にのみ設定した．
9　妊婦および授乳婦の耐容上限量は，2,000 µg/ 日とした．
厚生労働省，「日本人の食事摂取基準（2020 年版）」より．

（2）たんぱく質

　妊娠期の体タンパク質蓄積量は，**体カリウム増加量**より間接的に算定している．妊娠後期の体カリウム増加量の平均値は 2.08 mmol/ 日であり，これにカリウム・窒素比（2.15 mmol カリウム /g 窒素）で除し，さらにタンパク質換算係数（6.25）を乗じて妊娠期の体タンパク質蓄積量を算出できる．

　さらに，妊娠各期におけるタンパク質蓄積量の比（妊娠初期：中期：後期 ＝ 0：1：3.9）より，各期間の 1 日あたりの体タンパク質蓄積量を妊娠初期：+ 0 g/ 日，中期：+ 1.94 g/ 日，後期：+ 8.16 g/ 日と算出された．これらに食事たんぱく質の蓄積効率43％を加味し（0.43で除す），数値を丸めて，推定平均必要量の付加量（妊娠初期：+ 0 g/ 日，中期：+ 5 g/ 日，後期：+ 20 g/ 日）を設定した．推奨量の付加量（妊娠初期：+ 0 g/ 日，中期：+ 5 g/ 日，後期：+ 25 g/ 日）は，たんぱく質の推奨量算定係数1.25をさらに乗じ，数値を丸めて設定した．

　妊婦のたんぱく質目標量については，その下限値を初期および中期で13％エネルギー，後期で15％とし，上限値はいずれの時期も20％エネルギーとした．

（3）脂　質

　脂肪エネルギー比率および飽和脂肪酸は，いずれも目標量のみ設定（脂肪エネルギー比率：1歳以上男女とも 20 ～ 30％エネルギー，飽和脂肪酸：18歳以上男女とも 7％エネルギー以下）されており，妊婦・授乳婦に対する付加量の設定はない．妊婦の不飽和脂肪酸（n-6 および n-3 系）に対しても付加量の設定はないが，平成28年の国民健康・栄養調査の妊婦の摂取量の中央値に基づいて目安量（n-6系脂肪酸：9 g/ 日，n-3系脂肪酸：1.6 g/ 日）が別途設定されている．

　なお，**アラキドン酸**（n-6系）や**DHA**（n-3系）は，胎児や乳児の神経組織や網膜の重要な構成脂質であり，とくに n-3 系脂肪酸はこれらの器官形成のためより多くの摂取が必要とされる．

（4）ビタミン（ビタミン A，D，B₁，B₂，ナイアシン，葉酸）

　ビタミン A は，とくに妊娠後期の胎児にほとんどが蓄積されることから，妊娠初期および中期の付加量を +0 とし，後期における付加量（推定平均必要量：+60 μgRAE/ 日，推奨量：+80 μgRAE/ 日）は，胎児へのビタミン A の移行蓄積量をもとに設定した．ビタミン D は，妊婦の数値を算定するだけのデータがないことから，非妊娠時と同じ目安量（8.5 μg/ 日）を適用した．

　ビタミン B₁ および B₂ は，エネルギー要求量に応じて増大するという代謝特性から付加量を設定した．なおナイアシンに関しては，妊婦ではトリプトファンからニコチンアミドへの転換率が増大するため，付加量は設定

国家試験ワンポイントアドバイス
妊婦のたんぱく質の付加量策定には，窒素平衡維持量の測定値でなく，体カリウム蓄積量の測定値からの間接推定法が用いられている．

DHA：docosahexaenoic acid，ドコサヘキサエン酸

国家試験ワンポイントアドバイス
妊娠初期のビタミン A 過剰摂取は問題であり，付加量も初期・中期では +0 であるが，後期は付加の必要があるので注意する．

RAE：retinol activity equivalents，レチノール活性当量

国家試験ワンポイントアドバイス
ビタミン B 群の補酵素型を整理しておこう．
ビタミン B₁ ▶チアミンニリン酸（TDP）
ビタミン B₂ ▶フラビンモノヌクレオチド（FMN），フラビンアデニンジヌクレオチド（FAD）
ナイアシン▶ニコチンアミドアデニンジヌクレオチド（NAD），ニコチンアミドアデニンジヌクレオチドリン酸（NADP）
パントテン酸▶補酵素 A（CoA）
ビタミン B₆ ▶ピリドキサールリン酸（PLP）
葉酸▶テトラヒドロ葉酸（THF）
ビタミン B₁₂ ▶アデノシルコバラミン，メチルコバラミン

しなかった.

　葉酸については，通常の適正な食事摂取下で 100 μg/ 日の狭義の葉酸(サプリメントや強化食品に含まれるプテロイルモノグルタミン酸）を補足すると，妊婦の赤血球中葉酸濃度を適正量に維持することができたとする報告がある．これらから，100 μg/ 日を採用し，相対生体利用率（50％）を考慮して，200 μg/ 日を妊婦（中期および後期）の推定平均必要量の付加量とした．推奨量の付加量は推奨量算定係数 1.2 を乗じて，240 μg/ 日とした．妊婦（初期）にはこの付加量は適用しないが，妊娠初期だけでなく，妊娠を計画している女性，妊娠の可能性がある女性も含め，神経管閉鎖障害発症の予防のために狭義の葉酸として 400 μg/ 日の摂取を勧めている.

(5) ミネラル（カルシウム，鉄）

　妊娠期は，非妊娠時に比べカルシウム吸収率が上昇する．その結果，カルシウムが胎児側へ蓄積され，同時に通常より多く母体に取り込まれたカルシウムは母親の尿中排泄量を著しく増加させることになるため，付加量は非設定とした.

　鉄は，胎児の成長に伴う鉄貯蔵，臍帯（さいたい）・胎盤中への鉄貯蔵，循環血液量の増加に伴う赤血球量の増加による鉄需要の増加と吸収率（初期 15％，中期・後期 40％）を考慮して，付加量を算定した.

9 妊娠期の疾病と栄養ケア

9.1　やせと肥満

　適切な体重管理は，妊娠中に限らずその前後においても重要であり，やせ（低体重）や肥満は母体および胎児・新生児に対し，さまざまな影響を

𝒞olumn

子どもの将来のためにも適切な妊娠生活を——DOHaD とは？

　近年日本では，若年女性のやせ傾向が問題視されており，20 歳代女性の 20％前後が BMI 18.5 未満のやせ（低栄養）の状態である．とくに妊娠前から妊娠期の女性が低栄養であると，生まれてくる子どもに悪い遺伝素因が形成され（エピジェネシス），将来生活習慣病が発症するリスクが高くなる（バーカー説または成人病胎児期発症説）ことがヒトを対象とした疫学的研究や実験動物を用いた基礎研究からが明らかに

されつつある.

　最近では，この仮説は DOHaD（developmental origins of health and disease）とよばれている．DOHaD は，胎児期のみならず幼・小児期までの環境（栄養状態の不良や発育遅延など）が，成人期の慢性疾患（肥満症，動脈硬化性疾患，高血圧，2 型糖尿病，骨粗鬆症，悪性腫瘍，精神神経疾患など）発症のリスクにかかわるというより広い概念である.

及ぼす可能性がある．非妊娠時の肥満や妊娠期間中に体重増加量が著しく
多い場合は，妊婦の糖尿病や妊娠高血圧症候群，巨大児（出生時体重 4,000
g 以上）分娩，帝王切開分娩，分娩時の出血量過多などのリスクが高まる．

　一方，非妊娠時のやせや妊娠期間中の体重増加が著しく少ない場合は，
低出生体重児の出産や IUGR，切迫早産や早産，貧血のリスクが高まる．
また，低栄養状態での妊娠・出産は，早産のリスクや産後の心身不調の要
因ともなりうる．

巨大児
第 5 章も参照．

9.2　つわりと妊娠悪阻

　つわりは妊娠5，6 週頃から発生し（妊婦の 50 ～ 80％でみられ，とく
に初産婦に多い），吐き気や嘔吐，嗜好変化などの症状により食欲が低下
する．つわりは，通常妊娠 12 ～ 16 週頃には自然消失し，食欲も回復する．
つわりの明確な原因については明らかではないが，つわり症状の増悪因子
としては，睡眠不足や疲労などによるストレス，料理の味・におい，歯磨
き行動，空腹状態などがある．

　つわり症状がある場合の食事は，好きなものを食べられるときに食べる
こと，嘔吐などがみられる場合は，水分補給をこまめにすることが基本で
ある．また，歯磨き行動の減少による口腔内疾患の発症や食事量の減少に
よる便秘などにも気をつける．

　一方，つわり症状が重症化し，栄養障害，体重減少，脱水などのほか，
代謝異常や神経症状などの症状を呈し，治療を必要とする状態を**妊娠悪阻**
といい，発症頻度は妊婦全体の 0.1 ～ 0.3％程度である．妊娠悪阻は，第 1
期（消化管症状：悪心，過度な嘔吐，脱水，乏尿，皮膚の乾燥，5％以上
の体重減少など），第 2 期（代謝異常：発熱，肝障害，頻脈，電解質異常，
乳酸性アシドーシスなど），第 3 期（脳神経症状：意識低下，昏睡，**ウェ
ルニッケ脳症**など）の順に症状が重症化する．

　妊娠悪阻の栄養管理では，経口摂取が不可能な場合は，安静下で輸液療
法（電解質および高ブドウ糖負荷）を行い，ウェルニッケ脳症を予防する
ために，**ビタミン B$_1$**（10 ～ 100 mg/ 日）を添加する．症状が軽快してき
た時点で，徐々に経口摂取を進めていく．

ストレス
第 10 章も参照．

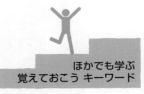

ほかでも学ぶ
覚えておこう キーワード

乳酸性アシドーシス
➡ 人体の構造と機能および疾病
　の成り立ち，臨床栄養学

ウェルニッケ脳症
ビタミン B$_1$（チアミン）の欠乏が
原因で，脳の乳頭体，視床下部，中
脳水道周囲などが病変を引き起こす
ことにより発症する．眼球運動障害
や運動失調，意識障害などの症状が
現れ，重症化すると昏睡状態に陥り，
やがて死に至ることもある．回復後，
後遺症として記憶障害が残ることも
多い．

9.3　妊娠貧血

　妊婦にみられる貧血を総称して**妊娠貧血***といい，そのほとんどが鉄欠
乏性貧血で，発症頻度は約 23％である．妊娠貧血の診断基準（WHO）は，
ヘモグロビン濃度 11.0 g/dL 未満，またはヘマトクリット値 33.0％未満と
なっている．

　妊娠貧血のおもな要因としては，胎児や胎盤への鉄供給の増加と相対的
な鉄摂取不足,さらに血漿量の相対的増加による生理的な血液希釈による．

*そのうち，妊娠に起因する場合を
とくに妊娠性貧血という．

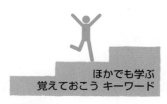

ほかでも学ぶ
覚えておこう キーワード

妊娠糖尿病
➡臨床栄養学

GDM：gestational diabetes mellitus

国家試験ワンポイントアドバイス

GDM に関しては，その定義や一般的特徴（発症リスク，予後など）に関しては「応用栄養学」から，治療の目安（エネルギー量，薬物治療）に関しては「臨床栄養学」からの出題が目立つ．

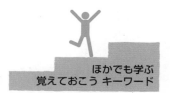

ほかでも学ぶ
覚えておこう キーワード

メタボリックシンドローム
➡社会・環境と健康，栄養教育論

重症化すると，めまいや疲労感などの貧血症状だけでなく，妊娠高血圧症候群や出産後の母乳分泌不全，子宮復古不全などが起こりやすくなり，さらに胎児では発育遅延や低出生体重のリスクも高くなる．妊娠貧血の予防や治療に対する栄養管理の基本は，バランスのとれた食事を行うことであるが，とくに鉄含有量が多く，吸収率の高いヘム鉄を多く含む食品の摂取が必要である．

　日本人の若年女性の鉄の摂取充足率は，60％前後と基準量を大きく下回っており，さらに妊娠期は非妊娠時より一層鉄の需要量が増大することから，鉄を意識して多く摂るような食事内容にしていく必要がある．そのほか，鉄吸収を促進する動物性たんぱく質やビタミン C，造血作用をもつビタミン B_6 や B_{12}，葉酸などの摂取も心がける．

9.4　妊娠糖尿病

　妊娠糖尿病（GDM）とは，妊娠中に初めて発見された，または発症し，糖尿病に至っていない糖代謝異常であり，妊娠前からすでに糖尿病と診断されている場合（糖尿病合併妊娠）や妊娠中の明らかな糖尿病とは区別される．妊娠時の各糖代謝異常の診断基準を**表 4.6** に示す．

　GDM の発症頻度は 7 〜 9％であり，とくに妊婦の肥満や高齢出産，家族歴がある場合などに多くみられる．GDM は，罹患のない女性に比べて将来的にメタボリックシンドローム（27.2 倍）や糖尿病（7.43 倍）になるリスクが高い．いずれのタイプの糖代謝異常においても妊娠期の高血糖状態は，妊婦に対しては妊娠高血圧症候群，**羊水過多症**，**肩甲難産**，巨大児

表 4.6　妊娠時の糖代謝異常診断基準

１）妊娠糖尿病（gestational diabetes mellitus, GDM）
　　75 g OGTT において次の基準の 1 点以上を満たした場合に診断する．
　　① 空腹時血糖値≧ 92 mg/dL(5.1 mmol/L)
　　② 1 時間値≧ 180 mg/dL(10.0 mmol/L)
　　③ 2 時間値≧ 153 mg/dL（8.5 mmol/L）
２）妊娠中の明らかな糖尿病（overt diabetes in pregnancy）[*1]
　　以下のいずれかを満たした場合に診断する．
　　① 空腹時血糖値≧ 126 mg/dL
　　② HbA1c 値≧ 6.5%
　　※随時血糖値≧ 200 mg/dL あるいは 75 g OGTT で 2 時間値≧ 200 mg/dL の場合は，妊娠中の明らかな糖尿病の存在を念頭に置き，①または②の基準を満たすかどうか確認する[*2]．
３）糖尿病合併妊娠（pregestational diabetes mellitus）
　　① 妊娠前にすでに診断されている糖尿病
　　② 確実な糖尿病網膜症があるもの

[*1]　妊娠中の明らかな糖尿病には，妊娠前に見逃されていた糖尿病と，妊娠中の糖代謝の変化の影響を受けた糖代謝異常，および妊娠中に発症した 1 型糖尿病が含まれる．いずれも分娩後は診断の再確認が必要である．
[*2]　妊娠中，とくに妊娠後期は妊娠による生理的なインスリン抵抗性の増大を反映して糖負荷後血糖値は非妊時よりも高値を示す．そのため，随時血糖値や 75 g OGTT 負荷後血糖値は非妊時の糖尿病診断基準をそのまま当てはめることはできない．
日本糖尿病・妊娠学会，糖尿病と妊娠，**15**（1）（2015）より．

分娩など，新生児に対しては新生児低血糖症，低カルシウム血症，呼吸窮迫症候群，先天性奇形，胎児死亡などの合併障害をもたらすことがあるので注意が必要である．

GDM および妊娠中の明らかな糖尿病に対する血糖値の管理目標は，低血糖のリスクを最小限にとどめ，可能な限り健常妊婦の血糖範囲に近づけることを目標とする．その目標値は，早朝空腹時血糖値 95 mg/dL 以下，食前血糖値 100 mg/dL 以下，食後 2 時間血糖値 120 mg/dL 以下，グリコヘモグロビン（HbA1c）6.2% 以下（**NGSP** 値）を目安とし，食事療法を中心に，コントロール不良の場合は**インスリン療法**を併用するが，経口血糖降下剤は基本的に用いない．

食事療法においては，妊娠中であることを考慮し，極端な食事制限は行わず，適正なエネルギー量と栄養素量の摂取を目指す．食事療法における適正エネルギー量の例としては，非肥満妊婦に対しては，標準体重 × 30 kcal/kg + 付加量（妊娠全期間を通じて + 200 kcal，または妊娠初期 + 50 kcal，中期 + 250 kcal，後期 + 450 kcal），肥満妊婦に対しては，標準体重 × 30 kcal/kg などがある．このように食後の良好な血糖値維持のために 1 日の総エネルギー量の配分と摂取時刻にも配慮し，場合によっては 1 回の食事量を抑え，1 食を分食して回数を増やす分割食（1 日 4 〜 6 回）にし，食後の血糖値の上昇を抑制する方法なども考慮する．

9.5　妊娠高血圧症候群

妊娠高血圧症候群（HDP）は，2018 年にその定義および病型分類が改定され，妊娠時に高血圧を認めた場合を HDP とし，従来の病型分類から子癇を削除し，新たに高血圧合併妊娠を加え，妊娠高血圧腎症，妊娠高血圧，加重型妊娠高血圧腎症，高血圧合併妊娠の 4 病型に分類した．また，発症時期をもとに早発型と遅発型に分類する．さらに，尿中タンパク質排泄量の程度による重症度分類を廃止し，血圧値が重症域にある場合や母体に臓器障害または子宮胎盤機能不全が認められる場合を重症としている．

HDP の発症頻度は妊婦全体の 5 〜 10％といわれ，特に早発型では重症化しやすい．HDP の発症原因は明確ではないが，もともとの高血圧症などの遺伝素因に環境因子が加わって発症すると考えられている．また，HDP 発症のリスク要因としては，年齢（20 歳未満または 40 歳以上），肥満，やせ，既往症（高血圧，糖尿病，HDP，甲状腺機能低下症など），多胎妊娠，ストレスなどが指摘されている．

HDP の影響としては，母体に対しては，高血圧や動脈硬化症などへの慢性化，早産，後遺症（次回妊娠時の再発），妊産婦死亡などがあり，胎児に対しては，胎児死亡，IUGR，低出生体重児，精神発達遅延発症などがある．

羊水過多症

一般に正常妊娠では妊娠 8 カ月で羊水量が最大で約 700 mL とされているのに対し，妊娠の時期を問わず羊水量が 800 mL を超えると「羊水過多」といわれる．この影響で子宮が急激に大きくなったり，体重が急激に増えたりといったさまざまな症状が現れた場合に羊水過多症と診断される．

肩甲難産

経腟分娩（赤ちゃんが産道を通って生まれる出産）の際，赤ちゃんの頭がでた後に，肩甲骨（前在肩甲）が恥骨で引っかかって，通常の軽い牽引では体全体がでてこられない状態のこと．

NGSP：national glycohemoglobin standardization program，国際グリコヘモグロビン標準化プログラム

国家試験ワンポイントアドバイス
糖の代謝は栄養学ではたいへん重要で，国家試験でも糖の代謝関連の出題が多くみられる．内分泌，インスリン，糖尿病の関連性を整理しておこう．

HDP：hypertensive disorder of pregnancy

高血圧合併妊娠

高血圧が妊娠前あるいは妊娠 20 週までに存在し，加重型妊娠高血圧腎症を発症していない場合をいう．

HDP の予防・治療のための生活指導および食事管理に関しては, 妊娠中毒症（妊娠高血圧症候群）の生活指導および栄養指導（日本産科婦人科学会周産期委員会, 1998 年）（表 4.7）が用いられる. おもな栄養指導の内容としては, 治療面では, 軽度の摂取カロリーの制限, 軽度の塩分制限（7 〜 8 g/日程度）, 積極的なたんぱく質, 高ビタミン食の摂取, 動物性脂肪・糖質の制限を行い, 予防面では適正エネルギー摂取量の維持, 塩分摂取 10 g/日以下, 高たんぱく質食摂取, 積極的なカルシウム（900 mg/日）やカリウム, マグネシウムの摂取, n-3 系脂肪酸摂取などが効果的である. とくに HDP では胎盤機能の低下により胎児へのカルシウム移行量も低下するので, 高カルシウム食とする.

表 4.7　妊娠中毒症（妊娠高血圧症候群）の生活指導および栄養指導

1）生活指導
　●安静
　●ストレスを避ける
　　［予防には軽度の運動, 規則正しい生活がすすめられる］
2）栄養指導（食事指導）
　（a）エネルギー摂取（総カロリー）
　　非妊時 BMI 24 以下の妊娠：30 kcal ×理想体重（kg）＋ 200 kcal
　　非妊時 BMI 24 以上の妊娠：30 kcal ×理想体重（kg）
　　［予防には妊娠中の適切な体重増加がすすめられる］
　　BMI ＝体重（kg）／〔身長（m）〕^{2}
　　［BMI ＜ 18 では 10 〜 12 kg 増, BMI18 〜 24 では 7 〜 10 kg 増, BMI ＞ 24 では 5 〜 7 kg 増］
　（b）塩分摂取
　　7 〜 8 g/日に制限する（極端な塩分制限はすすめられない）.
　　［予防には 10 g/日以下がすすめられる］
　（c）水分摂取
　　1 日尿量 500 mL 以下や肺水腫では前日尿量に 500 mL を加える程度に制限するが, それ以外は制限しない. 口渇を感じない程度の摂取が望ましい.
　（d）たんぱく質摂取量　理想体重× 1.0 g/日
　　［予防には理想体重× 1.2 〜 1.4 g/日が望ましい］
　（e）動物性脂肪と糖質は制限し, 高ビタミン食とすることが望ましい.
　　［予防には食事摂取カルシウム（1 日 900 mg）に加え, 1 〜 2 g/日のカルシウム摂取が有効との報告がある. また海藻中のカリウムや魚油, 肝油（不飽和脂肪酸）, マグネシウムを多く含む食品に高血圧予防効果があるとの報告もある］

注）重症, 軽症ともに基本的には同じ指導で差し支えない. 混合型ではその基礎疾患の病態に応じた内容に変更することがすすめられる.
伊藤昌春, 草薙康城, 日産婦誌, **58**（5）, N−67（1998）.

9.6　神経管閉鎖障害と葉酸

神経管閉鎖障害（NTDs）は, 脳や脊髄などの中枢神経系のもと（神経管）がつくられる妊娠 4 〜 5 週頃に起こる先天異常のことで, とくに神経管の下部に閉鎖障害が発生した場合を**二分脊椎**といい, 神経管の上部で閉鎖障害が発生した場合を**無脳症**（脳が形成不全となり, 流産や死産の割合が高くなる）という. わが国の NTDs の発症頻度は, 2012 年時で 1 万人に対

し5.66人，うち二分脊椎は5.18人とされている．

　近年，欧米諸国での研究により妊娠可能な年齢の女性への葉酸の摂取が，NTDsの発症のリスクを低減させることが明らかにされ，わが国においても日本人の食事摂取基準（2020年版）は，NTDsの発症リスク低減のため，妊娠を計画している女性，妊娠の可能性がある女性および妊娠初期の妊婦は，通常の食品以外の食品（サプリメントや強化食品）に含まれる葉酸を400 μg/日摂取することを勧めている．

10　産褥・授乳期の生理的変化

　産褥期とは，妊娠や分娩により変化した母体が妊娠前の状態に戻るまでの期間で，一般に分娩終了後から6〜8週間の期間をいう．おもな母体の変化としては，乳汁分泌の開始や，体重，子宮，産道，循環血液量，血液成分，ホルモン量などの母体の回復である．

　体重は，分娩直後に胎児や胎児付属物の娩出，出血や不感蒸泄などにより約5〜6 kg減少する．その後も肥大した子宮の退縮（復古），子宮からの分泌液（**悪露**）の排泄，循環血液量の減少，授乳や身体活動の増加による体脂肪量の減少などで体重減少が続くが，産後5カ月前後で体重をもとに戻すのが望ましい．子宮は，分娩後6〜8週間でもとの大きさにまで回復する．

　また，分娩後の月経や排卵の再来はすぐにみられるわけではないが，母乳の授乳により再来が遅れることが多く，月経再来は人工乳のみの場合は産後2〜3カ月，母乳のみの場合は5〜6カ月頃である．

11　乳汁産生・分泌の機序

　乳汁の産生・分泌には，脳下垂体前葉から分泌される**プロラクチン**（催乳ホルモン）と脳下垂体後葉から分泌される**オキシトシン**（射乳ホルモン）が関与する（図4.5）．妊娠中もプロラクチンは分泌されているが，胎盤からのエストロゲンとプロゲステロンの作用によりプロラクチンの作用が抑制され，乳汁産生が起こらないよう抑制されている．

　しかし分娩後は，胎盤からのエストロゲンとプロゲステロンの分泌がなくなるため，乳汁の産生抑制が解除され，プロラクチンが乳腺細胞に作用できるようになり，乳汁生産が始まる．オキシトシンは，乳腺小葉周囲の筋上皮細胞を収縮させ，乳管・乳首への母乳の分泌（射乳）を促進する．またオキシトシンは，子宮筋の収縮も促進し，子宮機能の回復（**子宮復古**）をもたらす．初期の乳汁分泌量は少ないが，乳児の持続的な**吸啜刺激**により，プロラクチンやオキシトシンの分泌を促進し，乳汁産生・分泌量が促

悪　露
産褥期にみられる子宮や産道からの分泌物．早期には血球成分を含む血清悪露で，分泌量も多いが，徐々に色調が薄れていき，分泌量も減少していく．

国家試験ワンポイントアドバイス
母乳に関するホルモンの問題は頻出されているので，しっかり把握しておこう．

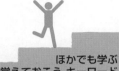

**ほかでも学ぶ
覚えておこう キーワード**

プロラクチン，オキシトシン
➡人体の構造と機能および疾病の成り立ち

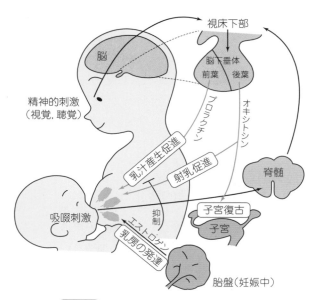

図 4.5　ホルモンによる母乳の分泌調節

飯塚美和子ほか 編，『最新 子どもの食と栄養—食生活の基礎を築くために—』，学建書院（2017），
p.91 より改変.

国家試験ワンポイントアドバイス
オキシトシンとプロラクチンについては，ほぼ必ず出題される．それぞれのはたらきとおもな分泌の促進・抑制要因について整理しておこう．

国家試験ワンポイントアドバイス
初乳と成乳の3大栄養素と感染防御因子の含有量の違いは，ほぼ必ず出題される．また母乳（成乳）と牛乳の成分（とくにたんぱく質画分やミネラル成分）量の違いについても出題が多い．

進される.

　また，授乳終了後に乳腺内の乳汁を搾乳して空にすることや，乳児とのアイコンタクトやスキンシップの刺激なども乳汁の産生・分泌を促進する．一方，継続的なストレス負荷や喫煙，飲酒はオキシトシンやプロラクチンの分泌を減少させ，乳汁の産生・分泌を抑制する．

12│母乳の成分，母乳量の変化

　母乳は，新生児や離乳開始までの乳児の成長に必要な栄養素やさまざまな機能成分をほぼ十分に含んでいる．母乳の性状や成分量および分泌量は経日的に変化し，その特徴の違いにより初乳，移行乳，成乳（成熟乳）の3つに区別される（表4.8）．

表4.8　母乳[*1] および牛乳[*2] のエネルギーおよび主要栄養成分（100 mL 中）

	エネルギー (kcal)	たんぱく質 (g)	脂質 (g)	炭水化物 (g)	灰分 (g)	カルシウム (mg)	鉄 (mg)	ナトリウム (mg)	カリウム (mg)
初　乳	66	2.1	3.2	7.1	0.31	29	0.05	34	74
移行乳	66	1.9	3.4	7.0	0.32	30	0.04	27	73
成　乳	68	1.3	3.8	7.2	0.23	29	0.04	17	55
ふつう牛乳 *	67	3.3	3.8	4.8	0.7	110	0.02	41	150

＊1　井戸田　正 ほか，日本小児栄養消化器学会誌，**5**，145（1991）.
＊2　文部科学省，日本食品標準成分表（2010）のふつう牛乳に基づく.
木戸康博ほか 編，『応用栄養学　ライフステージ別・環境別』，医歯薬出版（2015），p.9 より改変.

初乳（しょにゅう）は分娩後4〜5日頃まで分泌される乳汁で，カロテノイド類の存在により淡黄色で粘性の高い性状を示す．初乳の1日の分泌量は，分娩後の日数経過により5〜300 mL程度まで増加する．初乳は成乳に比べて，たんぱく質を多く含んでおり，とくに**ラクトアルブミン**，**ラクトグロブリン**などの乳清（ホエイ）たんぱく質が多いが，脂肪や糖質（**乳糖**）は少ない．さらに，初乳中には**免疫グロブリン**や**ラクトフェリン**などのタンパク質性の感染防御成分や白血球などの免疫細胞成分が多く含まれ，とくに免疫グロブリンでは**分泌型IgA**が80〜90%を占め，IgM，IgGも少量含んでいる（表4.9，図4.6）．このような初乳特有の成分は免疫力の低い新生児の感染防御に役立つ．

移行乳は，初乳から成乳に成分組成が変化する期間（分娩後5〜10日頃）に分泌される乳汁で，初乳に比べ色調は白く，粘性も低下している．移行乳の1日の分泌量は，300〜500 mL程度である．

Point!

免疫グロブリン
免疫の中で大きな役割を担っているのが免疫グロブリン（immunoglobulin，Ig）で，血液中や組織液中に存在している．IgA，IgM，IgG，IgD，IgEの5種類があり，母乳に多いIgAは唾液，消化液，痰などに存在して粘膜での防御機構としてはたらく．IgMは抗原による刺激後，最も早く出現して微生物や異物と戦う，タンパク質を活性化する．IgGは血液中に存在して，体内に侵入してきた微生物や異物と戦う，タンパク質を活性化する，といったはたらきがある．

表4.9 母乳中のおもな感染防御因子

成　分	感染防御因子	母乳中濃度 (mg/100 mL)	おもなはたらき
たんぱく質	分泌型IgA	（初乳）200 （成乳）50	母乳中の免疫グロブリンで最も多い（80%）．消化管や呼吸気道粘膜での病原菌やウイルスの付着，侵入の防御．
	ラクトフェリン	（初乳）406 （成乳）241	腸管内の鉄と結合し，病原菌の生育に必要な鉄を奪い，病原性大腸菌や真菌の増殖を阻止．ビフィズス菌の成長促進作用．
	リゾチーム	（初乳）46(9〜102) （成乳）39(3〜300)	腸管や気道で病原菌細胞の細胞株を破壊し，感染防御作用を発揮する．ほかの防御因子と異なり，初乳の方が多い．
脂　質	トリアシルグリセロール	（初乳）2,770 （成乳）3,450	とくに中鎖脂肪酸は抗ウイルス作用をもつ．
細胞成分	白血球	（初乳） 3×10^6 細胞/mL （成乳） $1 \times 10^4 \sim 4 \times 10^5$ 細胞/mL	おもにマクロファージが微生物を貪食し，好中球は乳腺の炎症発症を防ぐ．

清澤　功，『母乳の栄養学』，金原出版（1998）を参考に作成．

ほかでも学ぶ
覚えておこう キーワード

免疫グロブリン
➡基礎栄養学，臨床栄養学

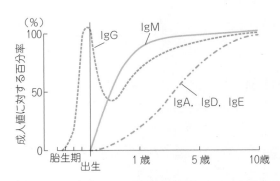

図4.6 胎生期から10歳までの血清免疫グロブリン濃度の年齢による変動

　成乳は，分娩後 10 日頃から分泌される乳汁で，乳白色で粘性が低く，初乳に比べたんぱく質やミネラルは少ないが，脂肪や乳糖は多い．成乳の 1 日の分泌量は，平均 700 〜 800 mL 程度であり，日本人の食事摂取基準（2020 年版）では，0 〜 5 カ月の乳児の 1 日の平均の哺乳量を 780 mL としている．

13 ｜ 授乳期の栄養アセスメント

13.1　臨床診査

　問診による年齢，既往歴，自覚症状，過去の妊娠・分娩・育児歴の確認のほか，乳房の状況，母乳分泌の状況，児の発育状況，生活習慣（飲酒，喫煙，服薬），勤労状況，心身状況などを把握する．乳房の状況では，乳汁のうっ滞，乳房の疼痛（とうつう），発熱などを伴う**乳腺炎**に注意する．とくに飲酒については摂取後速やかに母乳中にそれらの成分が移行することから，母乳育児の場合は注意を要する．

　また，授乳婦のウイルスなどへの感染時には，多くの場合授乳は可能であるが，エイズウイルスや成人 T 細胞性白血病ウイルスなどへの感染時には授乳禁忌（きんき）とする．

　喫煙に関しては，受動，能動喫煙にかかわらず，**乳幼児突然死症候群（SIDS）**の原因の 1 つと考えられているので，児への暴露を避ける．

13.2　身体計測

　定期的な体重測定を行い，分娩後 5 カ月ほどでもとの体重に戻すように，適切な食事管理と身体活動によるエネルギーの消費を行う．とくに非授乳婦では，授乳婦に比べて授乳によるエネルギー消費が望めないので，適切な運動によるエネルギー消費を心がける．

　なお妊婦の約 4 分の 1 は，妊娠後の BMI が妊娠前よりも増加することが報告されており，とくに妊娠前からの肥満者や妊娠中過剰に体重が増加した者，高齢出産者などに多くみられる．分娩後の肥満は，排卵遅延，血栓症，生活習慣病の発症などにつながるので，分娩後も適切な体重管理が必要である．

13.3　臨床検査

　貧血は，出産に伴う出血や悪露による体内鉄の喪失，乳汁産生に伴う鉄需要の増大などにより出産後もみられることが多い．分娩後の貧血は，疲労感，脱力感，めまいなどによる育児の妨げや，子宮復古の遅延，乳汁分泌量の低下などをもたらすので，注意が必要である．

乳腺炎

非感染性のうっ滞性乳腺炎と急性化膿性乳腺炎があり，前者は，産褥早期に乳管内に乳汁が滞り溜まったもので，後者は，乳房内に連鎖球菌やブドウ球菌などの細菌が感染して起こる急性炎症．

乳幼児突然死症候群

それまでなんの問題もなく元気だった乳児が，突然亡くなってしまう病気．おもに 1 歳未満の乳児に起こる．

SIDS：sudden infant death syndrome

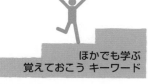

ほかでも学ぶ
覚えておこう キーワード

臨床検査
　➡人体の構造と機能および疾病の成り立ち，臨床栄養学

14 授乳期の疾病と栄養管理

14.1　乳汁分泌不全

乳汁分泌不全は，分娩後の乳汁の分泌が十分でない状態をいい，おもな原因としては，乳房（乳腺や乳頭）の異常や発育不全，ストレス負荷，乳汁分泌を促すホルモン分泌の異常などの授乳婦側の問題と，乳児の吸啜力不足や哺乳障害などの乳児側の問題があげられる.

乳汁分泌不全を疑う診断基準例を表4.10 に示す.

表4.10　乳汁分泌不全の臨床的診断

1. 母乳分泌量が産褥4日目以降も100 mL 以下
2. 産褥4日目以降も乳房緊満がなく，また，乳汁分泌が開始しない
3. 授乳後3時間を経過しても乳房緊満がみられない
4. 20分間以上哺乳しても児が泣いたり，乳頭を離さない
5. 母乳のみの哺育で生後1週間以上経過しても出生体重に戻らない
6. 混合栄養で人工乳の割合が多いとき

西田欣広，吉松　淳，宮川勇生，産科と婦人科，**67**，197（2000）より.

14.2　子宮復古不全

子宮復古不全とは，産褥期にいろいろな原因で子宮の収縮が不良となり，そのため子宮の復古（退縮）が障害された状態である. おもな原因として，**多胎妊娠**，羊水過多や巨大児出産による子宮壁の過度な伸展，分娩後の胎盤片の残留，帝王切開，子宮内膜炎などがある.

おもな症状としては，子宮，腟，外陰部への大腸菌などの細菌感染や血清悪露の子宮腔内滞留による産褥熱の発症などがある. 子宮復古不全は吸啜刺激によって子宮収縮を促進することで予防，改善ができる.

14.3　産後うつ病

産褥期は急激な内分泌系の変化や心理的不安，ストレスなどにより，一過性の軽度の抑うつ症状（**マタニティー・ブルーズ**）や食欲不振などを起こしやすい. **産後うつ病**は，分娩後1〜2カ月以内（とくに2週間以内）に発症することが多い精神障害で，うつ状態を呈する. 産後うつ病は全褥婦5〜10%の頻度を占めるといわれる.

おもな症状としては，抑うつ，不安，不眠，食欲不振，拒食傾向，自責感などの感情障害を主体とする. 産後うつ病の予防と対応には，妊娠中からの育児支援や安心して育児ができる環境づくり，家族や周囲の理解とサポートが重要である. **産婦人科診療ガイドライン**改定時（2017年）では，産後うつ病になるリスクが高い女性を妊娠・出産後の早期（産褥2週から4週頃）に見つけ出す方針が盛り込まれた.

多胎妊娠
2人以上の胎児が同時に子宮内に存在する状態.

産褥熱
分娩の際に生じた傷を介し，子宮，腟，外陰部への大腸菌などの細菌感染により発症する熱性疾患. 産褥10日目までに2日以上にわたり38℃以上の発熱をきたす. 悪露の子宮内滞留によってもリスクが増大する.

産婦人科診療ガイドライン（2017年）
2014年版より改訂や新規追加された10のクリニカルクエスチョン（CQ）と，それに対する推奨度や解説が提示されている. 前回の改訂から新たに追加されたCQは，妊娠中の精神障害のリスク評価方法と妊婦の飲酒，選択的帝王切開時に注意することの3つである.

15 ｜ 授乳婦の食事摂取基準

15.1　授乳婦の付加量と目安量

「日本人の食事摂取基準（2020 年版）」では，授乳期の区分は 1 区分とした．妊婦同様，エネルギーおよび一部の推定平均必要量および推奨量が設定されている栄養素については，さらに付加量を設定している（表 4.5 参照）．推定エネルギー必要量に対する付加量は，正常な妊娠・分娩を経た授乳婦が，授乳期間中に妊娠前と比べて余分に摂取すべきと考える量とし，推定平均必要量および推奨量の設定が可能な栄養素については，母乳含有量をもとに付加量を設定した．

また，目安量の設定に留まる栄養素については，原則として，児の発育に問題ないと想定される日本人授乳婦の摂取量の中央値を用いることとし，これらの値が明らかでない場合には，非授乳時の値を目安量として用いることとした（表 4.5）．

15.2　授乳婦のエネルギーおよびおもな栄養素の食事摂取基準

（1）エネルギー量

授乳婦の推定エネルギー必要量の付加量は，「泌乳に要するエネルギー消費量（母乳の平均エネルギー量 0.663 kcal/mL × 泌乳量 780 mL/ 日）」から「出産後の体重減少分のエネルギー相当量 173 kcal/ 日」を差し引いた分（丸めて + 350 kcal/ 日）として設定された．

（2）たんぱく質

授乳婦のたんぱく質の推定平均必要量の付加量は，「母乳中のたんぱく質量（母乳の平均たんぱく質量 12.6 g/mL × 哺乳量 780 mL/ 日）」を「食事たんぱく質から母乳たんぱく質の変換効率 0.7（70％）」で除した量（丸めて + 15 g/ 日）として設定された．さらに，推奨量の付加量は，たんぱく質の推奨量算定係数 1.25 を推定平均必要量の付加量に乗じた量（丸めて + 20 g/ 日）として設定された．

（3）ビタミン D

母乳中のビタミン D 濃度については，測定法により大きく異なる値が報告されていることから，母乳への分泌量に基づいて策定することは困難と考え，目安量には非授乳時と同じ値（8.5 µg/ 日）を適用した．

（4）カルシウム

授乳期はカルシウムの腸管吸収率は軽度に増大し，尿中カルシウム排泄量は減少することから，非妊娠時よりも多く摂り込まれたカルシウムが母乳に供給される．このことから，授乳婦においても非妊娠時のカルシウム推奨量（650 mg/ 日）を摂取していれば，とくに付加する必要はない．

くる病
成長期（骨の発育期）の小児で，骨や軟骨が石灰化障害により，カルシウムが骨に沈着せず，軟らかい骨様組織（類骨）が増加している状態．多くの場合，骨の成長障害および骨格や軟骨部の変形を伴う．

低カルシウム血症
血液中のカルシウム濃度が生体に必要とされる値よりも低くなった状態（血清補正カルシウム濃度 8.5 mg/dL 未満）．症状がでないことも多いが，重度になると感覚異常やテタニー（手足に起きるしびれ）といった症状が現れることもある．

（5）鉄

　授乳婦の鉄の推定平均必要量の付加量は，「母乳中の鉄量（母乳の平均鉄量 0.426 mg/mL × 哺乳量 780 mL/ 日）」を「鉄吸収率 0.15（15％）」で除した量（丸めて＋ 2.0 mg/ 日）として設定された．さらに推奨量の付加量は，鉄の推奨量算定係数 1.2 を推定平均必要量の付加量に乗じた量（丸めて＋ 2.5 mg/ 日）として設定された．

16 　出産後の健康・栄養状態および QOL の維持・向上

　産褥・授乳期には，母体の全身状態の回復と精神状態の管理，さらに良好な母乳分泌の維持などに対する適切な配慮が不可欠である．とくに健康の維持・改善については，妊娠期間中に発症した疾患などがある場合は，継続した適切な管理により改善し，慢性化を防ぐ．

　食生活では，母乳分泌により多くの栄養素が失われるため十分な栄養補給を心掛ける．QOL の維持・向上のため，出産直後は分娩による疲労から回復するためにも十分に安静や睡眠をとる．その後は，適切な体重管理やストレス解消のための適度の身体活動を高めていく．また，精神的な安定を得るためには，家族や周囲のサポートが重要となる．

復習問題を解いてみよう
https://www.kagakudojin.co.jp

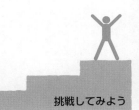

挑戦してみよう

第 **5** 章

新生児期，乳児期

この章で学ぶポイント

★新生児期・乳児期に対する適正な栄養アセスメントや栄養ケアの実践について学ぼう.

★新生児期・乳児期の栄養補給法を習得して，公衆栄養学や栄養教育論での学びにつなげよう.

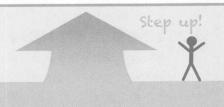

Step up!

ちょっと
◆学ぶ前に復習しておこう◆

新生児マス スクリーニング

新生児特殊疾患の早期発見，治療が目的（二次予防）.

妊娠糖尿病

妊娠中にはじめて発症，あるいはみつかった糖代謝異常. 高血糖状態が続くと, 流産や早産のリスクが高まったり, 巨大児の出生や新生児の低血糖などの合併症がみられたりする.

脱水症

体液量（体内の総水分量）が不足した状態. 水分欠乏型脱水（高張性脱水）と塩分欠乏型脱水（低張性脱水）の2つに分類される.

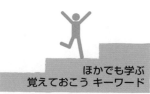

ほかでも学ぶ
覚えておこう キーワード

新生児期，乳児期
➡公衆栄養学，栄養教育論

新生児期，乳児期の生理的特徴
➡生化学，基礎栄養学

1 | 新生児期，乳児期の生理的特徴

出生後28日未満を**新生児期**，それ以降満1歳になるまでを**乳児期**という．それぞれの期間の乳児を新生児，乳児という．出生時の体重は一般的に約3,000 g である（表5.1）

表5.1　出生体重による新生児分類

出生体重	分　類
4,000 g 以上	巨大児
2,500 g 未満	低出生体重児
1,500 g 未満	極低出生体重児
1,000 g 未満	超低出生体重児

1.1　呼吸器系・循環器系

卵円孔
胎児期の心臓にある右心房と左心房をつなぐ孔．胎児期は肺が機能していないため，左心房と右心房を卵円孔がつなぐことで，血液の循環を行っている．

胎児を取り巻く環境は，出生によって母親の子宮内羊水環境（**胎内環境**）から外界の空気中環境（**胎外環境**）へと一変する．胎児は肺呼吸しておらず，酸素と栄養素に富んだ臍帯血が胎盤を経由して，胎児の臍静脈，静脈管，下大静脈を通過した後，右心房に流入し，**卵円孔**を経て脳や上半身に酸素を運び，動脈管を介して下半身に酸素を運ぶ**胎児循環**である．しかし出生後，新生児は肺呼吸の開始で肺が拡張し，肺への血流が増加するとともに卵円孔や動脈管も閉鎖し，数秒以内に**胎外**（生後）**循環**へ切り替わる．

新生児の肺は容積が小さく，心拍出量が少ないため，成人より呼吸数も心拍数も多い．新生児の呼吸数は40〜50回/分，脈拍数は120〜140拍/分であり，成長とともに少なくなる．

1.2　体水分量と生理的体重減少

不感蒸泄
発汗以外の皮膚および呼気からの水分の喪失．経表皮水分喪失，不感蒸散ともいわれる．通常は1時間に単位面積あたり放出される水分量をいう．常温安静時には健常成人で1日に約750〜1150 mL（皮膚：呼気＝2：1の喪失）程度である．発熱，熱傷，過換気状態などで増加する．

体内水分は，細胞外液と細胞内液に分類される．体水分量は成人の体水分量（約60％）に比べ，新生児で約80％，乳児期で約70％と高い．新生児では，出生後数日間で出生時体重の5〜10％が減少（生理的体重減少）する．これは，細胞外液の減少や**不感蒸泄**の増加，胎便や尿の排泄，水分摂取の不足などによる．哺乳量の増加に伴い，7〜10日程度で出生時の体重に戻る．

新生児は，体重あたりの体表面積が大きく（成人の2〜3倍），不感蒸泄量が多いことや腎機能や皮膚が未熟なために，脱水になりやすい．

1.3　腎機能の未熟性

新生児の腎機能は未熟であり，腎血流量や糸球体ろ過量，尿濃縮力のいずれも低い．排尿調節ができないため，1日の排尿量は少ないが，排尿回数は多い．

1.4 体温調節の未熟性

　新生児および乳児の体温は, 成人より高く約 37 ℃ である. 体温調節機能が不完全で, 体表面積も大きいために体表面からの熱放散が起こりやすく, 低体温になりやすい. とくに, 低体重児には注意する.

1.5 新生児期・乳児期の発育

(1) 身　長

　新生児の出生時の身長は約 50 cm である. 生後 1 年で出生時の 1.5 倍の約 75 cm になる.

(2) 体　重

　新生児の出生時の体重は約 3 kg である. 体重は, 生後 3 〜 4 カ月で約 2 倍の 6 kg に, 生後 1 年で 3 倍の約 9 kg になる. 体重は栄養状態を反映し, 児にとって哺乳量や離乳食の摂取量が適切であるかどうかを判断する指標となる.

(3) 頭　囲

　新生児の頭囲は約 33 cm で, 生後 1 年で 45 cm 以上となる. 頭囲の発育は, 脳重量の発育を表している. 出生直後は, 頭蓋の**小泉門**と**大泉門**が開いているが, 成長とともに小泉門は生後 6 カ月頃に, 大泉門は生後 1 〜 1.5 歳頃に閉鎖する.

(4) 胸　囲

　新生児の胸囲は約 32 cm である. 出生時は頭囲のほうが大きいが, 生後 1 年ほどで頭囲とほぼ同じ大きさになる.

(5) 歯

　乳歯は生後 6 〜 8 カ月頃から生え始める. 生える順序や時期には個人差があるが, 3 歳頃までには乳歯 20 本が生えそろう（咀嚼機能の獲得）.

(6) 摂食・消化管機能の発達

① 摂食機能

　新生児には, 乳汁を得るための**哺乳反射機能**（探索反射, 捕捉反射, 吸啜反射, 嚥下反射）が備わっている. 新生児はこの哺乳動作を反射的に行うが, 生後 4 カ月頃から随意的哺乳へ移行し始め, 歯の萌出とともに少しずつ咀嚼動作もできるようになり, 離乳食の開始に向かう.

② 消化管機能

　【口腔・食道・胃】　新生児の唾液腺の発達が未熟で, 唾液分泌量は少なく **α-アミラーゼ含量**も少ない. 新生児は乳汁のみの栄養摂取で, でん粉の消化がないため, 分泌が少なくても問題はないが, 離乳食が開始されてでん粉を摂取するようになると唾液分泌量が急速に増す.

　また, 食道の括約筋の機能も未熟である. さらに胃の容量が少なく, 形が円柱状（とっくり型）をしており, 噴門括約筋も未発達のため, **溢乳**や

小泉門・大泉門

新生児の頭蓋冠（頭蓋骨頭蓋のうち頭部の上半分の丸い部分のこと）を構成する各頭蓋骨の周縁部で 3 個以上の骨が会合し, 2 つ以上の縫合が交わる部分を泉門といい, 新生児では骨の継ぎ目部分にすき間が空いている. 泉門には大泉門, 小泉門, 前側頭泉門, 後側頭泉門がある. 新生児の頭を触ると「ぺこぺこしている」と感じる部分が大泉門で, 後頭部のすきま部分を小泉門という. 分娩時にこのすきま部分を利用して骨と骨が重なり合い, 頭を小さくして狭い産道を通る.

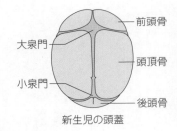

新生児の頭蓋

α-アミラーゼ

でん粉やグリコーゲンなどの多糖類のα-1,4 結合やα-1,6 結合を加水分解する酵素で，でん粉液化酵素や糊精化酵素ともよばれる．ヒトの唾液や膵液に含まれ，でん粉をブドウ糖が少量つながった状態にまで分解する．

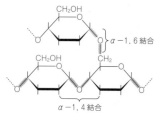

α-アミラーゼはでん粉のα-1,4 結合やα-1,6 結合を加水分解する．

溢　乳

新生児では胃がとっくり型をしていて，大人のように袋状になっていないので，たくさん飲んだときや，授乳後に体を動かしたときなどに吐き戻すことが多く，その現象をいう．

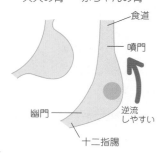

カード

乳汁が酵素や酸の作用で凝固したもの．牛乳の場合，胃で胃酸に出合うとプレーンヨーグルトのような大きな固いカード（ハードカード）を生じるが，母乳の場合，乳児の胃の中でたんぱく質はなめらかなペースト状（ソフトカード）になり，ハードカードを形成することはない．乳児用調製粉乳には製造過程で牛乳カゼインのソフトカード化が行われており，消化しやすいよう工夫されている．

吐乳を起こしやすい．

　新生児は胃液分泌量が少なく，胃液に含まれる塩酸やペプシン，レンニン，リパーゼの量も少ない．乳汁中のたんぱく質は，塩酸やペプシン，レンニンの作用により凝固し，**カード**（ソフトカード）を形成する．乳汁の胃内滞留時間は，母乳で 2 〜 3 時間，牛乳で 3 〜 4 時間である．

　【小腸・大腸】　出生後，新生児は乳汁による栄養摂取のため，**乳糖**を分解する**ラクターゼ活性**は生後最大となる．離乳の完了後，その活性は低下する．

　大腸では水分の吸収と便の形成が行われる．出生直後は無菌であった腸は，細菌が繁殖（腸内細菌叢）するようになる．母乳栄養児の腸内は，**ビフィズス菌**が優勢である一方，人工栄養児の腸内は**大腸菌**や**腸球菌**が半数以上を占める．母乳栄養児においても，離乳期以降は大腸菌などが優勢となる．

　【膵　臓】　膵液に含まれる**トリプシン**や**リパーゼ**は，生後 3 カ月頃から増加する．また，**膵アミラーゼ**は，でん粉を摂取する離乳期以降に分泌量が増加する．膵リパーゼ活性は低いが，母乳に含まれるリパーゼ作用や胃リパーゼにより，脂質の消化・吸収が補われ，乳脂肪のほとんどは吸収される．

（7）精神・運動機能の発達

　新生児・乳児の精神機能は，大脳の成熟に伴い発達する．また運動機能の発達に伴い，粗大な運動から微細な運動ができるようになる．生後 3 〜 4 カ月頃に首がすわり，5 〜 7 カ月頃には寝返りができるようになる．7 〜 8 カ月頃には，ひとり座りができるようになり，その後，ハイハイ，つかまり立ちをし，**平衡運動反射**が備わるとひとり立ちや伝い歩きができるようになる．

　これらの機能の発達は，個人差が大きいが，規則性をもって進行していく．

２｜新生児期・乳児期の栄養アセスメントと栄養ケア

2.1　臨床診査

　体温，顔色，表情，便通，嘔吐など全身状態を観察し，月齢に応じた哺乳に関連する内容（量，哺乳時間，哺乳回数など）や離乳食の実施状況などを確認する．

2.2　身体計測

　成長が著しい新生児期および乳児期では，身長と体重の計測と評価が重要である．**乳児身体発育曲線**（図 5.1）を用いて，成長曲線のカーブに沿っ

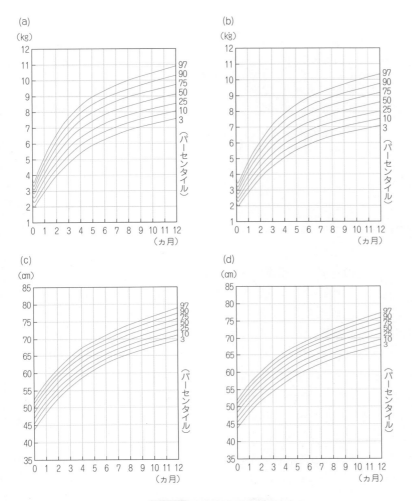

図5.1　乳児身体発育曲線

（a）男子・体重，（b）女子・体重，（c）男子・身長，（d）女子・身長

て成長しているか確認する．母子手帳にもある身体発育曲線は，パーセンタイル値で示されている．パーセンタイル値は全体を100とし，測定値を小さいほうから大きいほうに順番に並べ，下から何番目にあたるかを示したもので，50パーセンタイル値は，平均値ではなく中央値である．

身体発育曲線だけでなく，**カウプ指数**による発育状況も評価する（図5.2）．カウプ指数は，3カ月以降の乳幼児に用いる体格指数で，性別による基準値の違いはないが，年齢により基準値が異なる．

2.3　臨床検査

血清総タンパク質，血清脂質，赤血球数，ヘモグロビン，ヘマトクリット，尿タンパク，尿糖などを確認する．とくに離乳食の進行に伴い，摂取量や偏食などによって貧血にならないように注意する．

ビフィズス菌
V字やY字状をしたヒトの腸内にすんでいる有用な菌．糖を分解して乳酸をつくる．また殺菌性のある酢酸をつくりだし，病原性細菌や大腸菌など有害菌の増殖を防ぎ，腸内環境を整える善玉菌としてはたらく．

大腸菌
ヒトの腸内に生息する腸内細菌の一つ．数百種類の大腸菌が存在し，病気を引き起こす大腸菌はほかの大腸菌と区別して「病原性大腸菌」とよばれる〔腸管病原性大腸菌，腸管組織侵入性大腸菌，腸管毒素原性大腸菌，腸管出血性大腸菌（O157など），腸管凝集性大腸菌〕．これに感染すると下痢や腹痛を引き起こすほか，ひどい場合は腸管出血性大腸炎などの疾患につながる．病原性大腸菌以外の良性の大腸菌は，体外から侵入してくる病原性大腸菌の増殖を防いだり，不溶性食物繊維のセルロースを分解してビタミンを合成したりするはたらきがある．

腸球菌
ヒトの腸管内に存在する常在菌のうち，球菌状のもの．糞便性連鎖球菌の1種．自然界で増殖しないため，人畜の糞尿で汚染されていない限り，環境中の水や土壌にはほとんど分布していない．大腸菌よりも加熱や冷凍に対する耐性が強く，大腸菌群同様に清涼飲料水（ミネラルウォーター）の規格基準や糞便汚染の指標の一つとされている．

平衡運動反射
動物には必ず基本になる姿勢があり，この姿勢が崩れると，もとの姿勢に戻ろうとする反射運動のこと．

国家試験ワンポイントアドバイス
体格指数は，各ステージに応じて異なる．対象者の栄養アセスメントの際に用いる体格指数は何を用いればよいか，またその特徴を理解しておこう．

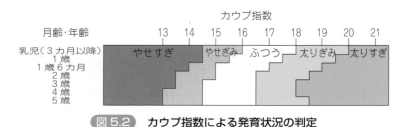

図5.2　カウプ指数による発育状況の判定

巷野悟郎 編，『子どもの保健（第 7 版）』，診断と治療社（2017），p.31 より．

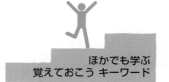

また，先天性代謝異常を早期に発見するために，**新生児マススクリーニング**が実施されている（「2.15　先天性代謝異常症」参照）．

2.4　乳児の食事摂取基準

日本人の食事摂取基準（2020 年版）において，乳児の年齢区分は，エネルギーとたんぱく質は 3 区分（0〜5 カ月，6〜8 カ月，9〜11 カ月），そのほかの栄養素は 2 区分（0〜5 カ月，6〜11 カ月）である．食事摂取基準の指標は，エネルギーは推定エネルギー必要量を，鉄（6 カ月以降）以外のそのほかの栄養素は，推定平均必要量や推奨量を決定するための研究は容易ではないことから，健康な乳児が摂取する母乳の質と量が，乳児の栄養状態に影響すると考え，目安量を算定（母乳中の栄養素濃度と健康な乳児の哺乳量の積）している．

生後 6 カ月以降の乳児では，母乳（または人工乳）の摂取量の減少と離乳食の増加から，主要な栄養素および一部のミネラルについては母乳および離乳食からの摂取量データによる検討がなされ，データが十分に得られない栄養素については，0〜5 カ月児および（または）1〜2 歳の小児の値から外挿して算出された（表 5.2）．

乳児期の哺乳量は 0.78 L/ 日とし，離乳開始後 6〜8 カ月は 0.60 L/ 日，9〜11 カ月は 0.45 L/ 日，6〜11 カ月は 0.53 L/ 日を哺乳量とした．

> 乳児期の目安量 ＝ 乳児の哺乳量 × 母乳中の栄養素濃度
> ＋ 離乳食中の栄養素量

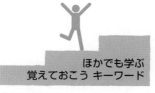

乳児期の食事摂取基準は，生後 6 カ月までの栄養源を 100％乳汁に依存していることが前提である．しかし実際は，母乳栄養だけでなく乳児用調製粉乳を用いて育児を行う場合もある．現在，市販されている乳児用調製粉乳での栄養素の欠乏・過剰は報告されていないが，栄養補給法の違いも考慮した栄養アセスメントが重要である．乳児の食事摂取基準を表 5.3 に示す．

表5.2 食事摂取基準策定の参照データ一覧：各栄養素の母乳中濃度および
離乳食からの摂取量

栄養素		母乳中濃度			離乳食からの摂取量	
		0〜5カ月	6〜8カ月	9〜11カ月	6〜8カ月	9〜11カ月
たんぱく質		12.6 g/L	10.6 g/L	9.2 g/L	6.1 g/日	17.9 g/日
脂質	脂　質	35.6 g/L[1]	—	—	—	—
	脂肪エネルギー比率	48.5%	—	—	—	—
	n-6 系脂肪酸	5.16 g/L	—	—	—	—
	n-3 系脂肪酸	1.16 g/L	—	—	—	—
炭水化物	炭水化物	—	—	—	—	—
	食物繊維	—	—	—	—	—
ビタミン	脂溶性 ビタミン A	411 μgRAE/L	—	—	—	—
	ビタミン D	$\left(\begin{array}{c}3.0\ \mu g/L\\0.6\ \mu g/L\end{array}\right)^{2}$	—	—	—	—
	ビタミン E	3.5 〜 4.0 mg/L	—	—	—	—
	ビタミン K	5.17 μg/L	—	—	—	—
	水溶性 ビタミン B_1	0.13 mg/L	—	—	—	—
	ビタミン B_2	0.40 mg/L	—	—	—	—
	ナイアシン	2.0 mg/L	—	—	—	—
	ビタミン B_6	0.25 mg/L	—	—	—	—
	ビタミン B_{12}	0.45 μg/L	—	—	—	—
	葉酸	54 μg/L	—	—	—	—
	パントテン酸	5.0 mg/L	—	—	—	—
	ビオチン	5 μg/L	—	—	—	—
	ビタミン C	50 mg/L	—	—	—	—
ミネラル	多量 ナトリウム	135 mg/L	135 mg/L		487 mg/日	
	カリウム	470 mg/L	470 mg/L		492 mg/日	
	カルシウム	250 mg/L	250 mg/L		128 mg/日	
	マグネシウム	27 mg/L	27 mg/L		46 mg/日	
	リン	150 mg/L	150 mg/L		183 mg/日	
	微量 鉄	0.35 mg/L	—	—	—	—
	亜鉛	2.01 mg/L	—	—	—	—
	銅	0.35 mg/L	—	—	—	—
	マンガン	11 μg/L	—	—	—	—
	ヨウ素	(189 μg/L)[2]	—	—	—	—
	セレン	17 μg/L	—	—	—	—
	クロム	1.00 μg/L	—	—	—	—
	モリブデン	3.0 μg/L	—	—	—	—

1　採用された母乳中濃度（3.5 g/100 g）より，比重 1.017 で算出.
2　母乳中濃度の（　　　）内の数値については，目安量の算定には用いていない.
厚生労働省，「日本人の食事摂取基準（2020 年版）」より.

表5.3　乳児の食事摂取基準

エネルギー・栄養素		月　齢	0〜5(月)		6〜8(月)		9〜11(月)	
		策定項目	男児	女児	男児	女児	男児	女児
エネルギー　　　　　（kcal/日）		推定エネルギー必要量	550	500	650	600	700	650
たんぱく質　　　　　　　（g/日）		目安量	10		15		25	
脂質	脂質　　　　　（%エネルギー）	目安量	50		40			
	飽和脂肪酸　　（%エネルギー）	—	—		—			
	n-6系脂肪酸　　　　（g/日）	目安量	4		4			
	n-3系脂肪酸　　　　（g/日）	目安量	0.9		0.8			
炭水化物	炭水化物　　　（%エネルギー）	—	—		—			
	食物繊維　　　　　　（g/日）	—	—		—			
ビタミン	脂溶性	ビタミンA　　（μgRAE/日)[1]	目安量	300		400			
			耐容上限量	600		600			
		ビタミンD　　　　　（μg/日）	目安量	5.0		5.0			
			耐容上限量	25		25			
		ビタミンE　　　　　（mg/日）	目安量	3.0		4.0			
		ビタミンK　　　　　（μg/日）	目安量	4		7			
	水溶性	ビタミンB$_1$　　　　（mg/日）	目安量	0.1		0.2			
		ビタミンB$_2$　　　　（mg/日）	目安量	0.3		0.4			
		ナイアシン　　　（mgNE/日)[2]	目安量	2		3			
		ビタミンB$_6$　　　　（mg/日）	目安量	0.2		0.3			
		ビタミンB$_{12}$　　　（μg/日）	目安量	0.4		0.5			
		葉酸　　　　　　　　（μg/日）	目安量	40		60			
		パントテン酸　　　　（mg/日）	目安量	4		5			
		ビオチン　　　　　　（μg/日）	目安量	4		5			
		ビタミンC　　　　　（mg/日）	目安量	40		40			
ミネラル	多量	ナトリウム　　　　　（mg/日）	目安量	100		600			
		（食塩相当量）　　　　（g/日）	目安量	0.3		1.5			
		カリウム　　　　　　（mg/日）	目安量	400		700			
		カルシウム　　　　　（mg/日）	目安量	200		250			
		マグネシウム　　　　（mg/日）	目安量	20		60			
		リン　　　　　　　　（mg/日）	目安量	120		260			
	微量	鉄　　　　　　　（mg/日)[3]	目安量	0.5		—			
			推定平均必要量	—		3.5	3.5	3.5	3.5
			推奨量	—		5.0	4.5	5.0	4.5
		亜鉛　　　　　　　　（mg/日）	目安量	2		3			
		銅　　　　　　　　　（mg/日）	目安量	0.3		0.3			
		マンガン　　　　　　（mg/日）	目安量	0.01		0.5			
		ヨウ素　　　　　　　（μg/日）	目安量	100		130			
			耐容上限量	250		250			
		セレン　　　　　　　（μg/日）	目安量	15		15			
		クロム　　　　　　　（μg/日）	目安量	0.8		1.0			
		モリブデン　　　　　（μg/日）	目安量	2		3			

1　プロビタミンAカロテノイドを含まない．
2　0〜5カ月児の目安量の単位はmg/日．
3　6〜11カ月は1つの月齢区分として男女別に算定した．
厚生労働省，「日本人の食事摂取基準（2020年版）」より．

2.5　授乳・離乳の支援ガイド

　厚生労働省は，医療従事者に向けて**授乳・離乳の支援ガイド**（2019年）を策定し，妊産婦や子どもに関わる保健医療従事者が基本的事項を共有し，授乳および離乳を通した育児について一貫した支援方法を示している．

(1) 授　乳

　授乳・離乳の支援ガイドでは，授乳支援を進めるために，妊娠期，授乳の開始から授乳のリズムの確立，授乳の進行，離乳への移行の4つのポイントをあげ，さらに母乳育児と育児用ミルクのそれぞれの場合の支援ポイントを示している．

　また，食物アレルギーの予防や乳児用液体ミルクに関する情報も示している．

(2) 離　乳

　子どもの健康を維持し，成長・発達を促すよう支援し，個々の児に合わせた無理のない**離乳**を進め，健やかな母子・親子関係の形成を促し，育児への自信をもたせることを支援の目的としている．

2.6　乳児期の栄養補給法

(1) 母乳栄養

　妊娠中は，胎盤由来の**エストロゲン**と**プロゲステロン**の作用により**プロラクチン**の分泌が抑制されていたが，分娩による胎盤の娩出（べんしゅつ）によって抑制がなくなり，プロラクチンの分泌とともに**母乳**の分泌が始まる．WHO/UNICEFは，母乳育児を成功させるための10カ条（2018年改訂版）で，具体的な支援方法を医療従事者に対して示している（表5.4）．

　母乳の分泌は，母親の栄養状態や精神状態に大きく影響するため，十分な栄養と睡眠を確保し，安定した環境をつくることが重要である．母乳栄養の利点と問題点は，表5.5に示す．

(2) 人工栄養

　人工栄養とは，なんらかの理由で母乳以外の乳汁で乳児の哺育（ほいく）を行うことをいい，**育児用ミルク**として，育児用調製粉乳（育児用粉乳）が用いられている．

① 特　徴

　育児用ミルクは牛乳を原料とし，母乳の栄養成分に近づけるとともに母乳では不足しがちな栄養素を強化している．

② 種　類

　育児用ミルクには，調製粉乳のほか，市販特殊ミルク，市販外特殊ミルクがある．調製粉乳には，育児用粉乳や9カ月以降に不足しやすい栄養素を補うための**フォローアップミルク**がある．なお，フォローアップミルクは，育児用粉乳の代替品ではない．

エストロゲン
卵胞ホルモン，女性ホルモンともよばれる．脳の視床下部から脳下垂体を刺激するホルモンが分泌されると，下垂体が反応して卵胞刺激ホルモンを分泌し，それに卵巣が反応し，卵巣の中で眠っている卵胞のうちの10～20個が成長を始める．卵胞の成長が進むにつれて，発育した卵胞からエストロゲンが分泌される．

プロゲステロン
黄体ホルモンともよばれる．女性らしい体をつくり，子宮の内膜を厚くして妊娠できるよう準備をするために必要なホルモン．視床下部にある自律神経に影響している．カルシウムの吸収を助け，骨を丈夫にするはたらきもある．

プロラクチン
黄体刺激ホルモン，乳腺刺激ホルモンともよばれる．おもに脳下垂体前葉のプロラクチン分泌細胞から分泌される．哺乳類では，黄体に作用してプロゲステロンの分泌を維持し，また乳腺にはたらいて乳汁の分泌を促す．

WHO：World Health Organization, 世界保健機関
UNICEF：United Nations Children's Fund, 国連児童基金

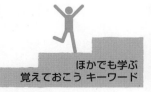

ほかでも学ぶ
覚えておこう キーワード

授乳・離乳の支援ガイド
　➡栄養教育論
アレルギー
　➡人体の構造と機能および疾病の成り立ち，臨床栄養学

表5.4　「母乳育児を成功させるための 10 カ条　2018 年改訂版」〔Ten Steps to Successful Breastfeeding (revised 2018)〕

【Critical management procedures：施設の重要な管理】

1a. 母乳代替品のマーケティングに関する国際規準と世界保健総会の決議を遵守する.
（Comply fully with the International Code of Marketing of Breast-milk Substitutes and relevant World Health Assembly resolutions.）

1b. スタッフや両親に伝えるために母乳育児の方針を文書にして用意しておく.
（Have a written infant feeding policy that is routinely communicated to staff and parents.）

1c. （母乳育児に関して）継続的なモニタリングとデータ管理システムを確立する.
（Establish ongoing monitoring and data-management systems.）

2. スタッフが母乳育児支援に十分な知識，能力，技術を持っていることを確認する.
（Ensure that staff have sufficient knowledge, competence and skills to support breastfeeding.）

【Key clinical practices：臨床における主要な実践】

3. 妊娠中の女性とその家族に母乳育児の重要性と管理について話しあう.
（Discuss the importance and management of breastfeeding with pregnant women and their families.）

4. 出生直後から途切れることのない早期母子接触ができるように出生後できるだけ早く母乳育児を開始できるように支援する.
（Facilitate immediate and uninterrupted skin-to-skin contact and support mothers to initiate breastfeeding as soon as possible after birth.）

5. 母乳育児を開始し継続し，一般的な問題でも対応できるように支援する.
（Support mothers to initiate and maintain breastfeeding and manage common difficulties.）

6. 医学的な指示がない限り，新生児に母乳以外の食べ物や飲み物を与えない.
（Do not provide breastfed newborns any food or fluids other than breast milk, unless medically indicated.）

7. 母親と赤ちゃんを一緒にいられるようにして，24 時間母子同室をする.
（Enable mothers and their infants to remain together and to practice rooming-in 24 hours a day.）

8. 赤ちゃんの欲しがるサインをお母さんがわかり，それに対応できるように支援する.
（Support mothers to recognize and respond to their infants' cues for feeding.）

9. 哺乳びんや人工乳首，おしゃぶりの使用と弊害について母親と話し合う.
（Counsel mothers on the use and risks of feeding bottles, teats and pacifiers.）

10. 両親とその赤ちゃんが継続的な支援をいつでも利用できるよう，退院を調整する.
（Coordinate discharge so that parents and their infants have timely access to ongoing support and care.）

Protecting, promoting, and supporting breastfeeding in facilities providing maternity and newborn services：the revised Baby-friendly Hospital Initiative 2018, World Health Organization (2018) より改変.

低ナトリウム粉乳
ナトリウム含量を育児用ミルクの 1/6 に調整したもの.

乳児用液体ミルク
乳児用液体ミルクは，調乳せずに赤ちゃんがそのまま飲める製品である. 保育者の体調不良時，外出時に簡便で安全に授乳できるほか，常温で長期保存が可能であるため災害時備蓄としても活用できる. 厚生労働省および消費者庁における関連規定の改正・施行により，2018 年 8 月から国内での乳児用液体ミルクの製造・販売が可能となった.

　市販特殊ミルクには，牛乳アレルギー乳児用のミルク（牛乳アレゲン除去粉乳）や心臓や腎臓に疾患をもつ乳児用の**低ナトリウム粉乳**などがある. 市販外特殊ミルクには，医師の処方箋が必要な先天性代謝異常症用のミルクがある.

表5.5　母乳栄養の利点と問題点

利　点	問題点
・乳児にとって最適な栄養素の組成である	・乳児の哺乳量が把握しづらく，母乳不足になっている可能性がある（乳児の体重増加の確認や機嫌，哺乳回数や哺乳時間などから評価する）
・乳児にとって代謝の負担が少ない（すべての諸器官・諸機能は未熟である）	・母親の健康状態，栄養摂取が母乳の量や質に影響する
・乳児の感染症の発症リスクが低い（とくに初乳は感染防御物質を多く含む）	・ビタミンK含有量が少ない
・食物アレルギー誘発の危険性が少ない	・母親の感染症罹患時には，授乳を避ける必要がある（AIDS，成人T細胞白血病，サイトメガロウイルス感染症など）
・肥満など生活習慣病の発症リスクが低い	・母親の摂取した薬物やアルコール，ニコチンなどが母乳を介して移行する
・新鮮で，清潔であり，授乳が容易である	・母親が急性および慢性疾患に罹患した際には，授乳ができない場合がある
・母子の良好な関係を築きやすい	
・産後の母体の回復が促進される（吸啜刺激によってオキシトシンの分泌が促進され，子宮の収縮を促す）	

③　調乳方法

　育児用ミルクは無菌ではない．製造過過程で，*E.sakazakii* 菌などの有害な菌に汚染されている可能性があるので，菌を不活化させるため調乳には，70℃以上に保った湯を使用する．乳児用調製粉乳の安全な調乳，保存および取扱いに関するガイドラインに従い，適切な調乳を行う．

　【無菌操作法】　哺乳瓶や乳首など調乳に必要な器具をあらかじめ消毒しておき，調乳ごとに一度煮沸した70℃以上の湯を用いて調乳する方法．1回分ずつの調乳となるため，家庭や小規模の保育所などで用いられる．

　【終末殺菌法】　一度に調乳を大量にして，殺菌済みの哺乳瓶ごとに必要な量を分注し，オートクレーブなどで加熱滅菌する方法である．病院や乳児院など大量に調乳する必要がある場合に用いられる．

（3）混合栄養

　混合栄養とは，母乳不足などなんらかの理由により，母乳だけでは哺乳できない場合に，母乳と育児用ミルクの両方を用いる方法である．

（4）離乳食

　離乳とは，母乳または育児用ミルクなどの乳汁栄養から幼児食に移行する過程をいう．

① 離乳の開始

　離乳の開始とは，なめらかにすりつぶした状態の食物を初めて与えたときをいう．その時期は生後5，6カ月頃が適当とされている．

　発達の目安は，首のすわりがしっかりしている，5秒以上座れる，食物に興味を示す，スプーンなどを口に入れても舌で押しだすことが少なくな

Enterobacter sakazakii

ヒトや動物，環境中に確認される多数の菌種を含む腸内細菌科 *Enterobacter* 属の細菌．とくに乳幼児の髄膜炎や腸炎の発生に関係しているとされている．感染した乳幼児の20～50%が死亡したという報告もあり，また死に至らなかった場合も，神経障害など重篤な合併症が継続するとされている．

調乳方法

臨地実習先の施設では，無菌操作法と終末殺菌法のどちらの調乳方法を用いているのか確認する．

る（**哺乳反射の減弱**）などがあげられる．

　なお，離乳の開始前の乳児にとって，最適な栄養源は乳汁（母乳または育児用ミルク）である．離乳の開始前に果汁を与えることは，乳汁の摂取量の減少や，たんぱく質，脂質，ビタミン類，鉄やカルシウム，亜鉛などのミネラル類の摂取量の低下や低栄養，発育障害との関連も考えられる．またイオン飲料の多量摂取によるビタミン B_1 欠乏も報告されており，これらの栄養学的な意義は認められていない．

② 離乳の進行（図 5.3）

　離乳の開始後ほぼ 1 カ月間は，離乳食を飲み込むこと，その舌ざわりや味に慣れることが主目的である．

　離乳を開始して 1 カ月を過ぎた頃から，離乳食を 1 日 2 回にしていく．母乳や育児用ミルクは離乳食の後に与え，離乳食とは別に授乳のリズムに沿って，母乳は子どもの欲するままに，育児用ミルクは 1 日に 3 回程度与える．生後 7，8 カ月頃からは舌でつぶせる固さのものを与える．

　生後 9 カ月頃から，離乳食は 1 日 3 回にし，歯ぐきでつぶせる固さのものを与える．食欲に応じて，離乳食の量を増やし，離乳食の後に母乳または育児用ミルクを与える．離乳食とは別に，授乳のリズムに沿って母乳は子どもの欲するままに，育児用ミルクは 1 日 2 回程度与える．鉄の不足には十分配慮する．

③ 離乳の完了

　離乳の完了とは，形のある食物をかみつぶすことができるようになり，エネルギーや栄養素の大部分が母乳または育児用ミルク以外の食物からとれるようになった状態をいう．離乳の完了は，母乳または育児用ミルクを飲んでいない状態を意味するものではない．

　なお，咀嚼機能の獲得は，**乳歯**の生えそろう 3 歳頃である．

④ **離乳食の進め方の目安**（図 5.3）

【食べ方の目安】　離乳食の開始では，子どもの様子をみながら 1 さじずつ始め，母乳や育児用ミルクは離乳食の後に飲みたいだけ飲ませる．

　離乳が進むにつれ，1 日 2 回食，3 回食へと食事のリズムをつけ，生活リズムを整えていく．また，いろいろな食品の味や舌ざわりを楽しむ，家族と一緒の食卓を楽しむ，手づかみ食べを通して食べ物への関心と自分の意志で食べる行動につなげるといったように，食べる楽しさの体験を増やしていく．

【食事の目安】　与える食品は，離乳の進行に応じて，食品の種類を増やしていく．離乳の開始では，アレルギーの心配の少ないおかゆ（米）から始める．新しい食品を始めるときには 1 さじずつ与え，乳児の様子をみながら量を増やしていく．慣れてきたらじゃがいもや野菜，果物，さらに慣れたら豆腐や白身魚，固ゆでした卵黄など，種類を増やしていく．

歯の生える時期
第 6 章の図 6.1 も参照．

国家試験ワンポイントアドバイス
離乳食の進め方の目安は，「授乳・離乳の支援ガイド（2019）」が基本となる．離乳開始時，離乳開始後の経過のそれぞれで，食べ方の目安や食事の目安を理解しよう．

	離乳の開始 ➡ 離乳の完了			
	以下に示す事項は，あくまでも目安であり，子どもの食欲や成長・発達の状況に応じて調整する			
	離乳初期 生後5〜6カ月頃	離乳中期 生後7〜8カ月頃	離乳後期 生後9〜11カ月頃	離乳完了期 生後12〜18カ月頃
食べ方の目安	○子どもの様子をみながら1日1回1さじずつ始める ○母乳や育児用ミルクは飲みたいだけ与える	○1日2回食で食事のリズムをつけていく ○いろいろな味や舌ざわりを楽しめるように食品の種類を増やしていく	○食事リズムを大切に，1日3回食に進めていく ○共食を通じて食の楽しい体験を積み重ねる	○1日3回の食事リズムを大切に，生活リズムを整える ○手づかみ食べにより，自分で食べる楽しみを増やす
調理形態	なめらかにすりつぶした状態	舌でつぶせる固さ	歯ぐきでつぶせる固さ	歯ぐきで噛める固さ
1回当たりの目安量				
Ⅰ 穀類（g）	つぶしがゆから始める すりつぶした野菜等も試してみる 慣れてきたら，つぶした豆腐・白身魚・卵黄等を試してみる	全がゆ 50〜80	全がゆ 90〜軟飯80	軟飯80〜ご飯80
Ⅱ 野菜・果物（g）		20〜30	30〜40	40〜50
Ⅲ 魚（g）		10〜15	15	15〜20
又は肉（g）		10〜15	15	15〜20
又は豆腐（g）		30〜40	45	50〜55
又は卵（個）		卵黄1〜全卵1/3	全卵1/2	全卵1/2〜2/3
又は乳製品（g）		50〜70	80	100
歯の萌出の目安		乳歯が生え始める	1歳前後で前歯が8本生えそろう 離乳完了期の後半頃に奥歯（第一乳臼歯）が生え始める	
摂食機能の目安	口を閉じて取り込みや飲み込みが出来るようになる 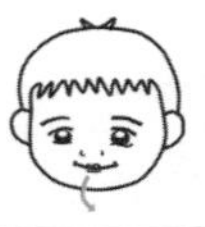	舌と上あごでつぶしていくことができるようになる 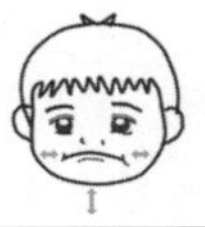	歯ぐきでつぶすことができるようになる 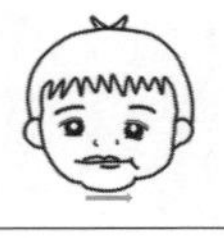	歯を使うようになる

※衛生面に十分配慮して食べやすく調理したものを与える．

図5.3　離乳食の進め方の目安

厚生労働省，「授乳・離乳の支援ガイド（2019）」より．

乳児ボツリヌス症

食品中に含まれる毒素による一般的なボツリヌス食中毒と異なり，ボツリヌス菌 Clostridium botulinum が産生した菌体外毒素の摂取により発症する．ボツリヌス菌はグラム陽性，偏性嫌気性の芽胞菌で土壌や湖沼の泥の中で育ち，菌のいる土壌に生える植物は芽胞で汚染される．ミツバチは芽胞の付着した花粉を運ぶので，しばしばミツバチは芽胞で汚染され，はちみつもまた汚染されることになる．生後2週目以前の乳児における感染報告例は少なく，母乳(初乳)に含まれる成分が菌の定着・増殖を抑制している可能性があるとされる．1歳を超えると，正常な大腸細菌叢が形成され，発症しなくなる．

なお，はちみつは，**乳児ボツリヌス症**予防のため満1歳までは使わない．

離乳が進むにつれ，卵は卵黄（固ゆで）から全卵へ，魚は白身魚から赤身魚，青皮魚へと進めていく．ヨーグルトや，塩分や脂肪の少ないチーズも用いてよい．食べやすく調理した脂肪の少ない鶏肉，豆類，各種野菜，海藻と種類を増やしていく．脂肪の多い肉類は少し遅らせる．野菜類には緑黄色野菜も用いる．牛乳の飲用は，1歳を過ぎてからが望ましい．

生後9カ月以降は，鉄が不足しやすい．赤身の魚や肉，レバーを取り入れ，調理用に使用する牛乳・乳製品の代わりに育児用ミルクを使用するなど工夫する．フォローアップミルクの利用は，9カ月以降とする．

【調理形態・調理方法】　離乳の進行に応じて食べやすく調理したものを与える．子どもは細菌への抵抗力が弱いため，調理を行う際には衛生面に十分に配慮する．

おかゆは，乳児が口の中で押しつぶせるように十分に煮る．はじめは「つぶしがゆ」とし，慣れてきたら粗つぶし，つぶさないままへと進め，軟飯へと移行する．野菜類やたんぱく質食品などは，はじめはなめらかに調理し，次第に粗くしていく．調味について，離乳の開始頃では調味料は必要ない．離乳の進行に応じて，食塩や砂糖など調味料を使用する場合は，それぞれの食品のもつ味を生かしながら，薄味で調理する．油脂類も少量の使用とする．

Column

出産適齢期の女性のやせは
低出生体重児の出生と将来の生活習慣病発症リスクを高める？

胎生期から乳幼児期における栄養摂取の状況が，その児の将来の心血管疾患や肥満，糖尿病などの生活習慣病の発症に影響することを指摘したバーカーらの疫学研究結果による概念（バーカー仮説）をもとに Developmental Origins of Health and Disease（DOHaD）が提唱されている．これは，低出生体重児などの栄養環境が不良の胎児は，胎内に入ってきた栄養をより効率的に取り込むように成長することから，出生後もエネルギー消費を抑え，脂肪を蓄積しやすい身体状態が続き，生活習慣病発症リスクを高めるという考え方である（第4章も参照）．

低出生体重児の要因はさまざまであり，母体の栄養摂取状況だけが影響するとは限らない．しかし現在，わが国の出産適齢期の女性（とくに20歳代）において，やせ（BMI 18.5 kg/m^2）の割合は増加しており，低出生体重児の出生率も増加している．低出生体重児の将来の疾患発症のみならず，低出生体重児では呼吸器系や循環器系，泌尿器系などさまざまな器官におけるそれぞれの能力が未熟であり，適切な栄養管理や感染防止が必須である．健康な胎児および新生児，乳児の発育，成長のためには，出産前後の母親の健康管理が重要であることを理解しておこう．

2.7　低出生体重児と過体重児

出生時体重が2,500 g未満の**低出生体重児**（表5.1参照）は，哺乳能力が低く，1回の摂取量も少ないため，必要栄養素量が不足しやすい．哺乳自体が十分にできない場合には，経鼻的に栄養補給を行う．安定した状態になってから，育児用ミルク（調製粉乳）に比べて腎臓への負担が少なく，各種免疫物質を含む母乳を与える．人工栄養の場合には，低出生体重児用ミルクを用いる．

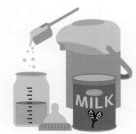

育児用ミルク

2.8　母乳性黄疸

ヘモグロビンは脾臓や肝臓で直接ビリルビンへ分解・代謝され，大部分が胆汁内に排泄されるが，新生児ではその機能が未熟である．処理しきれない間接ビリルビンが体内に溜まり，**新生児黄疸**として現れる．10日〜2週間程度で消失する．

母乳中にはビリルビンの排泄を抑制する物質（プレグナンジオール）が含まれるため，母乳栄養児において生後1カ月を経過しても軽い黄疸がみられる場合もあるが，母乳を中止する必要はない．2カ月以上経過しても黄疸が遷延する場合は，胆道閉鎖症や代謝疾患も疑われるため，検査が必要である．

2.9　ビタミンK摂取と乳児ビタミンK欠乏性出血症

ビタミンKは，血液の凝固反応に関与するビタミンであり，経胎盤移行性が悪く出生時の備蓄が少ない．さらに，ビタミンKを産生する腸内細菌叢の未形成や母乳からのビタミンKの摂取が少ないなど，とくに母乳栄養児において不足しやすい．

ビタミンK欠乏性出血症は，生後数日以内に消化管出血（吐血・下血）を起こす新生児ビタミンK欠乏性出血症（**新生児メレナ**）と，それ以降に頭蓋内出血を起こす**乳児ビタミンK欠乏性出血症**がある．

予防として，出生時や退院時，1カ月検診時に，ビタミンK_2シロップを経口投与する（表5.6）．

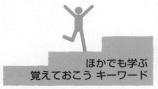

新生児メレナ
➡人体の構造と機能および疾病の成り立ち

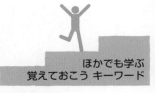

鉄欠乏性貧血
➡栄養教育論，臨床栄養学

2.10　貧　血

9カ月を過ぎ離乳食が進んだ乳児は鉄が不足しやすく，鉄欠乏性貧血をきたしやすい．9カ月以降の乳児においては，離乳食に加え，フォローアップミルクを併用するとよい．

2.11　乳児下痢症と脱水

症状がおもに下痢である疾患を**乳児下痢症**という．嘔吐や**食思不振**を伴う場合もある．その多くがウイルス感染に伴う下痢であり，とくに冬場は

食思不振
食欲不振．食欲が起こらないか，異常に少ない症状．

表5.6	新生児・乳児ビタミン K 欠乏性出血症の改訂ガイドライン

Ⅰ．合併症をもたない正期産新生児への予防投与

わが国で推奨されている 3 回投与は以下のとおりである.

① 第 1 回目：出生後，数回の哺乳によりその確立したことを確かめてから，ビタミン K_2 シロップ 1 mL（2 mg）を経口的に 1 回投与する．なお，ビタミン K_2 シロップは高浸透圧のため，滅菌水で 10 倍に薄めて投与するのも 1 つの方法である.

② 第 2 回目：生後 1 週または産科退院時のいずれかの早い時期に，ビタミン K_2 シロップを前回と同様に投与する.

③ 第 3 回目：1 カ月健診時にビタミン K_2 シロップを前回と同様に投与する.

④ 留意点など

(1) 1 カ月健診の時点で人工栄養が主体（おおむね半分以上）の場合には，それ以降のビタミン K_2 シロップの投与を中止してよい.

(2) 前文で述べたように，出生時，生後 1 週間（産科退院時）および 1 カ月健診時の 3 回投与では，わが国およびEU 諸国の調査で乳児ビタミン K 欠乏性出血症の報告がある．このような症例の発生を予防するため，出生後 3 カ月までビタミン K_2 シロップを週 1 回投与する方法もある.

(3) ビタミン K を豊富に含有する食品（納豆，緑葉野菜など）を摂取すると乳汁中のビタミン K 含量が増加するので，母乳を与えている母親にはこれらの食品を積極的に摂取するように勧める．母親へビタミン K 製剤を投与する方法も選択肢の 1 つであるが，現時点では推奨するに足る十分な証左はない.

(4) 助産師の介助のもと，助産院もしくは自宅で娩出された新生児についてもビタミン K_2 シロップの予防投与が遵守されなければならない.

Ⅱ．早産児および合併症をもつ正期産新生児への予防投与

① 全身状態が比較的良好で経口投与が可能な場合は，合併症をもたない正期産新生児への投与方式に準じて行う．ただし，投与量は体重に応じて減量する.

② 呼吸障害などにより内服が難しい新生児には，ビタミン K_2 注射用製剤（レシチン含有製剤）0.5 ～ 1.0 mg（超低出生体重児は 0.3 mg）を緩徐に静注する．

その後の追加投与のやり方はそれぞれの新生児の状態に応じて個別に判断する.

③ 全身状態が良好でも，母親が妊娠中にビタミン K 阻害作用のある薬剤を服用していた場合，あるいは celiac sprue*などの吸収障害を有する場合は，出生後すぐにビタミン K_2 注射用製剤 0.5 ～ 1.0 mg を静注することが望ましい.

④ 上記③の状況（母親がワルファリンを服用中の場合を除く）においては，妊娠 36 ～ 38 週以降の母親に 1 日 15 ～ 20 mg（分 2 または分 3）のビタミン K 製剤を陣痛発来日まで経口投与し，出生後に新生児のビタミン K 動態を評価する方法でも構わない．なお，母体へのビタミン K 投与は少なくとも 1 週間以上の投与が可能な状況であることを考慮する.

（注記）長期にわたる経静脈栄養管理下にある場合には，妊娠経過中に随時ビタミン K の補充を行うことが望ましい.

厚生省心身障害研究，新生児管理における諸問題の総合的研究，研究班による「乳児ビタミン K 欠乏性出血症の予防対策」の発表（1989年）以降に得られた国内外の資料をもとにガイドラインを改訂した.

＊ celiac sprue（セリアック病）：小麦，ライ麦，大麦などに含まれるたんぱく質の一種であるグルテンによって引き起こされる慢性の自己免疫疾患．グルテンを含む食物を摂取すると，免疫介在型の中毒反応が発生し，小腸の粘膜が炎症を起こし，栄養素が適切に吸収されなくなる.

日本小児科学会新生児委員会ビタミン K 投与法の見直し小委員会，「新生児・乳児ビタミン K 欠乏性出血症に対するビタミン K 製剤投与の改訂ガイドライン（修正版）」（2011）より改変.

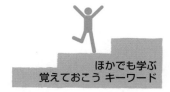

ほかでも学ぶ
覚えておこう キーワード

脱水症

➡人体の構造と機能および疾病の成り立ち，基礎栄養学，臨床栄養学

ロタウイルスやノロウイルスなどのウイルス性の下痢症がよく発症する.

乳児下痢症では，**脱水症**に陥りやすいため，水分摂取ができない状態では，経静脈的に水分とともに電解質やブドウ糖を投与する.

経口摂取が可能であれば，少量から開始し，嘔気（おうき）や嘔吐（おうと）の症状を確認しながら少しずつ頻回に与えていく．経口補水液や乳児イオン飲料も用いることができる．離乳期の場合は，症状が改善するまで離乳食を中止し，ミルクのみでもよい．症状が改善してきたら，消化が良く水分も補給できる食品を与えていく.

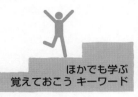

2.12　二次性乳糖不耐症

　感染などにより小腸粘膜が萎縮し，乳糖分解酵素などの二糖類分解酵素の活性が低下しているなか，摂取された糖が分解と，吸収がされず大腸に入ることで腸内容物の浸透圧が高まり，水分吸収が阻害され下痢（**二次性乳糖不耐症**）となる．

　治療は，乳糖分解酵素の内服や，乳糖除去ミルク，無乳糖ミルクを用いる．乳糖分解酵素ラクターゼ欠損で起こる先天性乳糖不耐症とは異なる．

2.13　食物アレルギー

　食物アレルギーとは，「食物によって引き起こされる抗原特異的な免疫学的機序を介して生体にとって不利益な症状が惹起される現象」[*]とされている．

　摂取後30分以内で症状が現れるものを即時型，8〜24時間後に現れるものを遅延型といい，即時型のアレルギー反応ではショック症状（**アナフィラキシー**）を引き起こす．

　乳児の食物アレルギーの原因物質（アレルゲン）は，頻度の高い順に鶏卵，牛乳，小麦である．食物アレルギーが疑われる場合は，必ず専門医の診断を受ける．正しい知識をもち，原因物質の除去は必要最小限とし，除去により不足する栄養素に関しては，専門医や管理栄養士の指導を受けながら，代替食品を用いて児にとって適正な栄養素摂取を心がける必要がある．

2.14　便　秘

　乳児期の**便秘**の原因としては，母乳やミルクの摂取不足，離乳食開始後は食事量の不足，食物繊維の不足，消化管疾患などが考えられる．便秘の乳児に対しては，哺乳回数と哺乳量を確認し，母乳栄養児で体重増加がみられない場合は，混合栄養を取り入れる．

　哺乳量に問題がなく便秘が改善しない場合は，**マルツエキス**を，離乳食期ではヨーグルトや乳酸菌飲料，食物繊維の多い食品を取り入れる．

2.15　先天性代謝異常症

　先天性代謝異常症は，遺伝子の異常で代謝物質に関係した酵素の異常または欠損により，代謝されない物質が体内に蓄積したり，必要とされる物質が生成されないことが原因で，成長・発育障害をきたす疾患である．

　わが国では，早期発見と早期の治療の開始によって，障害の発症と重症化を未然に防ぐことを目的に，昭和52（1977）年から生後5〜7日の新生児に対し，**新生児マススクリーニング**を実施している．対象の疾患は，フェニルケトン尿症，ホモシスチン尿症，メープルシロップ尿症，ガラク

アナフィラキシー
アレルゲンなどの摂取・侵入により，複数臓器に全身性のアレルギー症状が起こり，生命に危機を与えうる過敏反応．食事の摂取後，ハチに刺された後，薬を飲んだ後に，じんましん，赤み，かゆみなどの皮膚の症状，次にくしゃみ，咳，喘鳴，息苦しさなどの呼吸器の症状，目のかゆみやむくみ，口唇の腫れなどの粘膜の症状，さらに腹痛や嘔吐などの消化器の症状，さらには血圧低下など循環器の症状といった体の異常を感じた場合にはまずアナフィラキシーを疑う．重症になると死に至ることもある．血圧低下や意識障害を伴う場合をアナフィラキシーショックという．

マルツエキス
乳児向けの便秘薬．原料はさつまいもで，その麦芽糖からつくられている．赤褐色の水飴状で，乳児でも飲みやすい甘い味になっている．便秘薬としてだけでなく，乳幼児の糖分やカリウム分の栄養補給としても有効．

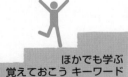

トース血症，先天性甲状腺機能低下症（クレチン症），副腎皮質過形成などがある．これらの先天性代謝異常が確認された児に対しては，食事療法，薬物療法などの対症療法が基本であり，食事療法の原則は，有害となる物質の摂取制限と不足する物質の補充となる．

挑戦してみよう

復習問題を解いてみよう
https://www.kagakudojin.co.jp

第6章

成長期（幼児期，学童期，思春期）

この章で学ぶポイント

★成長期である幼児期，学童期，思春期における身体状況や栄養問題について学ぼう.

★身体状況や栄養状態に応じたアセスメント方法について理解しよう.

★日本人の食事摂取基準（2020年版）における小児の摂取基準の策定根拠について理解しよう.

Step up!

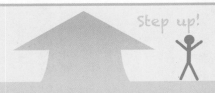

ちょっと

◆学ぶ前に復習しておこう◆

エネルギーと鉄
成長期ではエネルギー代謝が亢進する. 成長期における貧血の多くは鉄欠乏性貧血である.

栄養障害
成長期では栄養摂取の偏りによる低栄養や過栄養, 摂食障害（神経性食欲不振症）がみられる.

メタボリックシンドローム
内臓脂肪症候群. 高血圧, 糖尿病, 脂質異常症（高脂血症）など複数の生活習慣病が重なっている状態.

1 ｜ 幼児期の生理的特徴

　幼児期とは，満1〜6歳頃（小学校入学前）までの時期をいう．この時期は乳児期と比べて成長は緩やかになるが，精神および運動機能の発達はめざましい．食事面では，成人とほぼ同じ食事形態をとることができるようになるとともに，偏食や好き嫌いなどの問題もでてくる．そのため正しい食習慣の確立が重要となる．

1.1　身長と体重

　平成22（2010）年の**乳幼児身体発育調査**によると，体重は生後1年で約9 kgとなり，出生時の体重（約3 kg）の**約3倍**になる（表6.1）．体重は1〜2歳にかけては約2.5 kg増加し，その後は1年間に約2 kgずつ増える．6歳になると体重は約20 kgとなり，出生時の約6.7倍となる．

　身長は生後1年で約70 cmとなり，出生時の身長（約50 cm）の約1.5倍になる．身長は1〜2歳にかけては約12 cm伸び，その後は1年間に約7〜8 cmずつ伸びる．6歳になると身長は約110 cmとなり，出生時の約2.2倍となる．

表6.1　男女別幼児の体重と身長

年　齢		体重（kg）		身長（cm）	
		男子	女子	男子	女子
1年	0〜1月未満	9.28	8.71	74.9	73.3
	1〜2	9.46	8.89	75.8	74.3
	2〜3	9.65	9.06	76.8	75.3
	3〜4	9.84	9.24	77.8	76.3
	4〜5	10.03	9.42	78.8	77.2
	5〜6	10.22	9.61	79.7	78.2
	6〜7	10.41	9.79	80.6	79.2
	7〜8	10.61	9.98	81.6	80.1
	8〜9	10.80	10.16	82.5	81.1
	9〜10	10.99	10.35	83.4	82.0
	10〜11	11.18	10.54	84.3	82.9
	11〜12	11.37	10.73	85.1	83.8
2年	0〜6月未満	12.03	11.39	86.7	85.4
	6〜12	13.10	12.50	91.2	89.9
3年	0〜6月未満	14.10	13.59	95.1	93.9
	6〜12	15.06	14.64	98.7	97.5
4年	0〜6月未満	15.99	15.65	102.0	100.9
	6〜12	16.92	16.65	105.1	104.1
5年	0〜6月未満	17.88	17.64	108.2	107.3
	6〜12	18.92	18.64	111.4	110.5
6年	0〜6月未満	20.05	19.66	114.9	113.7

厚生労働省，乳幼児身体発育調査結果（平成22年度）より．

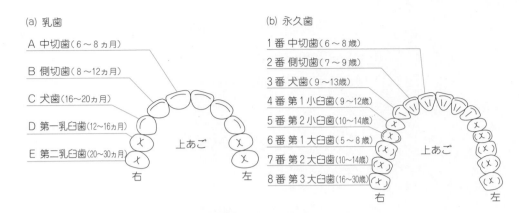

(a) 乳歯

A 中切歯（6〜8ヵ月）

B 側切歯（8〜12ヵ月）

C 犬歯（16〜20ヵ月）

D 第一乳臼歯（12〜16ヵ月）

E 第二乳臼歯（20〜30ヵ月）

上あご

右　　　左

(b) 永久歯

1番 中切歯（6〜8歳）

2番 側切歯（7〜9歳）

3番 犬歯（9〜13歳）

4番 第1小臼歯（9〜12歳）

5番 第2小臼歯（10〜14歳）

6番 第1大臼歯（5〜8歳）

7番 第2大臼歯（10〜14歳）

8番 第3大臼歯（16〜30歳）

上あご

右　　　左

図6.1　歯の生える時期

乳歯は簡略してA，B，C…，永久歯は簡略して1，2，3…とよぶ.

1.2　頭囲と胸囲

出生時には，胸囲は約32 cm，頭囲は約33 cmと胸囲よりも頭囲のほうが大きいが，1歳では胸囲と頭囲がほぼ同じ（約46 cm）になる. 1歳以降，栄養状態に問題なければ胸囲が頭囲を上回る.

1.3　消化機能

口腔・咽頭機能の発達は，胎児期からすでに始まっており，子宮内では羊水の嚥下や指しゃぶりなどの動作が観察される. 乳歯は，生後6〜7ヵ月頃から生え始め，第一小臼歯が生え始める1歳頃から物をすりつぶせるようになる（図6.1）. 2歳半頃までに20本の歯が生えそろい咀嚼できるようになる. 乳児期から幼児期にかけて，さまざまな食べ物を食べることによって，味覚や，咀嚼機能が発達する.

分泌される**消化酵素**は，量および活性がともに高まる. 5歳頃の胃の容量は700〜830 mL程度になり，成人の容量（3,000 mL）に近づき，1回あたりの食事量が増える.

1.4　脱　水

脱水とは，水と電解質のバランスが崩れて**体内水分量**が減少した状態をいう. 体重に対する水分量の割合は，新生児で75〜80％であり，成長とともに減少し，成人では60％になる（図3.4参照）.

水分必要量は，エネルギー消費量，不感蒸泄量，尿量と関係がある. 尿濃縮力の未熟な幼児期では成人に比べて尿量が多くなる. また，体表面積が大きい幼児期では不感蒸泄も成人よりも多くなる. そのため，この時期の幼児は成人に比べて脱水をきたしやすい.

器官と消化酵素の組合せを覚えておこう

唾液（唾液腺）▶アミラーゼ

胃液（胃）▶ペプシン

膵液（膵臓でつくられ小腸から分泌）▶アミラーゼ，トリプシン，リパーゼなど

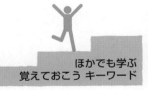

ほかでも学ぶ
覚えておこう キーワード

脱水

➡基礎栄養学（水・電解質の代謝），臨床栄養学

水と電話質のバランス

第9章も参照.

不感蒸泄量

第5章も参照.

2 ｜ 学童期と思春期の生理的特徴

2.1　学童期

　学童期は，6 〜 11 歳（小学校 1 〜 6 年生）までの時期をいう．学童期と思春期にかけては，身長，体重が急速に増加する（**第二発育急進期**）．この身長や体重の増加のピークは男子では 11 〜 12 歳，女子では 8 〜 10 歳で，女子のほうが男子よりも 2 歳ほど早い．成長の速度は，性差だけでなく個人差も大きいので，その区分を明確にすることは難しい．

　学童期以降はいろいろな学習を通して，食に関する幅広い知識を習得し，理解を深めていく時期である．自分のまわりに存在するたくさんの食べ物や食に関する情報のなかから，自分にふさわしいものを自身で選んで生活していくために，食育も重要になる．

性成熟
動物が生殖可能な状態になること．ほ乳類では，ヒトの性成熟に至る期間が一番長い．

2.2　思春期

　思春期とは，9 〜 18 歳頃の時期をいう．WHO の定義〔昭和 45（1970）年〕によると，思春期とは**第二次性徴**の出現から性成熟までの期間となっている．思春期には身長成長速度が最大となり，生殖機能の発達もみられ，精神的な不安や動揺が起こりやすい．

（1）身長と体重

　学童期前半の身体発育はゆっくりとしているが，後半におけるその発育はめざましい．産まれた直後の急激な発育の時期を第一発育急進期といい，再び著しい発育を示す学童期・思春期を**第二発育急進期**あるいは**思春期スパート**という．図 6.2 に示すように，女子では年間発育量のピークは 9 〜 11 歳頃，男子では 11 〜 14 歳頃であり，女子のほうが男子よりも 2 歳ほど早い．学童期の後半は思春期に該当する．

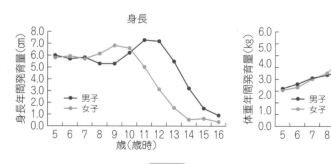

図 6.2　**身長および体重の年間発育量**

平成 27 年度調査時に 17 歳における 5 歳時の年間発育量は，平成 16 年度調査時に 6 歳の平均体重から平成 15 年度調査時に 5 歳の平均体重を引いた数値である（6 歳時以降も同様の方法で算出した）．
文部科学省，学校保健統計調査報告書（平成 15 〜 27 年度）より．

表6.2 5〜17歳における身長および体重の性別年齢別平均値

区　分	年齢（歳）	男子		女子	
		身長（cm）	体重（kg）	身長（cm）	体重（kg）
		平均値	平均値	平均値	平均値
幼稚園	5	110.4	18.9	109.4	18.5
小学校	6	116.5	21.3	115.5	20.8
	7	122.5	23.9	121.5	23.4
	8	128.1	26.9	127.3	26.4
	9	133.5	30.4	133.4	29.7
	10	138.9	34.0	140.1	33.9
	11	145.2	38.2	146.7	38.8
中学校	12	152.6	43.9	151.8	43.6
	13	159.8	48.8	154.9	47.3
	14	165.1	53.9	156.5	49.9
高等学校	15	168.3	59.0	157.1	51.5
	16	169.8	60.6	157.6	52.6
	17	170.7	62.5	157.9	53.0

文部科学省．学校保健統計調査報告書（平成27年度）より．

　女子では8歳頃から急速に身長が伸び，体重も増える．女子の10〜11歳の身長・体重は男子を上回っており，学童期後半にピークを迎える．男子は女子より遅れて12〜14歳頃ピークを迎える（表6.2）．

（2）第二次性徴

　思春期になって出現する性成熟による身体の変化を**第二次性徴**という．第二次性徴は，大脳の発育とそれに伴う性腺刺激ホルモン，性ホルモンの分泌によるものである．加えて，成長ホルモンの分泌により身長の急激な伸びがみられる．

　女子の場合，下垂体前葉から分泌される性腺刺激ホルモンの分泌増加により，卵巣の発育が促進される．卵巣から分泌される女性ホルモン（プロゲステロン，エストロゲン）によって，乳房や乳腺が発達して陰毛が発生し，初経が始まる．初経の開始は12〜14歳の間で，平均12.3 ± 1.0歳といわれている．

　男子の場合，性腺刺激ホルモンの分泌増加により，精巣の発育が促進される．精巣から分泌される男性ホルモン（アンドロゲン）によって，陰茎，睾丸の発育，陰毛，ひげの発生，射精や声変わりがみられる．なお，この時期の成長や発達には性差，個人差がある．

（3）スキャモンの発育曲線

　各器官の発育は連続的に進行するが，その発育速度は同じではない．これを模式的に示したのが，スキャモンの発育曲線である．**スキャモンの発育曲線**とは，20歳のときの臓器重量を100とし，出生から20歳までの各年齢の臓器重量を百分率で示し，各器官（一般型，神経系型，生殖器型，

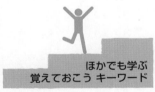

ほかでも学ぶ
覚えておこう キーワード

性腺刺激ホルモン，卵胞ホルモン

➡人体の構造と機能および疾病の成り立ち

スキャモンの発育曲線
第3章の図3.2も参照．

リンパ系型）ごとに曲線で示したものである．

一般型には，身長・体重，肝臓，腎臓などが含まれる．乳幼児期と第二次性徴が出現し始める思春期に急激に発育するS字状発育を示す．

神経系型には脳，脊椎（せきつい），脊髄（せきずい），頭囲などが含まれる．ほかの組織に比べて最も早く発育し（出生直後），4～5歳には成人の約80％，6歳には成人の約90％になり，10～12歳に発育は完了する．

リンパ系型には扁桃腺，リンパ節，胸腺などが含まれる．出生から12～13歳にかけて急激に成長し，成人の2倍ほどになるが，思春期過ぎから成人のレベルに戻る．

生殖器型には，陰茎・睾丸，卵巣・子宮などが含まれる．思春期以降（14歳頃）から急激に発育する．生殖器系の発達で，男性ホルモンや女性ホルモンなどの性ホルモンの分泌も多くなる．

3 ｜ 幼児期の栄養アセスメント

3.1　身体計測

幼児期の成長の判定は，身長，体重，頭囲などの測定を行い，**肥満度**や**カウプ指数**（図5.2参照）を用いて体格（やせおよび肥満）の判定を行う．**幼児身体発育曲線**は，一時点における肥満・やせを判別するためよりも，一定期間における成長の方向（成長曲線に並行して成長しているか，どちらかに向かって遠ざかっていないかなど）を確認し，発育を評価するために用いる．

（1）幼児身体発育曲線を用いた判定

幼児身体発育調査は，厚生労働省（旧厚生省）の行政調査として，昭和35（1960）年，昭和45（1970）年，昭和55（1980）年，平成2（1990）年，平成12（2000）年および平成22（2010）年と，10年ごとに行われている調査である．幼児身体発育曲線は，この調査結果をもとに作成されている．最新のデータは平成22（2010）年に実施された調査結果である（図6.3）．

発育曲線に，計測した身長・体重をプロット*して身体発育・栄養状態を評価する．幼児身体発育曲線は，**パーセンタイル**で示されている．パーセンタイルとは，全体を100パーセントとしたときに，小さいほうから数えて何パーセント目になるかを示したものである．50パーセンタイル値は，ちょうどその真ん中にあたる．身長および体重値をプロットし，測定値が3～97パーセンタイル値の範囲に入っていれば正常とされている．測定値が範囲外であっても成長曲線のカーブに沿って成長していれば，発育に問題はないと判断してよい．一方，範囲内であっても身長の成長曲線の傾きが小さくて横に寝てくる，大きく下降するなどの場合には，成長障害をきたす疾患に罹患している可能性が考えられるので，医療機関を受診

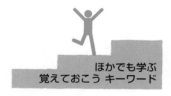

ほかでも学ぶ
覚えておこう キーワード

肥満度
➡臨床栄養学，栄養教育論

＊数値をグラフの座標上で示すこと．

乳幼児身体発育曲線
第5章も参照．

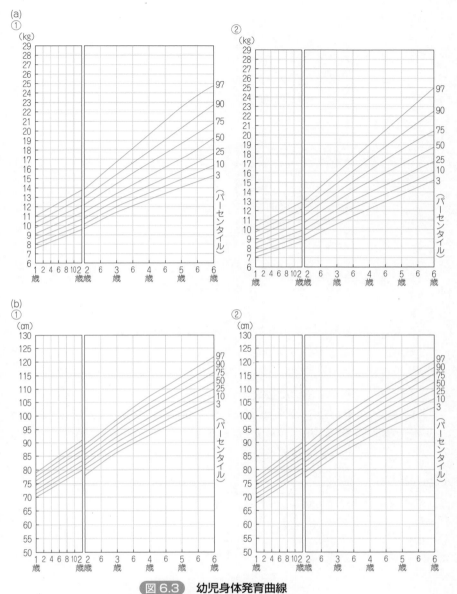

図 6.3　幼児身体発育曲線

(a) 体重：①男児，②女児，(b) 身長：①男児，②女児.
厚生労働省，乳幼児身体発育調査報告書（平成 22 年），p. 4 より.

したほうがよい.

(2) 肥満度を用いた判定（3 歳～ 6 歳未満）

　肥満ややせについては，体重と身長の相対的な関係をみて評価する必要がある．厚生労働省が行っている（乳）幼児身体発育調査では幼児の健康診査などで使用する身体発育の評価に，"肥満度"を評価基準として採用している．6 歳未満までの幼児期（身長 70 ～ 120 cm）では，実測身長を用いた式より標準体重を求め，その標準体重を用いて肥満度を算出する．

肥満度
実測体重が標準体重に対して何 % の増減にあたるかを示す指数.

標準体重のデータベースには，乳幼児身体発育調査および学校保健統計調査が用いられている．3〜6歳未満の幼児では，身長に対する標準的な体重の値がどの年齢においてもほぼ同一と考えることができる．そのため，年齢によらず同じ式を使用する．3〜6歳未満の幼児では，肥満度 ± 15%以内を「ふつう」，－20%以下を「やせすぎ」，＋30%以上を「太りすぎ」としている．

男子：標準体重(kg) = 0.00206 × [身長(cm)]^2 － 0.1166 × 身長(cm)
　　　　　　＋ 6.5273
女子：標準体重(kg) = 0.00249 × [身長(cm)]^2 － 0.1858 × 身長(cm)
　　　　　　＋ 9.0360

$$肥満度（\%） = \frac{実測体重（kg）－身長別標準体重（kg）}{身長別標準体重（kg）} × 100$$

上記の式で求めた標準体重より，幼児の**身長体重曲線**が示されている（図6.4）．この身長体重曲線を利用すれば，計算を必要とせずに肥満ややせを判定することができる．

カウプ指数
第5章も参照．

（3）カウプ指数を用いた判定

　肥満ややせの判定については，体重と身長を組み合わせた指標である**カウプ指数**が用いられる．カウプ指数は3カ月以降の乳児から満5歳までの

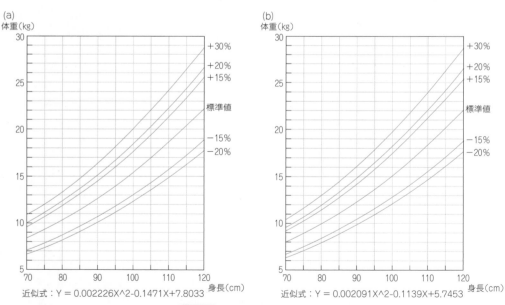

(a) 体重(kg)　　　　　　　　　　　　　(b) 体重(kg)

近似式：Y = 0.002226X^2-0.1471X+7.8033　　　近似式：Y = 0.002091X^2-0.1139X+5.7453

図 6.4　幼児の身長体重曲線
（a）男，（b）女．身長別の体重の値を2次曲線で近似した成績による．
厚生労働省，乳幼児身体発育調査報告書（平成22年），厚生労働省雇用均等・児童家庭局（2011）より．

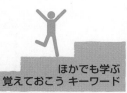

乳幼児を対象にしており，体格の判定基準は各年齢により異なっている．その理由は，乳幼児期は月齢や年齢によって身体のバランスが大きく変動するからである．身長，体重を測定し，測定値を次式に当てはめ，数値を求める．その後，求めた数値から，やせすぎ，やせぎみ，ふつう，太りぎみ，太りすぎの5段階（図5.2参照）で体格の判定を行う．

$$カウプ指数 = 体重（kg）÷〔身長（cm)^2〕× 10^4$$

3.2　臨床診査

幼児期では，年齢に応じた運動機能の発達，精神的発達，口腔内の状態と口腔内機能の発達が検査される．

3.3　臨床検査

栄養状態の評価には，血清タンパク質や血清アルブミンが用いられる．貧血の判定には血清ヘモグロビンやヘマトクリットが，**小児メタボリックシンドローム**の判定には小児メタボリックシンドロームの診断基準を用いる（表6.3）．腹囲の診断基準に当てはまり，かつ血清脂質，血圧，空腹時血糖のうち2項目を含む場合，メタボリックシンドロームと診断する．

表6.3　小児メタボリックシンドロームの診断基準（6〜15歳）

	項　目	内　容
必須項目	腹　囲	中学生80 cm以上，小学生75 cm以上，もしくは腹囲（cm）÷身長（cm）= 0.5以上
追加項目（これら項目のうち2項目以上）	血清脂質	中性脂肪120 mg/dL以上，かつ／またはHDL-コレステロール40 mg/dL未満
	血　圧	収縮期125 mmHg以上，かつ／または拡張期70 mmHg以上
	空腹時血糖	100 mg/dL以上

循環器疾患等生活習慣病対策総合研究，「小児期メタボリック症候群の概念・病態・診断基準の確立および効果的介入に関するコホート研究班」2006年最終案より．

4　学童期の栄養アセスメント

4.1　身体計測

学童期は成長速度の個人差が大きい．学童期の成長の判定は，身体発育曲線から求めたパーセンタイル値を用いて評価する．体格（やせおよび肥満）の判定には，ローレル指数，肥満度を用いる．

（1）身体発育曲線を用いた判定

学童期・思春期の身体発育曲線（図6.5）は，乳幼児身体発育調査データと学校保健統計調査データをもとに示されたものである．

血清タンパク質，血清アルブミン
→臨床栄養学
メタボリックシンドローム（成人）
→人体の構造と機能および疾病の成り立ち，臨床栄養学
貧　血
→基礎栄養学

HDL-コレステロール
high density lipoprotein cholesterol. 血液中の余ったコレステロールを肝臓に運んだり，血管についたコレステロールを除去したりする役割をしており，血液中のコレステロールが増えるのを防いでいる．そのため善玉コレステロールとよばれている．

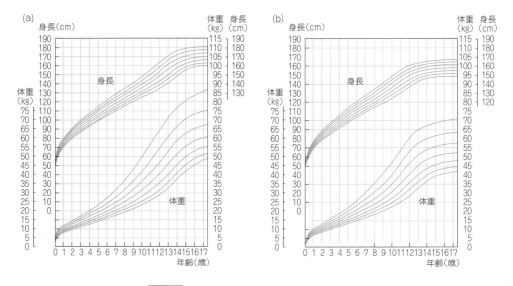

図 6.5　学童期・思春期の身体発育曲線

（a）男，（b）女．7本の線はそれぞれ下から 3，10，25，50，75，90，97 の各パーセンタイル値を示す．
厚生労働省，「食を通じた子どもの健全育成（—いわゆる「食育」の視点から—）のあり方に関する検討会」報
告書（http://www.mhlw.go.jp/shingi/2004/02/s0219-4.html），p.70，71 より

評価方法は，幼児期の場合と同様に，発育曲線のカーブに沿って成長しているかを評価する．

（2）ローレル指数を用いた判定

学童期における肥満ややせの判定の指標には，体重と身長を組み合わせた**ローレル指数**が用いられる．学校保健統計調査やわが国の小児科ではローレル指数は用いられていない．求め方は，身長，体重を測定し，測定値を次式に当てはめ数値を求める．

$$\text{ローレル指数} = \left[\text{体重（kg）} \div \text{身長（cm）}^3\right] \times 10^7$$

表6.4　ローレル指数による体格の判定

判　定	ローレル指数
太りすぎ	160 以上
太りぎみ	145 ～ 159
標　準	116 ～ 144
やせぎみ	101 ～ 115
やせすぎ	100 以下

ローレル指数による肥満は，学童期の身長により次のように異なる．
110 ～ 129 cm：（180 以上）
130 ～ 149 cm：（170 以上）
150 cm ～：（160 以上）

その後，求めた数値から，やせすぎ，やせぎみ，標準，太りぎみ，太りすぎの5段階で体格の判定を行う（表6.4）．160 以上で太りすぎ，100 以下でやせすぎと判定する．ローレル指数による肥満判定基準には年齢による区分はない．そのため，年少児では肥満を過大評価，年長児では過小評価する可能性があるので注意する．

（3）学校保健統計を用いた判定（6 ～ 18 歳未満）

学童期および思春期（6 ～ 18 歳未満）における肥満度は，身長別標準体重と表6.5 の係数から身長別標準体重を求め，肥満度の式に当てはめ，算出する．学校保健統計では，肥満度が－ 20 ％以下をやせ，20 ％以上

表6.5　身長別標準体重の算出に用いる係数

年齢 (歳)	男子		女子	
	a	b	a	b
6	0.461	32.382	0.458	32.079
7	0.513	38.878	0.508	38.367
8	0.592	48.804	0.561	45.006
9	0.687	61.390	0.652	56.992
10	0.752	70.461	0.730	68.091
11	0.782	75.160	0.803	78.846
12	0.783	75.642	0.796	76.934
13	0.815	81.348	0.655	54.234
14	0.832	83.695	0.594	43.264
15	0.766	70.989	0.560	37.002
16	0.656	51.822	0.578	39.057
17	0.672	53.642	0.598	42.339

公益財団法人日本学校保健会,「児童生徒等の健康診断マニュアル（平成27年度改訂）」(2015), p.22 より.

30％未満を軽度肥満，30％以上50％未満を中等度肥満，50％以上を高度肥満としている.

$$身長別標準体重（kg）= a \times 実測身長（cm）- b$$

$$肥満度（\%）= \frac{実測体重（kg）- 身長別標準体重（kg）}{身長別標準体重（kg）} \times 100$$

4.2　臨床診査

学童期では問診および観察により，身体的，精神的な発育が正常に進んでいるかなどを調査する. 不規則な生活習慣や精神的ストレスなどから，食欲不振や**不定愁訴**を訴えることも多い.

4.3　臨床検査

栄養状態の評価には，血清タンパク質や血清アルブミンを用いる. 貧血の判定には血清ヘモグロビンやヘマトクリットが，小児メタボリックシンドロームの判定には小児メタボリックシンドロームの診断基準を用いる（表6.3 参照）.

学校保健統計調査

学校における幼児・児童・生徒の発育および健康の状態を知るための基礎資料として毎年行われている調査. 幼稚園，小学校，中学校，高等学校（年齢は満5〜17歳）のうち，文部科学大臣があらかじめ指定する学校における定期健康診断の結果をまとめている. 調査項目には，発育状態（身長，体重，座高）や健康状態（栄養状態），脊柱・胸郭の疾病・異常の有無，視力，聴力，眼の疾病・異常の有無などがある.

不定愁訴

何となく体調が悪いという自覚症状を訴えるものの，検査をしても病気などの原因がみつからない状態をいう. 発汗，仰うつ感，頭が重い，肩がこる，イライラする，疲労感が取れない，よく眠れないなど，環境の変化やストレスなどさまざまな要因で引き起こされると考えられている.

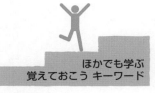

ほかでも学ぶ
覚えておこう キーワード

不定愁訴
➡臨床栄養学

摂食障害

食行動の異常に基づく原因不明の難治性の疾患．拒食症（神経性食欲不振症）や過食症など．思春期での発症が多く，ストレスや家庭環境，成長期特有の不安などの心の病気とされているが，ダイエットが引き金となりやすい．最近の研究から，低血糖症などの身体の問題により引き起こされることもわかってきている（本章の 8.3 節も参照）．

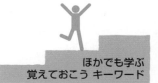

ほかでも学ぶ
覚えておこう キーワード

摂食障害
　➡臨床栄養学

栄養アセスメント全般については第2章を参照．

5 ｜ 思春期の栄養アセスメント

5.1　身体計測

　思春期の成長速度は乳児期と比べて早いが，個人差が大きい．思春期の成長の判定は，学童期と同じ身体発育曲線を用いて評価する（図 6.5）．体脂肪や皮下脂肪厚といった指標も含め総合的に判定する．

　体格（やせおよび肥満）の判定には，ローレル指数や肥満度を用いる（p.130 ～ 131 参照）．

5.2　臨床診査

　思春期は，精神と身体発育のバランスが崩れやすく，精神的なストレスを抱えやすい時期である．**摂食障害**，極度のやせなどの神経性食欲不振症（拒食症）の兆候，貧血などを観察する．

5.3　臨床検査

　タンパク質栄養状態の評価には，血清総タンパク質，血清アルブミン値を用いる．低タンパク質栄養状態の評価には，血清アルブミン値が有用であるが．短期の利用状態の評価には比較的半減期の短いトランスサイレチン値（プレアルブミン），レチノール結合タンパク質，トランスフェリン値などが有用である．

　貧血の評価には，ヘモグロビン値，赤血球数，ヘマトクリット値，フェリチン値などを用いる．前述したが，6 ～ 15 歳の思春期におけるメタボリックシンドロームの判定には，小児メタボリックシンドロームの診断基準（表 6.3 参照）を用いる．

6 ｜ 幼児期の栄養と食生活

6.1　幼児期の栄養

　幼児期は**離乳**が完了し，幼児食への移行期となる．ほぼ大人と同じ食事形態になり，食事のリズムが形成される大切な時期である．そのため，朝食を必ず食べる，偏食しないなど幼児期の正しい食習慣の形成が重要となる．

　幼児期は身体活動量が増加するため，エネルギー消費量が多くなる．幼児期のエネルギー必要量は，900 ～ 1300 kcal/日である．幼児期の消化機能は，成人と比較して未熟であり，朝昼夕の 3 食で 1 日に必要なエネルギー量が確保しきれないため，不足分を**間食**で補う．

　間食の目的は，3 回の食事で補給できないエネルギーや栄養素，水分を補給することである．お菓子など甘いものばかりを与えすぎると，肥満や

むし歯（う蝕）を助長することになるので注意する．間食の回数は 1 〜 2 歳では 1 日 2 回，3 〜 5 歳では 1 日 1 回を目安とする．食事のエネルギー配分を表 6.6 に示す．

表6.6	幼児期における食事のエネルギー配分				
	朝食	間食	昼食	間食	夕食
1〜2歳 100% (950 kcal/日)	25% (237.5 kcal/日)	10% (95 kcal/日)	30% (285 kcal/日)	10% (95 kcal/日)	25% (237.5 kcal/日)
3〜5歳 100% (1300 kcal/日)	25% (325 kcal/日)		30% (390 kcal/日)	15% (195 kcal/日)	30% (390kcal/日)

1 〜 2 歳男児のエネルギー必要量 950 kcal/ 日，3 〜 5 歳男児のエネルギー必要量 1300 kcal/ 日をもとに，3 食＋間食ごとの 1 日あたりのエネルギー配分をカッコ内に示した．

6.2 保育所給食

最近では，保護者の就労形態の変化などに伴い，フルタイムではたらく母親が増え，長時間保育を受ける子どもが多くなっている．そのため，保育所は子どもにとって家庭と同様の生活の場となっている．保育所で提供される食事は乳幼児の心身の成長・発達にとって大きな役割を担うことになる．

保育所保育指針[*1]では，施設長のリーダーシップのもと，**食育**に取り組むよう求められている．保育所における食育は，食を営む力の基礎を培うことを目標として実施される．実施にあたっては，家庭や地域社会と連携を図り，保護者の協力のもと，管理栄養士，保育士，調理員，看護師などの他職種が連携して進めることが重要である．

1 〜 2 歳では昼食＋間食 2 回とし，1 日の給与栄養目標量の約 50％を目安に与える．3 〜 5 歳では昼食＋間食 1 回とし，1 日の給与栄養目標量の約 45％を目安に与える．考え方として，「**児童福祉施設における食事摂取基準を活用した食事計画について**」[*2] および保育所保育指針を参考にする．

「児童福祉施設における食事摂取基準を活用した食事計画について」において，食事摂取基準を活用する場合には，一定期間ごとに摂取量調査や対象者特性の再調査を行い，得られた情報を活かして食事計画の見直しに努めることと，その際，管理栄養士などによる適切な活用を図ることが明記されている．エネルギー摂取量の計画にあたっては参考として示される推定エネルギー必要量を用いても差し支えないが，定期的に身長および体重を計測し成長曲線に照らし合わせるなど，個々人の成長の程度を観察・評価することが明記されている．例として，食事摂取基準を活用して作成した保健所における給与栄養目標量を表 6.7 に示す．

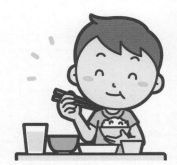

幼児期に正しい食習慣を身につけよう

食物アレルギー
保育所給食および学校給食ではアレルギーへの対応が重要であり，生活管理指導表や学校のアレルギー疾患に対する取組みガイドラインを使用する．

＊1 厚生労働省，平成 20 年.

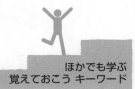

ほかでも学ぶ
覚えておこう キーワード

保育所給食，学校給食
➡ 栄養教育論，臨床栄養学，給食経営管理論

＊2 厚生労働省，平成 27 年.

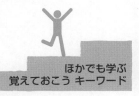

ほかでも学ぶ
覚えておこう キーワード

推定エネルギー必要量
➡臨床栄養学，公衆栄養学

推定エネルギー必要量
第 1 章も参照．

表6.7　給与栄養目標量

1〜2歳時における給与栄養目標量（例）

	エネルギー（kcal）	たんぱく質（g）	脂質（g）	炭水化物（g）	ビタミンA（μgRAE）	ビタミンB₁（mg）	ビタミンB₂（mg）	ビタミンC（mg）	カルシウム（mg）	鉄（mg）	食塩相当量（g）
食事摂取基準（1日あたり）	950	31〜48	21〜32	119〜154	400	0.5	0.6	35	450	4.5	3.5
保育所での昼食＋間食の比率（%）	50	50	50	50	50	50	50	50	50	50	50
保育所における給与栄養目標量（昼食＋間食2回）	475	16〜24	11〜16	60〜77	200	0.25	0.3	18	225	2.3	1.8

昼食および間食で1日の給与栄養目標量を50%を給与することとした．
食事摂取基準のエネルギーは，男子の数値（身体活動レベルⅡ）を使用した．
たんぱく質は，エネルギー比率の目標量13〜20%を参考にグラム換算して求めた．
脂質は，エネルギー比率の目標量20〜30%を参考にグラム換算して求めた．
炭水化物は，エネルギー比率の目標量50〜65%を参考にグラム換算して求めた．
ビタミンおよびミネラルについては，推奨量あるいは目標量の最大値を使用した．

3〜5歳における給与栄養目標量（例）

	エネルギー（kcal）	たんぱく質（g）	脂質（g）	炭水化物（g）	ビタミンA（μgRAE）	ビタミンB₁（mg）	ビタミンB₂（mg）	ビタミンC（mg）	カルシウム（mg）	鉄（mg）	食塩相当量（g）
食事摂取基準（1日あたり）	1300	42〜65	29〜43	163〜211	500	0.7	0.8	40	600	5.5	4.5
保育所での昼食＋間食の比率（%）	45	45	45	45	45	45	45	45	45	45	45
保育所における給与栄養目標量（昼食＋間食2回）	585	19〜29	13〜19	73〜95	225	0.3	0.4	18	270	2.5	2.0

昼食および間食で1日の給与栄養目標量を45%を給与することとした．
食事摂取基準のエネルギーは，男子の数値（身体活動レベルⅡ）を使用した．
たんぱく質は，エネルギー比率の目標量13〜20%を参考にグラム換算して求めた．
脂質は，エネルギー比率の目標量20〜30%を参考にグラム換算して求めた．
炭水化物は，エネルギー比率の目標量50〜65%を参考にグラム換算して求めた．
ビタミンおよびミネラルについては，推奨量あるいは目標量の最大値を使用した．
厚生労働省，「日本人の食事摂取基準（2015年版）」より．

6.3　肥満とやせ

　小児肥満は，エネルギー摂取量がエネルギー消費量を上回る状態が続いた結果，中性脂肪が蓄積されて生じる．**単純性肥満**と疾病と関連した**症候性肥満**に分類される．学校保健統計調査結果（平成27年度）によると，男子よりも女子に肥満傾向児（肥満度が20%以上の者）の出現率が高い傾向がみられる．また，年齢層によりばらつきはあるが，平成18年度以降，肥満傾向児はおおむね減少傾向である．幼児期の肥満の場合には，基本的には極端なエネルギー制限は行わず，運動療法を併用しながら標準体重へ近づけるようにする．

6.4　偏食，食欲不振

　偏食とは，一般的にある特定の食品に対する好き嫌いが極端なことを意味する．乳幼児栄養調査結果（平成17年度）によると，親が子どもの食事で困っている項目で，「偏食する」が3人に1人（34%）であった．さらに「偏食する」は，30年前（昭和60年），10年前（平成7年）に比べ，

8.8％から 24.9％，34.0％と増加している.

　特定の食品に対する偏食がみられても，代替食品を食べていれば問題はない．しかし，特定の食品しか食べないような，偏食のひどい状態では，成長・発育に必要なビタミンやミネラルなどの栄養素が不足しやすくなる可能性もあるため，食品や調理方法を工夫する必要がある.

　また，偏食は食品そのものを嫌う場合と調理方法により嫌う場合があるため，適切な調理方法を検討する．偏食の原因には，食品に対する不快な経験や**反抗期**の現れによる場合もあるため，無理に食べさせようとはせず，偏食の原因が何であるかを把握することも大切である.

反抗期

ヒトの成長・発達の一過程で，一般に第一反抗期と第二反抗期がある．前者は 2 歳頃で俗にいう「イヤイヤ期」で，親の指示に反抗したり強情を張ったりする時期，後者は成熟に先立つ思春期や青年期前期で，他人の指示に抵抗を示したり他人との社会的交渉を退けたりして拒否的態度や行動を示す時期をいう.

7 | 学童期の栄養と食生活

7.1　肥満とやせ

　学童期の肥満のほとんどは，単純性肥満である．学校保健統計調査結果（平成 27 年度）によると，**肥満度**が 20％以上の肥満傾向児の割合は 6 歳男子で 3.74％，女子で 3.93％，11 歳男子で 9.87％，女子で 7.92％であり，年齢が上がるに従って増加し，11 〜 12 歳でピークとなり，以降減少傾向にある．昭和 52（1977）年度以降，肥満傾向児の出現率は増加傾向であったが，平成 18（2006）年度以降，おおむね減少傾向である.

　学校保健統計調査では，肥満度が − 20％以上を痩身傾向児としている．平成 27（2015）年度の調査結果における痩身傾向児の割合は，6 歳男子で 0.41％，女子で 0.48％，11 歳男子で 3.18％，女子で 2.97％であり，肥満傾向児と同様，年齢が高くなるに従ってその割合は高くなる傾向にある．痩身傾向児の出現率は，肥満傾向児と比べると低いが，近年（平成 18 年度以降）では緩やかな増加傾向となっている.

7.2　学校給食

　学校給食は，学校給食法により教育活動の一環として位置づけられており，対象者は，義務教育諸学校，夜間定時制高等学校，盲・聾学校，特別支援学校の幼稚部・高等部に在学する者である．学校給食の実施は，日本人の食事摂取基準に準拠した**学校給食摂取基準**[*]に基づく.

　学校給食摂取基準は，厚生労働省が策定した日本人の食事摂取基準（2015 年版）を参考にして数値が算出されている．1 人 1 回あたりの栄養量を**表 6.8** に示す.

[*]　文部科学省，平成 30 年.

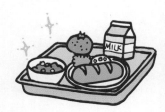

学校給食は適切な栄養を摂取して健康の保持増進を目指している.

7.3　貧　血

　貧血とは，血液中のヘモグロビン濃度が減少している状態と定義される．WHO による基準では，5 〜 11 歳の小児においてはヘモグロビン値が 11.5

表6.8 児童または生徒1人1回あたりの学校給食摂取基準

区 分	基 準 値			
	児童 （6～7歳）の場合	児童 （8～9歳の場合）	児童 （10～11歳の場合）	生徒 （12～14歳の場合）
エネルギー（kcal）	530	650	780	830
たんぱく質（%）	学校給食による摂取エネルギー全体の13%～20%			
脂質（%）	学校給食による摂取エネルギー全体の20%～30%			
ナトリウム（食塩相当量）（g）	2 未満	2 未満	2.5 未満	2.5 未満
カルシウム（mg）	290	350	360	450
マグネシウム（mg）	40	50	70	120
鉄（mg）	2.5	3	4	4
ビタミンA（μgRAE）	170	200	240	300
ビタミンB$_1$（mg）	0.3	0.4	0.5	0.5
ビタミンB$_2$（mg）	0.4	0.4	0.5	0.6
ビタミンC（mg）	20	20	25	30
食物繊維（g）	4 以上	5 以上	5 以上	6.5 以上

（注） 1 表にかかげるもののほか，次にかかげるものについても示した摂取について配慮すること．
　　　　亜鉛：児童（6～7歳）2 mg，児童（8～9歳）2 mg，児童（10～11歳）2 mg，生徒（12～14歳）3 mg
　　　 2 この摂取基準は，全国的な平均値を示したものであるから，適用にあたっては，個々の健康および生活活動などの実態ならびに
　　　　地域の実情などに十分配慮し，弾力的に運用すること．
　　　 3 献立の作成にあたっては，多様な食品を適切に組み合わせるよう配慮すること．
文部科学省初等中等教育局健康教育・食育課，学校給食実施基準の一部改正について（平成30年）より．

表6.9 貧血の定義（WHO）

	ヘモグロビン （g/dL）
乳児，小児（6 カ月～4歳）	11.0
小児（5歳～ 11歳）	11.5
小児（12歳～ 14歳）	12.0
非妊娠女性 （15歳以上）	12.0
妊婦	11.0
男性 （15歳以上）	13.0

Iron deficiency anaemia: assessment, prevention, and control, A guide for programme managers, Geneva, World Health Organization, 2001 (WHO/NHD/01.3) を改変．

g/dL，12～14歳においては12.0 g/dL 未満で貧血と判定される（表6.9）．発育期の貧血の多くは，**鉄欠乏性貧血**である．ヘモグロビン濃度が低下すると酸素供給不足になり，めまい，立ちくらみ，動悸，息切れ，頭痛，顔面蒼白などの症状を呈する．

7.4 う 歯

う歯は，おもにストレプトコッカス・ミュータンス（*Streptococcus mutans*）菌が糖質を分解し，歯垢中のこれらの菌がつくる酸により歯質が**脱灰**されて起こる．食習慣などにより，口腔内の pH が酸性に傾くと脱灰が起こり，う歯が発生する．食間時の甘い食品の摂取回数が多くなると，う歯の本数も多くなる．そのため，甘い間食を食べる回数を減らすことや食後の歯磨きをていねいに行うことが，う歯の予防につながる．

　学校保健統計調査〔平成27（2015）年度〕によると，むし歯（う歯）の者の割合は，幼稚園36.23%，小学校50.76%，中学校40.49%，高等学校52.49%と年齢が高くなるに従って，その割合は増加傾向にある．

　また，むし歯の者の割合の経年的な推移をみると（図6.6），幼稚園は昭和45（1970）年度，小中高では昭和50年代半ばにピークを迎え，その後は減少傾向にある．

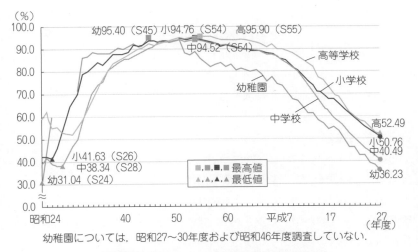

幼稚園については，昭和27〜30年度および昭和46年度調査していない．

図 6.6 むし歯（う歯）の者の割合の推移
文部科学省，学校保健統計調査報告書（平成 27 年度）より．

脱 灰

口の中の酸により，歯の表面のエナメル質からカルシウムやリンなどのミネラル分が溶けだし，初期虫歯の状態になること．この状態の歯は白く濁り，光沢を失っている．逆に，唾液中のカルシウムやリンが歯に沈着し，脱灰が起きた部分を修復することを再石灰化という．

成人のメタボリックシンドロームの診断基準

第 7 章の表 7.8 も参照．

7.5 小児メタボリックシンドローム

わが国において，平成 17 年（2005）に**成人のメタボリックシンドロームの診断基準**が示された．その後，平成 19 年（2007）に小児におけるメタボリックシンドロームの診断基準が示された（**表 6.3** 参照）．

腹囲に加えて，ほかに 3 項目のうち 2 つ当てはまるとメタボリックシンドロームと判定するしくみは，成人の場合と共通している．成人よりも判定基準が厳しいが，これに該当する小児は増加しているといわれる．

8 思春期の栄養と食生活

8.1 肥満とやせ

思春期における肥満は，糖尿病や高血圧などの生活習慣病を発症させる危険がある．学校保健統計調査結果〔平成 27（2015）年度〕によると，肥満度が 20％以上の肥満傾向児の割合は 15 歳男子で約 11.34％ともっとも高く，女子では 12 歳で 8.36％ともっとも高くなる．一方，思春期におけるやせの割合は，男女ともに 9 歳頃に 1％を超え，以降上昇し，11 歳男子で約 3.18％ともっとも高く，女子では 12 歳で 4.33％ともっとも高くなる．

8.2 鉄欠乏性貧血

思春期は，急速な成長・発育により循環血液量が増加するため，多くの鉄が必要となる．また，**月経**による血液の損失もあるため，鉄の必要量は高くなる．そのため，思春期は男子も女子も**鉄欠乏性貧血**を発症しやすい年代であるといえる．

国家試験ワンポイントアドバイス

鉄欠乏性貧血の発症の要因には，① 食事からの鉄摂取量の低さ，② 成長に伴う鉄需要の増加，③ 月経による血液からの鉄損失，④ 胃切除後の吸収不良などがある．

ヘム鉄

食物から摂取できる鉄分にはヘム鉄と非ヘム鉄の 2 種類があり，前者は肉や魚などの動物性食品に多く含まれ，後者はひじきやほうれん草，プルーンなどの植物性食品に多く含まれる．ヘム鉄のほうが圧倒的に吸収率がよい（10 ～ 20%）（非ヘム鉄では 1 ～ 6%）．

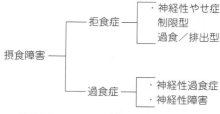

ヘムの構造

国民健康・栄養調査結果（平成 27 年）をみると，鉄の摂取量（中央値）は 15 ～ 19 歳男子で 8.1 mg，女子で 6.7 mg と，いずれも食事摂取基準における 15 ～ 17 歳の鉄の推奨量〔男子で 9.5 mg，女子で 7.0 mg（月経なし）〕を満たしていないのが現状である．**ヘム鉄**を多く含む動物性食品や，造血作用をもつビタミン B_{12} や葉酸を積極的に摂ることが重要となる．

8.3　摂食障害

　摂食障害はおもに神経性やせ症（神経性食欲不振症），神経性過食症に分類される（図 6.7）．**神経性食欲不振症**は，思春期の女子に多くみられ，思春期やせ症ともいわれる．米国精神医学会による診断基準（DSM-V，表 6.10）や，わが国では厚生労働省特定疾患・神経性食欲不振症調査研究班の診断基準（表 6.11）がある．

　心理的ストレスや強いやせ願望によるダイエットなどの発症原因により，極端なやせをきたす．極端な体重減少と拒食と過食を繰り返し，深刻化すれば死に至る場合もある．治療には，栄養療法と精神療法，薬物療法を併用して行う．

　一方，**神経性過食症**ではむちゃ食いを繰り返しながらも体重増加を防ぐため，さまざまな不適切な代償行為がみられるが，神経性食欲不振症とは異なり極端なやせに至らないことが特徴である．神経性食欲不振症では女子がほとんどであるが，神経性過食症は男子にもみられ，20 歳代での発症が多い．

```
摂食障害 ─┬─ 拒食症 ─── ・神経性やせ症
          │              制限型
          │              過食／排出型
          │
          └─ 過食症 ─── ・神経性過食症
                         ・神経性障害
```

図 6.7　摂食障害の分類（DSM-V）

表 6.10　神経性やせ症の診断基準（DSM-V）

A. 必要量と比べてカロリー摂取を制限し，年齢，性別，成長曲線，身体的健康状態に対して，正常の下限を下回る体重．成長期の場合は，期待される最低体重を下回る

B. 有意に低い体重であるにもかかわらず，体重増加または肥満に対する強い恐怖，または体重増加を妨げる行動が持続する

C. 自分の体重または体型に対する歪んだ認知．自己評価に体重や体型の不相応な影響がある．または現在の低体重の深刻さに対する認識の持続的欠如

表 6.11　神経性食欲不振症の診断基準

1. 標準体重の − 20%以上のやせ
2. 食行動の異常（不食，大食，隠れ食いなど）
3. 体重や体型についての歪んだ認識（体重増加に対する極端な恐怖など）
4. 発症年齢：30 歳以下
5. （女性ならば）無月経
6. やせの原因と考えられる器質性疾患がない．

（備考）1，2，3，5 は既往歴を含む．たとえば，− 20%以上のやせがかつてあれば，現在はそうでなくても基準を満たすとする．
　　　　6 項目すべてを満たさないものは，疑診例として経過観察する．
厚生労働省特定疾患・神経性食欲不振症調査研究班（平成元年）より．

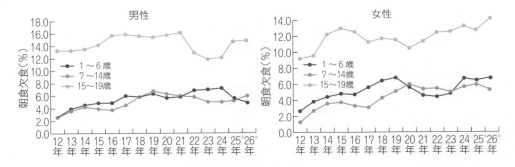

男性

女性

図6.8　**朝食欠食率の年次推移**

朝食欠食（％）は，1日における朝食の欠食した者の割合を意味する．具体的には，下記の三つの場合である．

- 菓子，果物，乳製品，嗜好飲料などの食品のみを食べた場合．
- 錠剤などによる栄養素の補給，栄養ドリンク剤のみの場合．
- 朝に食事をしなかった場合．

数値は各年次結果の前後の年次結果を足し合わせ，計3年分を平均化した移動平均値である．

平成23，24年の値の算出に用いた平成24年の値は，抽出率などを考慮した全国補正値である．

＊平成25年・26年の移動平均値は著者計算．

厚生労働省，国民健康・栄養調査報告（平成25年）より．

Column

子どもの頃の朝食欠食は将来，
メタボリックシンドロームのリスクとなる？

　子どもの頃の食習慣が，大人になってからの循環器疾患の発症やその危険因子に影響を与える可能性が指摘されている．わが国でも食生活を取り巻く社会環境が変化し，健康への影響が懸念されている．ここでは，最近スウェーデンで行われた大規模栄養疫学研究において，子どもの頃の朝食欠食と将来のメタボリック発症との関係を調査した研究を紹介する〔Wennbergら，Public Health Nutrition，**18**，122（2014）〕．

　スウェーデンの16歳の子ども889人を対象に27年間の追跡調査を行い，彼らが43歳になったときのメタボリックシンドローム発症の有無と朝食欠食との関連について調査した．朝食欠食の定義は16歳のときに実施された調査票で，「今朝，朝食を食べましたか？」という問いに「朝食を抜いた」あるいは「朝食は飲み物・菓子などの食品のみ」と回答した者とした．

　43年間の追跡期間中に27.0％がメタボリックシンドロームと診断され，このうち約1割（9.9％）が朝食欠食者だった．朝食欠食者では，そうでない者に比べてメタボリックシンドロームにかかるリスクが68％高かった．

　この結果は，糖尿病の家族歴，アルコール摂取量，BMIや親の経済状況などを考慮しても変わらなかった．さらに，メタボリックシンドロームの診断項目ごとに分けて分析したところ，朝食欠食者では腹部肥満や空腹時血糖値が高いこととも関連していた．

　健康日本21（第二次）においては「朝・昼・夕の3食を必ず食べることに気をつけて食事をしている子どもの割合増加」が目標項目の1つにかかげられている．規則正しく食べる習慣を子どものころから身につけておくことが，将来の肥満や生活習慣病の予防につながるといえる．

8.4　朝食欠食

　朝食の欠食率は，国民健康・栄養調査，図 6.8 の朝食欠食率の年次推移をみると，近年 1 〜 6 歳の男子で減少傾向にあることを除き，男女ともに年々緩やかな増加傾向にある．とくに成長が著しい思春期（15 〜 19 歳）においては，男女とも約 10 人に 1 人が朝食を欠食している．最近では，思春期の栄養や食習慣が，成人になってからの生活習慣病発症やその危険因子に影響を与えている可能性が指摘されている（p.139，コラム参照）．この時期に規則正しい食習慣を身につけることは，生涯の健康管理において重要であるといえる．

9 ｜ 成長期の食事摂取基準

9.1　食事摂取基準の特徴

　食事摂取基準において，幼児期，学童期，思春期は 1 〜 17 歳の小児に該当する．この時期は成長が著しいため，体の維持に必要な量に加えて，成長に必要な分が加味され策定されている．

　乳児では摂取不足による健康障害からの回避の指標には目安量のみが策定されていたが，小児では推定平均必要量で決められている栄養素が多い．しかしながら，小児を対象とした食事摂取基準の策定に有用な研究は少ない．

　そこで，十分な資料が存在しない場合には，次式のような成人の値から推定する方法（これを**外挿**という）により求められている．

$$X = X_0 \times (W/W_0)^{0.75} \times (1 + G)$$

X 　：求めたい年齢階級の推定平均必要量または目安量(1 日あたり摂取量)

X_0：推定平均必要量または目安量の参照値（1 日あたり摂取量）

W 　：求めたい年齢階級の参照体重

W_0：推定平均必要量または目安量の参照値が得られた研究の対象者の体重の代表値（平均値または中央値）

G 　：成長因子（1 〜 2 歳：0.30，3 〜 14 歳：0.15，15 〜 17 歳男児：0.15）

　上に示すように，外挿には年齢階級別の参照体重を使用する．0 〜 17 歳における参照体重は，成人で使われた平成 22 年，23 年国民健康・栄養調査結果のデータではなく「日本小児内分泌学会・日本成長学会合同標準値委員会による小児の体格評価に用いる身長，体重の標準値」のデータを使用している．

耐容上限量に関しては情報が乏しく，算定できないものが多かったが，これは多量に摂取しても健康障害が生じないことを保証するものではない．

9.2 エネルギー

エネルギーについては，エネルギーの摂取量および消費量のバランス（エネルギー収支バランス）の維持を示す指標として，**BMI** を採用している．今回の策定では，目標とする BMI の提示が成人に限られていることから，小児のエネルギー摂取量の過不足のアセスメントには，**成長曲線（身体発育曲線）** を用いる．身長や体重を計測し，成長曲線と比較して，成長曲線のカーブに沿っているか大きく外れていないかなど，成長の経過を継続的に観察する．

小児における推定エネルギー必要量は次式によって算出している．

> 推定エネルギー必要量（kcal/ 日）＝ 基礎代謝量（kcal/ 日）
> × 身体活動レベル ＋ エネルギー蓄積量（kcal/ 日）

1 ～ 2 歳および 3 ～ 5 歳では，身体活動レベルはⅡ（ふつう）のみである．成長期である小児では，身体活動に必要なエネルギーに加えて，成長に必要なエネルギー量がエネルギー蓄積量として加えられている．

9.3 たんぱく質

小児（1 ～ 17 歳）の推定平均必要量算定の参照値は，たんぱく質維持必要量と成長に伴い蓄積されるたんぱく質蓄積量から **要因加算法** によって算出される．

> 推定平均必要量算定の参照値（g/kg 体重 / 日）＝（たんぱく質維持必
> 要量 ÷ 利用効率）＋（たんぱく質蓄積量 ÷ 蓄積効率）

たんぱく質維持必要量は，表6.12 に示した乳児および小児（年齢 9 カ月児～ 14 歳）を被験者として行われた窒素出納試験の結果で得られた値の平均値 0.66 g/kg 体重 / 日を，小児すべての年齢にわたって用いる．また成長が著しいこの時期は，たんぱく質維持必要量に加えて，組織の蓄積に必要なたんぱく質（たんぱく質蓄積量）も考慮されている．

推定平均必要量は，推定平均必要量算定の参照値に参照体重を乗じた値とした．

BMI
body mass index，体格指数

身体活動レベル
第 1 章も参照．

要因加算法
その栄養素が体の中でどのように使われているかを，使われている要因ごとに必要であろうと思われる値を計算し，それらを足し合わせて必要量とする方法．

$$推定平均必要量（g/ 日）= 推定平均必要量算定の参照値（g/kg 体重 / 日）\\ × 参照体重（kg）$$

介入試験
ヒトがなんらかの介入（コントロール）を行う試験のこと.

因果の逆転
原因と結果を逆にして解釈してしまうこと.

9.4　炭水化物（食物繊維）

　小児において頻度の高い健康障害として**便秘**があるが，食物繊維の摂取と便秘の改善についての十分な根拠はなく，そのため目標量の算定には利用できない．また，**介入試験**の報告もあるが，対照群を設けていないことや**因果の逆転**への配慮の問題など，いくつかの疑問が残る.

　3 歳未満の小児における摂取量の評価は難しく，わが国における摂取実態の詳細が明らかになっていないため，目標量を算定する根拠に乏しい．そのため，3 〜 17 歳に限って，成人と同じ方法で目標量を算出した.

表6.12　小児におけるたんぱく質維持必要量

年齢	対象人数	平均窒素出納維持量 （mg 窒素 /kg 体重 / 日）	たんぱく質維持必要量 （g/kg 体重 / 日）
9 〜 17 カ月	24	112	0.70
9 〜 17 カ月	10	116	0.73
18 〜 26 カ月	7	102	0.64
17 〜 31 カ月	10	66	0.41
17 〜 31 カ月	10	90	0.56
22 〜 29 カ月	5	149	0.93
34 〜 62 カ月	6	76	0.48
34 〜 62 カ月	7	127	0.79
8 〜 9 歳	8	126	0.79
12 〜 14 歳	8	107	0.67
平均	—	107	0.67

9.5　ミネラル（多量ミネラル，微量ミネラル）

　カルシウムおよびマグネシウムについては推定平均必要量が，カリウムおよびリンには目安量が，ナトリウムには目標量が設定されている．12 〜 14 歳の小児におけるカルシウム推奨量は，一生を通じてもっとも高い．これは，1 日あたりの体内カルシウム蓄積量がこの時期に最大となるためである．小児において,耐容上限量が設定されている多量ミネラルはない.

　鉄，亜鉛，銅，ヨウ素，セレンについては推定平均必要量が，マンガンには目安量が設定されている．鉄については，10 歳以上の女性で月経がある場合には，月経血による鉄損失が考慮されている．鉄損失を補うために必要な鉄摂取量は，10 〜 17 歳で 3.06 mg/ 日，18 歳以上では 3.64 mg/ 日であり付加量としている．耐容上限量は鉄，ヨウ素，セレンで設定されている.

9.6　脂溶性ビタミン

　ビタミン A については推定平均必要量が，ビタミン D，ビタミン E，ビタミン K については目安量が設定されている．またビタミン A，ビタミン D，ビタミン E には耐容上限量が決められているが，サプリメントや**栄養強化食品**を摂取していない場合には事実上考えなくてもよい．

9.7　水溶性ビタミン

　ビタミン B_1，ビタミン B_2，ナイアシン，ビタミン B_6，ビタミン B_{12}，葉酸，ビタミン C は推定平均必要量が，パントテン酸とビオチンについては目安量が設定されている．ナイアシン，ビタミン B_6，葉酸には耐容上限量が決められているが，サプリメントや**栄養強化食品**など，通常以外の食品を摂取していない場合には事実上考えなくてもよい．

栄養強化食品
食品の本来の風味や色などを変えることなく，ビタミン・無機質・アミノ酸などの栄養成分を添加・補強し，栄養増強を行う目的でつくられた食品．

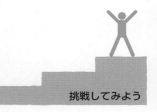

挑戦してみよう

復習問題を解いてみよう
https://www.kagakudojin.co.jp

第7章

成人期

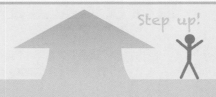

Step up!

1 | 成人期の生理的特徴

1.1　成人期の生理的変化と生活習慣の変化

　一般に，成人期は青年期（18〜29歳），壮年期（30〜49歳），中年期（または実年期，50〜64歳）に区分される．

(1) 青年期（18〜29歳）

　青年期は，身体の成長や発達がほぼ完了し，肉体的な成熟を迎え，体力がピークとなり，死亡率，有病率ともに低い時期である．また，就職や結婚など社会的にも自立し，適切な生活習慣をこの時期に身につけることが，生涯の健康維持につながる．

　しかし，20歳代では朝食の欠食率や外食の利用頻度が高く，不適切な食習慣が問題となっている．朝食を欠食する者の割合は，男性では20歳代から40歳代で多く，いずれも25％を超えている．また，女性では20歳代から30歳代が最も多く，いずれも20％前後であった（図7.1）．朝食は午前中の活動のエネルギー源となり，生活リズムの基本となる大切な食事である．

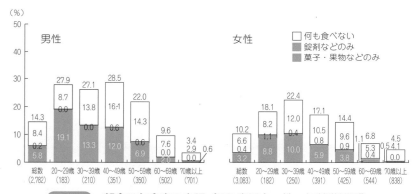

図7.1　朝食の欠食率の内訳（20歳以上，性・年齢階級別）
厚生労働省，国民健康・栄養調査（令和元年）より．

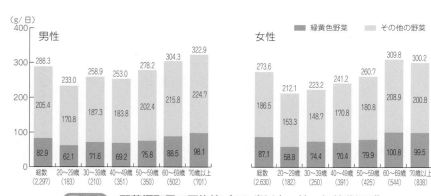

図7.2　野菜摂取量の平均値（20歳以上，性・年齢階級別）
厚生労働省，国民健康・栄養調査（令和元年）より．

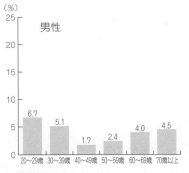
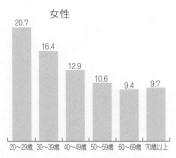

（%）

図7.3 やせ（BMI ＜ 18.5 kg/m²）の割合（20 歳以上，性・年齢階級別）
厚生労働省，国民健康・栄養調査（令和元年）より．

子どもの頃からの生活習慣も影響するが，残業や不規則な勤務形態など，欠食の理由も多岐にわたっており，対象者のライフスタイルを考慮した指導が必要である．一方，野菜の摂取量は少なく，20 歳代男性は 1 日 233.0 g，女性では 212.1 g となっており，成人期の目標値である 350 g を大幅に下回っている（図7.2）．

また，やせの者の割合が 20 歳代女性で 20.7 % ともっとも高く，健康日本 21（第二次）の目標よりも高い数値となっている（図7.3）．20 歳代は，結婚，妊娠，育児など，女性のライフスタイルが大きく変化し始める時期であり，やせの予防が重要となる．

（2）壮年期（30 〜 49 歳）

壮年期は，社会や家庭において中心的な役割を果たし，心身ともに充実した活動的な生活を送る時期である．しかし身体的には衰退し始め，30 歳を過ぎると臓器の機能が徐々に衰え，生理機能が低下し始める．とくに，40 歳を過ぎると潜在的な老化が進行し，体力の低下や疲労を感じるなど，身体の変化を自覚するようになる．

一方，社会生活の忙しさや責任の増大は，不規則な生活リズムや運動不足などを引き起こす要因となる．男性では，夜遅く食事を摂るなどの食生活の乱れや，過度の飲酒などの不適切な生活習慣により，肥満者が増え，**生活習慣病**を発症するリスクが高くなる．

また，女性の多くは 40 歳代半ばから月経不順になり，**更年期**にさしかかる．

（3）中年期（実年期，50 〜 64 歳）

中年期は**高齢期**の前段階でもある．加齢による身体の**老化（退行性変化）**が著しくなり，心臓，腎臓，肺などの機能のほか，基礎代謝の低下も認められる（図7.4）．また，さまざまな生活習慣病の発症だけでなく，歯周病や老眼など加齢による疾病も増える．一方，社会生活では，60 歳前後から定年退職や子どもの独立，親の介護など，ライフスタイルに大きな変

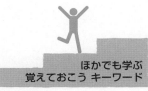

ほかでも学ぶ
覚えておこう キーワード

健康日本 21（第二次）
➡ 社会・環境と健康，公衆栄養学

やせ
第 4 章 9 節も参照．

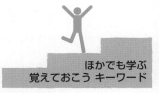

ほかでも学ぶ
覚えておこう キーワード

生活習慣病
➡ 公衆栄養学，栄養教育論，臨床栄養学

高齢期
第 8 章も参照．

退行性変化
体の細胞や組織が変性したり萎縮したりすることで，身体機能が低下，または停止する方向に変化し，病的な状態へと進んでいくこと．

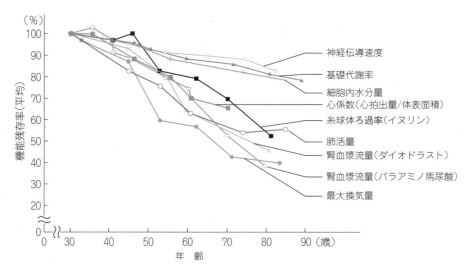

図 7.4　生理機能の加齢に伴う変化

N. W. Shock, *Can. Med. Assoc. J.*, **96**, 836（1967）より改変.

エストロゲン, プロゲステロン
第 4 章も参照.

FSH：follicle-stimulating hormone
LH：luteinizing hormone
GnRH：gonadotropin releasing hormone

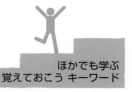

**ほかでも学ぶ
覚えておこう キーワード**

脳下垂体前葉, 間脳視床下部
　➡人体の構造と機能および疾病の成り立ち

化を迎える. 社会や家庭内での立場や位置づけを予測し, 適応できる準備をする必要がある.

　青年期, 壮年期, 中年期のいずれの時期も個人差が大きいため, 心身の状況だけでなく, 社会生活のあり方や生活習慣などを把握し, 老化を遅らせ, 健康で豊かな高齢期を迎えるための生活習慣が大切である.

1.2　更年期の生理的変化と栄養ケア

　更年期とは, 妊娠が可能な時期（**生殖期**）から卵巣機能が消失する時期（**非生殖期**）への移行期であり, 女性のライフサイクルの大きな節目でもある. 40 歳を過ぎた頃から卵巣機能が次第に低下し, 月経周期が不規則になり, やがて**閉経**を迎える. 日本女性の平均閉経年齢はおよそ 49.5 歳とされ, 閉経の前後合わせて約 10 年間を更年期という.

（1）更年期の生理変化

① 内分泌の変化

　卵巣から分泌される**女性ホルモン**は, **エストロゲン**と**プロゲステロン**である. 一般には, 40 歳代になると卵巣機能が低下し始め, 卵胞数が激減することで女性ホルモン, とくにエストロゲンの分泌量が低下する（図7.5）. 女性ホルモンの血中濃度が低下することにより, 脳下垂体前葉から分泌される卵胞刺激ホルモン（FSH）と黄体形成ホルモン（LH）, および間脳視床下部から分泌される性腺刺激ホルモン放出ホルモン（GnRH）の分泌量は増加する. このホルモン分泌の乱れは, 身体に多様な影響を及ぼす. とくに, エストロゲンの分泌低下によって, 月経不順や**閉経**, 自律神経の乱れ, 骨代謝や脂質代謝の変化などが出現する.

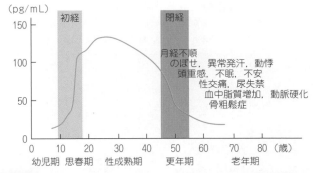

図 7.5　女性のライフサイクルとエストロゲン分泌量の変化

上山恵子，奥田あかり，尾関清子，山下絵美，『応用栄養学（第3版）』＜はじめて学ぶ　健康・栄養系教科書シリーズ＞，化学同人（2020），p.97 より．

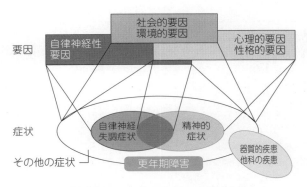

図 7.6　更年期障害の症状と発症機序

高松 潔，日産婦誌，**56**（9），656（2004）より．

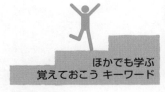

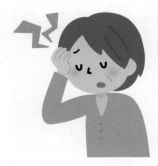

さまざまな更年期障害が現れる

器質的変化
組織や細胞が変形，変性あるいは破壊され，もとの形に戻らなくなるように変化すること．

② 更年期障害

更年期には，女性ホルモン分泌のアンバランスと，社会生活の変化や個人の性格など精神的・心因的な要因が関連し，女性の身体に多様な影響を及ぼす（図 7.6）．

更年期に現れる多様な症状のなかで，**器質的変化**が原因でない症状を**更年期症状**とよび，これらの症状のうち日常生活に支障をきたす病態を**更年期障害**（更年期症候群）という．

更年期障害の症状はおもに次の3つに分類される．

- 自律神経失調症状：のぼせや顔面紅潮（ホットフラッシュ），多汗，冷え症，動悸，胸痛，息苦しさ，疲れやすい，頭痛，肩こり，めまい，耳鳴りなど．
- 精神症状：イライラ，抑うつ気分，意欲低下，不安感など．
- その他の症状：腰痛や関節痛，嘔気や食欲不振，皮膚の乾燥感やかゆみ，頻尿など．

表7.1　簡略更年期指数（SMI）

症状の程度に応じ，自分で○印をつけてから点数を入れ，その合計点をもとにチェックをします．どれか 1 つの症状でも強くでていれば，強に○をして下さい．

症　状	強	中	弱	無	点数
① 顔がほてる	10	6	3	0	
② 汗をかきやすい	10	6	3	0	
③ 腰や手足が冷えやすい	14	9	5	0	
④ 息切れ，動悸がする	12	8	4	0	
⑤ 寝つきが悪い，または眠りが浅い	14	9	5	0	
⑥ 怒りやすく，すぐイライラする	12	8	4	0	
⑦ くよくよしたり，憂うつになることがある	7	5	3	0	
⑧ 頭痛，めまい，吐き気がよくある	7	5	3	0	
⑨ 疲れやすい	7	4	2	0	
⑩ 肩こり，腰痛，手足の痛みがある	7	5	3	0	
合計点					

更年期指数の自己採点の評価法

0 ～ 25 点……上手に更年期を過ごしています．これまでの生活態度を続けていいでしょう．

26 ～ 50 点……食事，運動などに注意を払い，生活様式などにも無理をしないようにしましょう．

51 ～ 65 点……医師の診察を受け，生活指導，カウンセリング，薬物療法を受けたほうがいいでしょう．

66 ～ 80 点……長期間（半年以上）の計画的な治療が必要でしょう．

81 ～ 100 点…各科の精密検査を受け，更年期障害のみである場合は，専門医での長期的な対応が必要でしょう．

ホルモン補充療法

エストロゲンの急激な低下に対して，必要最低限の女性ホルモンを補充する治療法．基本的には，エストロゲンと黄体ホルモンの 2 種類の女性ホルモンを使用する．

SMI：simplified menopausal index
LDL：low-density lipoprotein
HDL：high-density lipoprotein

国家試験ワンポイントアドバイス

骨代謝を理解しよう．骨は破骨細胞による骨吸収（破壊）と，骨芽細胞による骨形成（再生）とを繰りかえし，両者のバランスよって骨強度を保っている．

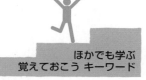

**ほかでも学ぶ
覚えておこう キーワード**

破骨細胞
　➡人体の構造と機能および疾病の成り立ち，臨床栄養学
アポトーシス，サイトカイン
　➡人体の構造と機能および疾病の成り立ち

破骨細胞

骨形成の際に骨の破壊と吸収を行う大型の細胞で多数の核を含んでいる．骨質（骨の基質の部分）を溶かす酵素を放出する，骨質と骨の接合部を酸性にするなどして，骨を溶かすはたらきをする．溶かされた骨は新たな骨の材料になったり，血液に取り込まれてカルシウム源などになったりする．

更年期障害の出現や症状は個人差が大きく，症状が重い場合は，**ホルモン補充**などの薬物療法や心理面からのサポートが必要となる．また，更年期障害の診断には，**簡略更年期指数**（SMI スコア，表 7.1）や血中卵胞刺激ホルモン（FSH）の測定があげられる．

③ 脂質代謝の変化

エストロゲンには，肝臓や脂肪・筋組織の LDL 受容体を増加させるはたらきがあり，肝臓への LDL−コレステロールの取込みを促進させるため，血中 LDL−コレステロール濃度は低下する．

また，肝臓における HDL−コレステロールの合成を促進させるので，血中 HDL−コレステロール濃度は上昇する．しかし，閉経後はエストロゲンの分泌が減少するため，LDL−コレステロール値および総コレステロール値は高値を示し，HDL−コレステロール値は低下する．その結果，閉経後は脂質異常症や動脈硬化などの発症リスクが高くなる．

④ 骨代謝の変化

エストロゲンは，破骨細胞（はこつ）の**アポトーシス**（細胞死）を促すとともに骨

表7.2	食生活のポイント

① 適正体重を維持するため，身体活動量を考慮した適切なエネルギー量を摂取する．
② 1日3食，規則正しい食事を心がける．
③ 良質のたんぱく質を含む，肉類，魚介類，卵，大豆製品を適量摂る．野菜料理と組み合わせ，栄養バランスに配慮する．
④ 骨量低下を予防するため，カルシウムを多く含む食品を積極的に摂る．
⑤ 脂質の質と量に注意する．肉の脂身など，動物性脂肪を多く含む油脂類の摂りすぎを避ける．また，バターやクリームなど洋菓子にも含まれている脂質にも留意する．
⑥ 高血圧予防のため，食塩の摂りすぎに注意する．

吸収作用のあるサイトカインの産生を抑制する．そのため，エストロゲン分泌が保たれている女性では骨吸収が抑制され，骨量が保たれる．しかし，閉経後はエストロゲン分泌量が低下し，**骨代謝**バランスが崩れ，骨吸収が骨形成より優位になるため，骨量の減少がみられる．

(2) 更年期の栄養ケア

不規則な食事時間や欠食，栄養のアンバランスは，自律神経のバランスを崩す要因となる．また，身体活動量の低下や過度は肥満を引き起こす．更年期障害の症状を軽減し，脂質異常症や**骨量**の減少を予防するために，食生活を見直すことが大切である（表7.2）．

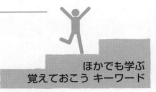

ほかでも学ぶ
覚えておこう キーワード

栄養アセスメント
➡臨床栄養学

栄養アセスメント
第2章も参照．

2 | 成人期の栄養アセスメントと栄養ケア

成人期の栄養ケアの目的は，健康の維持・増進および生活習慣病の予防と改善である．適切なエネルギー量および栄養素の摂取だけではなく，朝・昼・夕食のバランスや食べ方，外食の摂り方なども大切である．

2.1 成人期の栄養アセスメント

(1) 身体計測

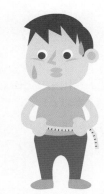

ウエスト周囲長は栄養アセスメントに必須

- **体格評価**：身長，体重から体格指数（BMI）を算出し，栄養状態や肥満の判定を行う．
- **腹囲：ウエスト周囲長**の計測．
- **皮下脂肪厚**：キャリパー式測定法（図2.3参照）が簡便であり，臨床でも広く用いられている．上腕三頭筋部，肩甲骨下部などを測定する．
- **上腕周囲長**：上腕周囲長と皮下脂肪厚より上腕筋面積を算出し，骨格筋の消耗の程度を評価する．

(2) 血液生化学検査

- **貧血**：赤血球数（RBC），ヘモグロビン濃度（Hb），ヘマトクリット（Ht），平均赤血球容積（MCV），平均赤血球ヘモグロビン量（MCH），不飽和鉄結合能（UIBC），フェリチンなど．
- **タンパク質代謝**：血清総タンパク質，アルブミン，アルブミン／グロブ

RBC
red blood cell

MCV：mean corpuscular volume
MCH：mean corpuscular hemoglobin
UIBC：unsaturated iron binding capacity

TG：triglyceride
AST：aspartate aminotransferase
ALT：alanine aminotransferase
GTP：glutamyl transpeptidase
ChE：cholinesterase
BUN：blood urea nitrogen
Cr：creatinine
eGFR：estimate glomerular filtration rate

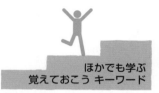

ほかでも学ぶ
覚えておこう キーワード

食事調査
➡栄養教育論

国家試験ワンポイントアドバイス

食事摂取基準は頻出.「日本人の食事摂取基準（2020年版）」における，それぞれの指標の意味を理解し，必要な栄養素量を確認しよう.

50歳以降では，日本肥満学会による「ふつう体重」と食事摂取基準における「目標とするBMI」の数値が異なっている.食事摂取基準では，あくまでもエネルギー過不足の評価項目の1つである.区別して理解しよう.

表7.3 目標とするBMIの範囲（18歳以上）[1, 2]

年齢（歳）	目標とするBMI（kg/m²）
18〜49	18.5〜24.9
50〜64	20.0〜24.9
65〜74	21.5〜24.9[3]
75以上	21.5〜24.9[3]

1　男女共通.あくまでも参考として使用すべきである.
2　観察疫学研究において報告された総死亡率がもっとも低かったBMIをもとに，疾患別の発症率とBMIとの関連，死因とBMIとの関連，喫煙や疾患の合併によるBMIや死亡リスクへの影響，日本人のBMIの実態に配慮し，総合的に判断し目標とする範囲を設定.
3　高齢者では，フレイルの予防および生活習慣病の発症予防の両者に配慮する必要があることを踏まえ，当面目標とするBMIの範囲を21.5〜24.9 kg/m²とした.
厚生労働省，「日本人の食事摂取基準（2020年版）」より.

リン比，レチノール結合タンパク質，プレアルブミン（トランスサイレチン），トランスフェリンなど.
- **糖質代謝**：血糖値，ヘモグロビンA1c（HbA1c），フルクトサミンなど.
- **脂質代謝**：総コレステロール，HDL-コレステロール，LDL-コレステロール，中性脂肪（TG）など.
- **肝機能**：アスパラギン酸アミノトランスフェラーゼ（AST），アラニンアミノトランスフェラーゼ（ALT），γ-グルタミルトランスペプチダーゼ（γ-GTP），コリンエステラーゼ（ChE）など.
- **腎機能**：血清尿素窒素（BUN），血清クレアチニン（Cr）など.BUN，年齢，性別より推定糸球体ろ過量（eGFR）を算出し，腎機能を評価する.

（3）臨床診査
- **問診**：主訴，既往歴，現病歴，家族歴，生活習慣，食習慣など.
- **視触診**（観察）：体格，皮膚や爪の状態，眼球，口唇，黄疸の有無，浮腫の程度など.

（4）食事調査
食事記録法（秤量法・目安量法），24時間思い出し法，食物摂取頻度調査など.いずれの調査方法も誤差が出現するため，それぞれの特徴を理解し，対象者に合った方法を用いることが望ましい.

2.2　成人期の食事摂取基準
日本人の食事摂取基準（2020年版）では，成人期のエネルギーおよび栄養素は，18〜29歳，30〜49歳，50〜64歳の3区分に分かれている（別冊資料参照）.

（1）エネルギー
日本人の食事摂取基準（2020年版）では，成人期におけるエネルギーの摂取量と消費量の収支バランスの指標として，**BMI**を用いている.観察疫学研究において報告された総死亡率がもっとも低かったBMIの範囲をもとに，当面目標とするBMIの範囲として年代ごとに示している（表7.3）.対象とする個人または集団のBMIが，食事摂取基準の目標とするBMIの範囲を下回っていればエネルギー不足，上回っていればエネルギー過剰の恐れがないか，ほかの要因も含め，総合的に判断する.

なお，参考値として，推定エネルギー必要量が示されている（表7.4）.

（2）たんぱく質
成人期におけるたんぱく質の推定平均必要量は，男性50 g/日，女性40g/日で策定されている.これは窒素出納実験により測定された良質たんぱく質のたんぱく質維持必要量（0.66 g/kg体重/日）をもとに，日常食混合たんぱく質の消化率で補正した値より算定されている.

推奨量は，推定平均必要量をもとに個人間変動を考慮し，推奨量算定係

表7.4 推定エネルギー必要量（kcal/日）

性　別	男　性			女　性		
身体活動レベル[1]	Ⅰ	Ⅱ	Ⅲ	Ⅰ	Ⅱ	Ⅲ
0〜5（月）	－	550	－	－	500	－
6〜8（月）	－	650	－	－	600	－
9〜11（月）	－	700	－	－	650	－
1〜2（歳）	－	950	－	－	900	－
3〜5（歳）	－	1,300	－	－	1,250	－
6〜7（歳）	1,350	1,550	1,750	1,250	1,450	1,650
8〜9（歳）	1,600	1,850	2,100	1,500	1,700	1,900
10〜11（歳）	1,950	2,250	2,500	1,850	2,100	2,350
12〜14（歳）	2,300	2,600	2,900	2,150	2,400	2,700
15〜17（歳）	2,500	2,800	3,150	2,050	2,300	2,550
18〜29（歳）	2,300	2,650	3,050	1,700	2,000	2,300
30〜49（歳）	2,300	2,700	3,050	1,750	2,050	2,350
50〜64（歳）	2,200	2,600	2,950	1,650	1,950	2,250
65〜74（歳）	2,050	2,400	2,750	1,550	1,850	2,100
75以上（歳）[2]	1,800	2,100	－	1,400	1,650	－
妊婦（付加量）[3]　初期				+50	+50	+50
中期				+250	+250	+250
後期				+450	+450	+450
授乳婦（付加量）				+350	+350	+350

1　身体活動レベルは，低い，ふつう，高いの3つのレベルとして，それぞれⅠ，Ⅱ，Ⅲで示した.
2　レベルⅡは自立している者，レベルⅠは自宅にいてほとんど外出しない者に相当する．レベルⅠは高齢者施設で自立に近い状態で過ごしている者にも適用できる値である.
3　妊婦個々の体格や妊娠中の体重増加量および胎児の発育状況の評価を行うことが必要である.
注1：活用にあたっては，食事摂取状況のアセスメント，体重およびBMIの把握を行い，エネルギーの過不足は，体重の変化またはBMIを用いて評価すること.
注2：身体活動レベルⅠの場合，少ないエネルギー消費量に見合った少ないエネルギー摂取量を維持することになるため，健康の保持・増進の観点からは，身体活動量を増加させる必要がある.
厚生労働省，「日本人の食事摂取基準（2020年版）」より.

数（＝1＋2×変動係数）より算定され，男性65 g/日，女性50 g/日で策定されている．なお，目標量は成人期では，18〜29歳，30〜49歳で13〜20%エネルギー比，50〜64歳で14〜20%エネルギー比と策定されている.

(3) 脂　質

　成人期における脂質は目標量で示されており，男女とも20〜30%エネルギー比である．この目標量の下の値は**必須脂肪酸**（n-6系およびn-3系脂肪酸）の目安量を，上の値は**飽和脂肪酸**の目標量を考慮して設定された．脂肪エネルギー比率が高くなると，エネルギーの摂取量が高くなり，肥満やメタボリックシンドロームなど生活習慣病の発症のリスクが高くなる．一方，極端な低脂肪食は脂溶性ビタミンの吸収を悪くし，また，エネルギー

摂取不足のリスクが高くなるため，適切な分量の摂取が望ましい．

　なお，飽和脂肪酸の目標量は，循環器疾患，とくに心筋梗塞予防の観点から，日本人の摂取実態も踏まえ，男女とも 7%エネルギー比以下で策定されている．

(4) 炭水化物

　炭水化物は身体活動だけでなく，脳の活動および**体温の維持**などのエネルギー源として体内で利用される．炭水化物の目標量は，たんぱく質および脂質の目標量の残余として算定されており，男女ともに 50 ～ 65%（アルコールを含む）である．

　食物繊維については，その摂取量と心筋梗塞の関連が明らかであることから，目標量が設定されている．研究報告の結果から得られた成人における理想的な摂取量と，日本人における摂取量（平成 27，28 年国民健康・栄養調査）の中央値との中間値より，男性 21 g/ 日以上，女性 18 g/ 日以上で策定された．

(5) ビタミン類

　ビタミン類の必要量はわずかであるが，ヒトの生命活動に不可欠である．体内で特有の生理作用をもち，**補酵素**として炭水化物や脂質，たんぱく質の代謝を促進させるはたらきがある．ビタミン類は体内では合成されないので，食品から摂取する必要があり，不足するとそれぞれのビタミン特有の欠乏症状を引き起こすため，推定平均必要量および推奨量または目安量が策定されている．また，耐容上限量が策定されているビタミン類については，サプリメントなどによる過剰摂取に注意する（別冊資料参照）．

(6) ミネラル類

　ミネラル類は体内の浸透圧のバランスを保ち，神経細胞での刺激伝達などに関係している．また，骨や歯，血液など体の構成成分にもなっており，体の健康維持に欠かせない栄養素である．ほとんどのミネラル類はビタミン類と同様に体内では合成されないので，食品から摂取する必要がある．

　ナトリウムは推定平均必要量が策定されているが，不可避損失量を補う観点から設定されており，通常の食事では不足するリスクはほとんどない．むしろ過剰摂取と**高血圧**の関連が指摘されているため，目標量が策定されており，18 歳以上では食塩相当量として男性 7.5 g/ 日，女性 6.5 g/ 日未満で算定されている（別冊資料参照）．

2.3　成人期の疾患と栄養ケア
(1) 生活習慣病の予防

　生活習慣病は，食習慣，運動習慣，休養，喫煙，飲酒などの生活習慣が，その発症・進行に関与する疾患群，と定義されている．高血圧，脂質異常症，糖尿病など生活習慣病の発症には，おもに外部環境，遺伝，生活習慣

補酵素

酵素のなかにはそれ自身では活性がないために，活性するのにある種の酵素のタンパク質と可逆的に結合することによって，酵素の活性を発現させる非タンパク質性の低分子量の有機化合物を必要とする．このような酵素作用の発現に必須の低分子有機化合物を，補酵素（coenzyme，コエンザイム）という．

不可避損失量

ナトリウムを一切摂取しない状態で，汗や便，皮膚やその他から排出されるナトリウムの量．その量は最低限補わなければいけないため，それを最低必要量としている．

国家試験ワンポイントアドバイス

生活習慣病のそれぞれの病態や食事ケアの留意点は，臨床栄養と重複している部分が多い．関連させて理解しよう．

が要因としてあげられる（図7.7）が，遺伝的な要因をもった人でも生活習慣を改善することで，その発症を抑制し，遅延させることができる．生活習慣では食生活や栄養が深く関係しており，規則正しい食事，適正なエネルギー量の摂取，バランスのとれた栄養，適量のアルコールなどが予防のための基本である．

　しかし，成人期では仕事や育児など，社会環境が多忙であることが多く，生活習慣を改善することが困難であるのが現状である．したがって疾病の早期発見，早期治療（**二次予防**）だけではなく，健康的な生活習慣を確立することにより，健康の保持，増進や疾病の発症を予防（**一次予防**）することを目指した支援が必要となってきている（図7.8）．

　わが国では，平成12（2000）年より21世紀における国民健康づくり運動（健康日本21）として，国民の生涯を通じた健康づくりを目指した取組みを推進した．さらに平成24（2012）年には21世紀における第二次国民健康づくり運動〔健康日本21（第二次）〕が策定され，国民の健康増進

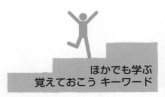

ほかでも学ぶ
覚えておこう キーワード

健康日本21（第二次）
➡ 公衆栄養学

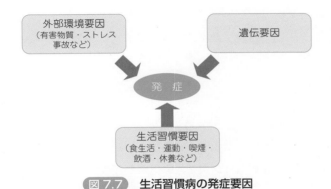

図7.7　**生活習慣病の発症要因**

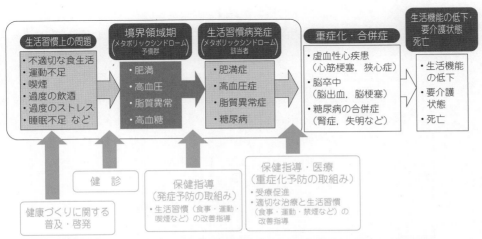

図7.8　**危険因子から生活習慣病への進展と，各段階における支援方策**

厚生労働省，「厚生労働省における生活習慣病対策について」．

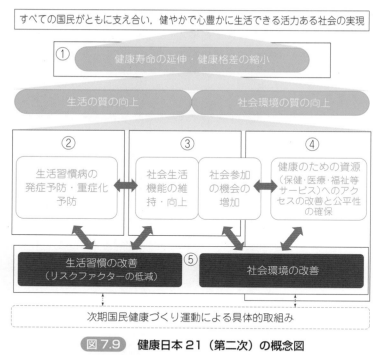

すべての国民がともに支え合い，健やかで心豊かに生活できる活力ある社会の実現

① 健康寿命の延伸・健康格差の縮小

生活の質の向上　　社会環境の質の向上

② 生活習慣病の発症予防・重症化予防

③ 社会生活機能の維持・向上　社会参加の機会の増加

④ 健康のための資源（保健・医療・福祉等サービス）へのアクセスの改善と公平性の確保

⑤ 生活習慣の改善（リスクファクターの低減）　社会環境の改善

次期国民健康づくり運動による具体的取組み

図 7.9　健康日本 21（第二次）の概念図

厚生労働省，http://www.mhlw.go.jp/bunya/kenkou/kenkounippon21_02.pdf より．

を推進している（図 7.9）．

（2）肥満とメタボリックシンドローム

① 肥満とは

肥満は，高血圧や脂質代謝異常，糖尿病などさまざまな生活習慣病を引き起こす危険因子の一つである．肥満は単に体重が多いというだけではなく，「身体を構成する成分のうち，脂肪組織が過剰に蓄積した状態」と定義され，単純性肥満（原発性肥満）と二次性肥満（症候性肥満）に分けられる．肥満の 9 割以上は**単純性肥満**であり，摂取エネルギーが消費エネルギーを上回る状態が長く続くことによって引き起こされるため，予防と改善には日常生活の見直しが大切である．一方，**二次性肥満**では，内分泌疾患など肥満をもたらす基礎疾患があるため，疾患が治癒もしくは改善されることにより，肥満は解消される．

肥満の評価，判定には，国際的な標準指標である**BMI**〔体重（kg）÷身長（m）²〕が用いられており，日本肥満学会では，BMI 25.0（kg/m²）以上を肥満としている（表 7.5）．

成人期における肥満者の割合は，男性では 40 歳代で 39.7％ともっとも高く，次いで 50 歳代で 39.2％，60 歳代で 35.4％となっており，およそ 3 人に 1 人が肥満である．また女性でも，60 歳代で 28.1％，50 歳代で 20.7％となっており，60 歳代ではおよそ 4 人に 1 人が，50 歳代では 5 人

国家試験ワンポイントアドバイス
皮下脂肪型肥満と内臓脂肪型肥満の身体への影響の違いを理解しよう．

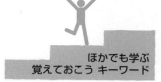

ほかでも学ぶ
覚えておこう キーワード

肥満，単純性肥満（原発性肥満），二次性肥満（症候性肥満）
➡臨床栄養学

BMI
body mass index

表7.5　新しい肥満度分類

BMI (kg/m²)	判　定
18.5 以下	低体重
18.5 ～ 25 未満	ふつう体重
25 ～ 30 未満	肥満（1度）
30 ～ 35 未満	肥満（2度）
35 ～ 40 未満	肥満（3度）
40 以上	肥満（4度）

※ BMI 35 以上を「高度肥満」と定義.
日本肥満学会，肥満症診療ガイドライン（2016）.

アディポサイトカイン

脂肪細胞から産生・分泌されるさまざまな生理活性物質をさす. メタボリックシンドロームの原因とされる内臓脂肪が蓄積すると，脂肪細胞が肥大・増殖し，アディポサイトカインの分泌異常が起こる. これが動脈硬化を促進し，糖尿病，高血圧，脂質異常症を発症・悪化させる.

に1人が肥満である（図7.10）. 健康日本21（第二次）の目標値は男性28%，女性19%以下であり，それよりも高いのが現状である.

　肥満は，脂肪の蓄積部位によって皮下脂肪型肥満と内臓脂肪型肥満の二つに分けることができる. **皮下脂肪型肥満**は腰まわりや太ももを中心に，全身の皮下（皮膚と筋肉の間）に脂肪の蓄積が多く，内臓脂肪型肥満は筋肉の内側腹腔内に脂肪が多く蓄積している. **内臓脂肪型肥満**では，脂肪細胞から分泌される**アディポサイトカイン**の分泌異常により，耐糖能異常・高血圧・脂質代謝異常などを発症するリスクが高い（コラム参照）.

② 肥満予防・改善のための栄養ケア

　肥満の予防・改善には，食生活をはじめとした生活習慣を見直し，望ましい食習慣を継続していく必要がある（表7.6）. 食事由来の摂取エネル

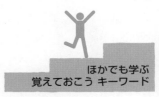

ほかでも学ぶ
覚えておこう キーワード

アディポサイトカイン
➡人体の構造と機能および疾病の成り立ち

Column

脂肪細胞とアディポサイトカイン

　脂肪細胞から分泌される生理活性物質を総称してアディポサイトカインといい，代謝異常やメタボリックシンドロームにかかわりがあることが知られてきている. アディポサイトカインは，そのはたらきによって大きく2種類に分けられる.

【動脈硬化予防の性質をもつ】
● アディポネクチン：インスリン感受性を高め，糖代謝を改善し，動脈硬化の進行を遅らせる.
● レプチン：脳視床下部にある満腹中枢を刺激し，食欲を抑制させる.

【動脈硬化を促進させる性質をもつ】
● TNF-α：糖輸送担体（GLUT4）のはたらきを抑制し，インスリン抵抗性を引き起こす.
● PAI-1：血栓を融解させるプラスミンのはたらきを抑制し，血栓の生成を促進させる.
　内臓脂肪の蓄積によって脂肪細胞が肥大・増殖すると，TNF-α や PAI-1 の分泌量が増加し，アディポネクチンは低下する. このことにより動脈硬化が進行し，糖尿病・高血圧・脂質異常症を発症・悪化させることが知られている.

GLUT4：glucose transporter type 4
TNF-α：tumor necrosis factor-α
PAI-1：plasminogen activator inhibitor-1

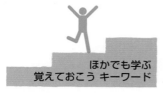

覚えておこう キーワード

糖輸送担体（GLUT4）
➡人体の構造と機能および疾
病の成り立ち，基礎栄養学

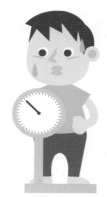

肥満は生活習慣病を引き起こす恐れ
がある

有酸素運動
十分な呼吸を確保しながら行う運
動．ふだんより多く取り込んでいる
酸素を使って，体内の糖質や脂肪を
エネルギー源として燃焼することに
よって，ゆっくりとエネルギーを生
みだす．

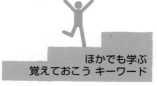

覚えておこう キーワード

インスリン抵抗性，糖尿病
➡臨床栄養学

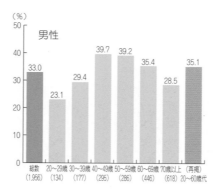
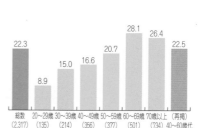

図 7.10 　肥満者（BMI ≧ 25 kg/m²）の割合（20 歳以上，性・年齢階級別）
厚生労働省，国民健康・栄養調査（令和元年）より．

表 7.6 　食生活指針

食事を楽しみましょう
1 日の食事のリズムから，健やかな生活リズムを
適度な運動とバランスのよい食事で，適正体重の維持を
主食，主菜，副菜を基本に，食事のバランスを
ごはんなどの穀類をしっかりと
野菜・果物，牛乳・乳製品，豆類，魚なども組み合わせて
食塩は控えめに，脂肪は質と量を考えて
日本の食文化や地域の産物を活かし，郷土の味の継承を
食料資源を大切に，無駄や廃棄の少ない食生活を
「食」に関する理解を深め，食生活を見直してみましょう

文部省，厚生省，農林水産省決定．平成 28 年 6 月一部改正．

ギー量と身体活動による消費エネルギー量のバランスを改善することに
よって，体脂肪の分解を促進することが重要である（表 7.7）．
　また，身体活動量を高めるために，軽い体操やウォーキングなど，**有酸
素運動**を日常生活の中に継続的に取り入れるようにする．
③ メタボリックシンドローム
　メタボリックシンドロームとは，内臓脂肪型肥満を基盤にした**インスリ**

表 7.7 　食生活の注意点

1. 栄養のバランス良く食べる．炭水化物，たんぱく質，脂質を適量摂取することに
加え，ビタミン，ミネラル，食物繊維も不足しないように摂取する
2. 1 日 3 食，規則正しく食べるようにし，朝食の欠食や夜遅い食事は控える
3. 適切なエネルギー摂取を心がけ，油物や甘い間食などを控える
4. 野菜や海藻，きのこ類など低エネルギーの食品を上手に使用する
5. よく噛んで時間をかけて食べることで，早食いや食べすぎを避ける
6. アルコールの取りすぎに注意する．またエネルギーや脂質量の高いつまみは控える

表7.8　メタボリックシンドロームの診断基準

ウエスト臍周囲径　男性 85 cm 以上　　女性 90 cm 以上 （内臓脂肪面積 100 cm² 以上に相当）	＋　以下のうち2項目以上

血清脂質異常 トリグリセリド値 150 mg/dL 以上 あるいは HDL-コレステロール値 40 mg/dL 未満 のいずれか，または両方	血圧高値 収縮期血圧 130 mmHg 以上 あるいは 拡張期血圧 85 mmHg 以上のいずれか，または両方	高血糖 空腹時血糖値 110 mg/dL 以上

メタボリックシンドローム診断基準検討委員会，日本内科学会雑誌，**94**, 4（2005），p.794 より．

国家試験ワンポイントアドバイス
メタボリックシンドロームの診断基準を理解しよう．

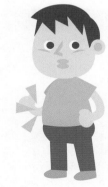

ウエスト周囲径はチェックしよう

ン抵抗性および糖代謝異常，脂質代謝異常，高血圧を複数合併するマルチプルファクター症候群で，動脈硬化になりやすい病態，と定義される．

　メタボリックシンドロームの状態が続くと，動脈硬化が進行し，虚血性心疾患（狭心症や心筋梗塞），脳血管疾患，**閉塞性動脈硬化症（ASO）**などの発症リスクが高くなる．

　わが国のメタボリックシンドロームの基準は，ウエスト周囲径男性 85 cm 以上，女性は 90 cm 以上に加えて，脂質代謝異常・血圧高値・糖代謝異常の3項目のうち2項目以上に該当するものとして策定した（表7.8）．

(4) インスリン抵抗性と糖尿病

① 糖尿病とは

　糖尿病は，インスリン作用や分泌の絶対的あるいは相対的な欠乏による高血糖と炭水化物，脂質，たんぱく質の代謝障害に特徴づけられる疾患である．糖尿病は遺伝的要因に加えて，肥満，過食，運動不足，感染などさまざまな環境要因が原因となり発症する．

　糖尿病は**1型糖尿病**と**2型糖尿病**に分類される．

【1型（インスリン依存型）糖尿病】　インスリンが分泌される膵臓のランゲルハンス島B細胞が障害を受け，インスリンの分泌が絶対的に欠乏することによって発症する．比較的若年時に発症することが多く，インスリン注射と食事療法が治療の要となる．

【2型（インスリン非依存型）糖尿病】　日本人の糖尿病のおよそ90%を占める．インスリンの分泌が低下しているか，インスリンの分泌は正常であっても作用の低下（インスリン抵抗性）によって発症する．成人期以降に多く見られ，遺伝，肥満，運動不足，過食，アルコールの多飲，不規則な食事，ストレスなどが原因である．肥満や運動不足は内臓脂肪を蓄積させ，インスリン抵抗性を引き起こす要因となる．軽症のうちは，生活習慣の改善によって進行を抑えることができる．

Point!
閉塞性動脈硬化症（arteriosclerosis obliterans, ASO）
おもに下肢の血管が動脈硬化により狭窄や閉塞を起こす疾患で，歩行時に足のしびれや痛みなどが現れる．

国家試験ワンポイントアドバイス
1型糖尿病と2型糖尿病の発症機序の違いや治療内容を理解しよう．

網膜症

網膜は眼底にある薄い神経の膜で，動・静脈血管や光，色を感じる神経細胞が多数存在する．網膜の血管は細いため，血糖値が高い状態が長く続くと詰まって損傷を受け，徐々に血管が詰まったり変形したりして出血を起こし，障害を受け，視力が低下する病気．

腎　症

腎臓の糸球体や尿細管が冒されることで，腎臓のはたらきが悪くなる病気．腎症に特有の症状はなく，段階を経て進行する病気で，タンパク尿が高度になり，ネフローゼ症候群を呈して浮腫が出現する．そうなると徐々に腎機能が低下し，腎不全に至る．

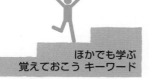

ほかでも学ぶ 覚えておこう キーワード

本態性高血圧，二次性高血圧
　➡人体の構造と機能および疾病の成り立ち，臨床栄養学

虚血性心疾患

心臓は筋肉（心筋）でできており，心臓自体にも冠動脈という血管から酸素や栄養を含んだ血液が送られている．この冠動脈が，動脈硬化などの原因で狭くなったり閉塞したりして，血流が阻害され心筋に血液がいかなくなることで起こる疾患．

糖尿病の治療では，**網膜症**，**腎症**，**神経障害**や動脈硬化（心筋梗塞，脳卒中）などの合併症が起こらないよう注意する必要がある．そのためには食事・運動療法を取り入れながら，血糖値を基準値に維持する必要がある．

成人期における糖尿病の治療・予防のための食生活は，過食を避け，偏食せずに規則正しい食事をすることである．また肥満を予防するために，適正なエネルギー量を守り，栄養バランスの良い食事を心がけることが大切である．

② **インスリン抵抗性**

インスリンは標的臓器（骨格筋，脂肪組織，肝臓など）に作用し，グルコースの取込みを促し，**血糖値**を調節している．**インスリン抵抗性**とは，膵臓からインスリンが血中に分泌されているにもかかわらず，標的臓器のインスリンに対する感受性が低下し，インスリンの作用が十分に発揮できない状態をいう．その結果，血糖値を調節するために多くのインスリンが必要になる．この状態が続くと，膵臓のインスリン分泌機能が低下し，血糖値が上昇するために 2 型糖尿病を引き起こす．　一般に，インスリン抵抗性が出現する原因としては，遺伝や過食，肥満，運動不足，加齢，ストレスなどが関連しているといわれる．

インスリン抵抗性を改善するためには，食事療法と運動療法を併用することが有効である．経口的に摂取した糖の 20 ～ 30％は骨格筋で利用されるが，骨格筋でのグルコースの消費が十分でない場合には，食後の血糖が上昇することになる．運動することで骨格筋へのグルコースの取込みを刺激するとともに，インスリン感受性も増強させる．さらに，継続的な運動により肥満が解消されれば，インスリン抵抗性の改善につながる．

（5）高血圧の予防と栄養ケア

血圧とは，心臓から送りだされた血液が，動脈の内部にかかる圧力のことをいう．**高血圧**とは，収縮期血圧もしくは拡張期血圧が継続的に高い状態である（表 7.9）．

高血圧は，原因疾患が明らかでない**本態性高血圧**と，腎疾患や内分泌疾患など原因疾患が明らかな**二次性高血圧**に分類される．

高血圧のおよそ 90％が本態性高血圧である．本態性高血圧の発症には，遺伝的要因と不適切な食事や不規則な生活，喫煙やストレスなどの環境要因が関連する．高血圧に自覚症状はないが，長期間継続すると動脈硬化を進行し，狭心症や心筋梗塞などの**虚血性心疾患**や脳血管疾患，腎障害などの発症リスクが高くなる．高血圧の治療は，食生活および運動不足の改善と禁煙に努め，血圧を正常にコントロールすることが大切である（表 7.10，表 7.11）．

（6）脂質異常症の予防と栄養ケア

脂質異常症とは，血中脂質である中性脂肪（トリグリセリド）または

表7.9　成人における血圧値の分類（mmHg）

高血圧治療ガイドライン2019（JSH2019）　https://www.jpnsh.jp/guideline.html
表2-5　成人における血圧値の分類　を参照.

【高血圧治療ガイドライン2014からのおもな変更点】
・成人の本態性高血圧患者において，家庭血圧を指標とした降圧治療の実施が強く推奨される.
・白衣高血圧者に対しては注意深い経過観察を行う.
・心血管イベントの抑制のために，高血圧の治療目標は130/80 mmHg未満が推奨される.
・高血圧患者における減塩目標は6 g/日未満にすることが強く推奨される.

表7.10　高血圧を予防する生活習慣と栄養ケア

1. 肥満予防・改善のため，適正なエネルギー量を守る
2. 栄養バランスに留意する. とくに野菜や果物に多く含まれるカリウムは，ナトリウムの尿中排泄を促すので，積極的に摂取する. 健康日本21の目標量は1日350 g以上であり，1日5皿程度の野菜料理が摂取目標である
3. 食塩の過剰摂取に注意する. 日本人の食事摂取基準（2020年版）では，18歳以上の男性では食塩相当量として男性7.5 g/日，女性6.5 g/日未満が予防のための目標量である. また，日本高血圧学会による高血圧治療ガイドライン（2019）では，食塩6 g/日未満が治療のための目標値である
4. 有酸素運動を中心に定期的に運動を行う
5. 長期に渡る過度の飲酒は高血圧の原因となるため，アルコールは適量を心がける
6. 喫煙は高血圧への影響が指摘されており，また，虚血性心疾患や脳血管障害の危険因子であるため，喫煙防止に努める
7. ストレスをためないようにする. 生活リズムを整え，睡眠時間を確保する

表7.11　減塩のための調理上の工夫

● 食塩を多く含むしょうゆや味噌の使用量を控え，食酢や柑橘類などの酸味や香辛料，香味野菜などで味つけをする
● 素材の旨味を活かすため，新鮮な食品を使用する
● 汁物などは食塩量が多いので，かつお節や昆布などのだしを濃い目にとり，だしの旨味で味つけを控える. また，野菜などの具を多く入れ，汁の量を減らすようにする
● 食塩を含むかまぼこや漬物などの加工品にしょうゆをかけない. また，食べる量を減らす
● 市販の加工食品や外食は食塩を多く含むので，摂りすぎに注意する

LDL-コレステロールが増加している，あるいはHDL-コレステロールが低下している状態をいう. 表7.12にスクリーニングのための診断基準を示す. 脂質異常症は動脈硬化の危険因子の1つであり，この状態が長く続くと狭心症や心筋梗塞，脳梗塞などを引き起こす. 脂質異常症は，その成因によって**原発性高脂血症**と**二次性（続発性）高脂血症**の2つに分けられる.

原発性高脂血症は遺伝によって発症する脂質異常症であり，とくに，**家族性高コレステロール血症**には，遺伝が強く関係している.

二次性（続発性）高脂血症は，食習慣をはじめとする生活習慣の乱れ，

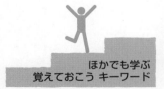

**ほかでも学ぶ
覚えておこう キーワード**

原発性高脂血症，家族性高コレステロール血症
➡ 人体の構造と機能および疾病の成り立ち，臨床栄養学

表7.12　脂質異常症診断基準（空腹時採血）

動脈硬化性疾患予防のための脂質異常症診療ガイド 2018 年版
表 6-1　脂質異常症診断基準（空腹時採血）を参照.

動脈硬化性疾患予防のための脂質異常症診療ガイド 2018 年版　では, non-HDL コレステロールが追加され, 説明が追加されている.
non-HDL コレステロール：総コレステロール－ HDL-コレステロール（もしくは総コレステロールから HDL-コレステロールを引いて算出される）
170 mg/dL 以上　⇒　高 non-HDL コレステロール血症
150 〜 169 mg/dL　⇒　境界域高 non-HDL コレステロール血症
＊スクリーニングで境界域高 LDL-C 血症, 境界域高 non-HDL-C 血症を示した場合は, 高リスク病態がないか検討し, 治療の必要性を考慮する.

表7.13　脂質異常症を予防する生活習慣と栄養ケア

- 肥満の予防・改善：とくに内臓脂肪型肥満では, 血中中性脂肪や LDL-コレステロールが高値に, HDL-コレステロールが低値になりやすい傾向にある
- 脂肪の質に注意する：魚類に含まれる n-3 系多価不飽和脂肪酸は, 血中中性脂肪低下作用があるといわれる. また, 動物性脂肪に含まれる飽和脂肪酸は, インスリン抵抗性の悪化と LDL-コレステロールの増加が示唆されている
- 大豆, 野菜, 果物を積極的に摂取する. 大豆に含まれているイソフラボンやたんぱく質, 多価不飽和脂肪酸には軽度の LDL-コレステロール低下作用があるといわれている. また大豆や野菜, 果物には食物繊維が多く含まれており, とくに水溶性食物繊維には, LDL-コレステロール低下作用があることが示唆されている
- アルコール類は適量を心がける

副腎皮質ホルモン

副腎皮質から分泌されるホルモンの総称. 生命維持に必須の物質で, 体内の無機質・水分代謝の調節, 血糖値の上昇, 肝臓におけるグリコーゲンやケトン体の生成促進にかかわる.

甲状腺機能低下症や**副腎皮質ホルモン**分泌異常など内分泌異常, 糖尿病や腎臓病などの疾患, ステロイドホルモンや避妊薬などの薬剤が要因となる.

二次性（続発性）高脂血症の予防・治療には, 食生活の改善, 禁煙, 肥満の改善などがあげられる（表 7.13）.

(7) 動脈硬化

動脈の内壁が脂質の沈着などにより肥厚, 硬化し, 弾力を失った状態を**動脈硬化**という. 進行すると, 血管壁に脂肪などの塊（**プラーク**）が蓄積して血管壁の一部が盛り上がり, 動脈の内腔が狭くなり, その結果, 虚血性心疾患や脳梗塞などの疾患を引き起こす原因となる.

動脈硬化の危険因子には, 高血圧, 脂質異常症, 喫煙, 肥満, 糖尿病, 高尿酸血症, ストレス, 運動不足, 加齢などがあげられる. これらの因子には生活習慣に由来するものが多く, 動脈硬化を予防するためには, 上述の危険因子を排除するとともに, 不適切な生活習慣を改善することが大切である.

(8) 虚血性心疾患の予防と栄養ケア

日本では, 欧米各国に比べるとまだ**虚血性心疾患**は少ないが, 高齢者人口の増加に従い患者数は増え続けており, 三大死因の 1 つになっている（図

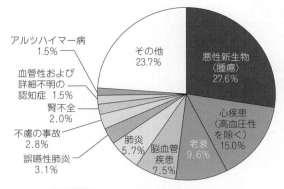

図7.11 おもな死因別死亡数の割合

厚生労働省, 人口動態統計 (令和2年).
死因のうち, 上位10位以下はその他とした.

7.11). 虚血性心疾患は, 動脈硬化などが原因で, **冠動脈**の狭窄により血流量が減少し, 心筋が酸素不足になった状態 (虚血) である. 虚血性心疾患には, 冠動脈の血流が悪くなり心筋に必要な血液が不足する**狭心症**と, さらに動脈硬化が進み, 冠動脈の血管内に血栓ができ, 完全に詰まって (塞栓) 心筋に血液が行かなくなる**心筋梗塞**がある.

虚血性心疾患の予防には, 動脈硬化の予防が有効であり, 危険因子の改善に努めるようにする. 禁煙, 食塩・糖類・脂質の摂りすぎに注意し, 高血圧症, 糖尿病, 脂質異常症を予防すること, 適度な運動, ストレスを避け, 規則正しい生活を送り, 生活習慣を改める必要がある.

(9) 脳血管疾患の予防と栄養ケア

脳血管疾患は, 脳の一部が出血あるいは塞栓などによる虚血のため, 一過性もしくは継続的になんらかの神経症状を呈する疾患のことである. 脳血管疾患は, 大きく脳出血, 脳梗塞, くも膜下出血に分類される.

脳出血は高血圧などが原因で, 脳の血管が破れ脳内に出血を起こす疾患である. 脳出血は, 出血が起こった部位によって特徴的な症状を呈するが, どの部位でも比較的よくみられるのは, 頭痛と嘔吐であり, ほかに意識障害や麻痺, しびれなどの感覚障害が起こることがある. **脳梗塞**は脳の動脈が血栓などによって詰まり, そのまわりの組織への血流が止まることによって生じる疾患であり, 発生機序によって塞栓と血栓に分類される. **くも膜下出血**は, 脳動脈瘤の破裂などによって, くも膜下腔に出血が生じることによって生じる疾患である.

脳血管疾患の危険因子には, 高血圧, 動脈硬化, 肥満, 喫煙, 運動不足や多量の飲酒, ストレス, 睡眠不足などの生活習慣があげられるため, 予防のためにはこれらの因子を取り除くことが重要である (表7.14).

(10) 骨粗鬆症の一次予防

骨粗鬆症は, 骨密度の低下を特徴とし, 骨質の劣化によって骨強度が低

冠動脈
心筋にエネルギーや栄養素を供給する動脈. 冠状動脈ともいう.

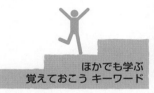

ほかでも学ぶ
覚えておこう キーワード

虚血性心疾患, 脳血管疾患
➡ 人体の構造と機能および疾病の成り立ち, 臨床栄養学

くも膜下出血
脳の表面は軟膜・くも膜・硬膜という3層構造からなり, くも膜と軟膜間の空洞部をくも膜下腔といい, そこが出血した病態の総称. 脳の血管にできるこぶのようなふくらみである脳動脈瘤の破裂によることがほとんど.

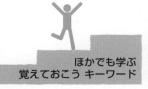

ほかでも学ぶ
覚えておこう キーワード

骨粗鬆症
➡ 人体の構造と機能および疾病の成り立ち, 臨床栄養学, 栄養教育論

表7.14　生活習慣の改善

禁　煙	食事管理	体重管理	身体活動・運動	飲　酒
禁煙は必須 受動喫煙を防止	減塩：食塩6g/日未満にする 適切なエネルギー量と，三大栄養素（炭水化物・たんぱく質・脂肪）およびビタミン・ミネラルをバランス良く摂取する 野菜や食物繊維，果物を適量摂取する 3食を規則正しく，ゆっくりよく噛む コレステロールや飽和脂肪酸を過剰に摂取しない，魚を積極的に摂取する	定期的に体重を測定する．BMI＜25であれば，適正体重を維持する BMI≧25の場合は，摂取エネルギーを消費エネルギーより少なくし，体重減少を図る	中強度以上の有酸素運動を中心に，定期的に（毎日30分以上を目標に）行う 運動療法以外の時間も，こまめに歩くなど，座ったままの生活にならないよう，活動的な生活を送るように注意を促す	アルコールはエタノール換算で1日25g以下にとどめる

脳心血管病予防に関する包括的リスク管理合同会議，脳心血管病予防に関する包括的リスク管理チャート，日本内科学雑誌，**104**（4），861-864（2015）より．

骨芽細胞

骨組織の表面に存在し，新しい骨をつくるはたらきをもつ細胞．細胞の周囲に骨の成分（骨基質）を分泌し，成長中の骨でもっともその活性が高い．骨以外にもコラーゲンやタンパク質の1種であるオステオカルシンも生成する．

カルシウム，ビタミンD

カルシウムを多く含む食品には，乳類，小魚，大豆製品，緑黄色野菜，海藻類などがある．また，ビタミンDを多く含む食品には，魚類やきのこ類，レバーなどがある．

下し，骨折のリスクが増大する疾患である．骨強度は，骨密度と骨質の2つの要因によって規定される．

　骨量は年齢とともに変化し，18～20歳代がピークとなり，30歳代までは高い骨量を維持するが，加齢とともに減少していく．とくに，女性は更年期を迎える50歳前後から，**女性ホルモン（エストロゲン）**の分泌低下に伴い，急激に骨量が減少する（図7.12）．骨は**骨芽細胞**における骨吸収と骨形成を繰り返しているが，骨粗鬆症ではこのバランスが崩れ，骨吸収が骨形成より増加し，骨形成が追いつかなくなるため骨量が減少する．

　骨粗鬆症は加齢，性別，家族歴などの除去できない危険因子と，食生活や運動習慣など改善可能な因子により発症する疾患である．骨粗鬆症を予防するためには，カルシウム補給に欠かせない食事，骨を強くする運動など，生活習慣を改善することが重要である．また，成長期にできるだけ骨

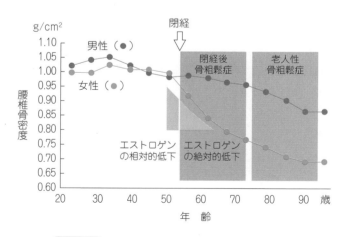

図7.12　腰椎骨密度の加齢変化における性差

太田博明，日本骨代謝学会（1996）より改変．

表7.15 骨粗鬆症を予防する生活習慣と栄養ケア

① 1日3回，栄養バランスの良い食事をとる
② カルシウムやビタミンDを含む食品を積極的に摂取する
③ 加工食品やインスタント食品の摂りすぎに注意する
④ 適度な運動習慣を身につける

表7.16 骨粗鬆症の治療時に推奨される食品，過剰摂取を避けたほうがよい食品

推奨される食品	過剰摂取を避けたほうがよい食品
カルシウムを多く含む食品（牛乳・乳製品，小魚，緑黄色野菜，大豆・大豆製品）	リンを多く含む食品（加工食品，一部の清涼飲料水）
ビタミンDを多く含む食品（魚類，きのこ類）	食塩
ビタミンKを多く含む食品（納豆，緑色野菜）	カフェインを多く含む食品（コーヒー，紅茶）
果物と野菜	
たんぱく質（肉，魚，卵，豆，牛乳・乳製品など）	アルコール

骨粗鬆症の予防と治療ガイドライン作成委員会（日本骨粗鬆症学会，日本骨代謝学会，骨粗鬆症財団），骨粗鬆症の予防と治療ガイドライン（2015年版），p.79，表25より.

量を高め，強い骨をつくっておくと，高齢期においても比較的高い骨量を維持することができる（表7.15，表7.16）.

復習問題を解いてみよう
https://www.kagakudojin.co.jp

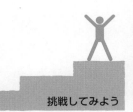

挑戦してみよう

第8章

高齢期

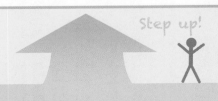

Step up!

◆学ぶ前に復習しておこう◆

ちょっと

低栄養	脳血管疾患	認知症	ロコモティブシンドローム
エネルギーとたんぱく質が欠乏し，健康な体を維持するために必要な栄養素が足りない状態．	脳の血管の障害によって，脳細胞が破壊される病気の総称．	脳の神経細胞が壊れるために起こる症状や状態．	運動器の障害により，要介護になるリスクの高い状態になること．

第 8 章　高齢期

健康寿命
健康上の問題で日常生活が制限されることなく生活できる期間.

スマート・ライフ・プロジェクト
厚生労働省の国民運動で「健康寿命を延ばしましょう」をスローガンに，国民全員が人生の最後まで元気に健康で楽しく毎日が送れることを目標としている. 運動（プラス 10 分）・食生活（プラス 1 皿の野菜）・禁煙の 3 分野を中心に，具体的なアクションのよびかけを行っている. 平成 26 年度からは，これらのアクションのほか，健診・検診の受診を新たなテーマに加え，さらなる健康寿命の延伸を，プロジェクトに参画する企業・団体・自治体と協力・連携しながら推進している.

地域包括ケアシステム
住み慣れた地域で，自分らしい暮らしを最期まで続けることのできる，地域の包括的な支援・サービス提供体制.

各器官の機能
● 呼吸器（気管や肺）：酸素を取り入れ二酸化炭素を排泄する.
● 循環器（心臓や血管）：酸素や栄養や老廃物などを運ぶ血液を流す.
● 消化器（胃や腸）：食物を消化・吸収する.
● 運動器：骨，関節，筋肉や神経で構成され，連携して体を自由に動かす.

重複受診
同じ病気で，複数の医療機関にかかること.

多剤服用
ポリファーマシー. 多種類の医薬品が処方されていること.

残存機能
病気やけが，障害，加齢などなんらかの理由によって身体に障害があっても，活用することのできる残された機能のこと.

1　高齢社会を迎えて

わが国の 65 歳以上の高齢者人口は全体の 28.4 %〔平成 31（2019）年 9 月〕を占め，2060 年には 39.9 % に達し，2.5 人に 1 人が 65 歳以上，4 人に 1 人が 75 歳以上になると推測され，日本特有の人口構造となっている. 平成 22（2010）年の平均寿命は男性が 79.64 歳，女性が 86.39 歳であるが，健康寿命は男性 70.42 歳，女性 73.62 歳となり，平均寿命と健康寿命の差は男性が 9.1 歳，女性が 12.7 歳となっている.

健康日本 21（第二次）やスマート・ライフ・プロジェクト，今後は**地域包括ケアシステム**の構築が推進されるので，栄養士・管理栄養士のかかわりもさらに期待されている.

2　高齢期の生理的特徴

高齢期には，加齢とともに心身のさまざまな機能が低下し，身体機能の衰えとともに老化が進行するが，その進行は個々の生活習慣などにより異なる. 65 〜 74 歳を**前期高齢者**，75 歳以上**後期高齢者**として，食事摂取基準では 65 歳以上を高齢者としている. **重複受診**の問題や**多剤服用**の機会も増え，薬剤の相互作用についての知識も必要となる.

各組織の萎縮の進行速度は組織によって異なり，骨格筋，脾臓，肝臓などでは顕著だが，脳や腎臓などの生命維持にかかわる臓器では緩やかである（図 8.1）. また，加齢に伴う各臓器・器官系の変化については**表 8.1**に示す.

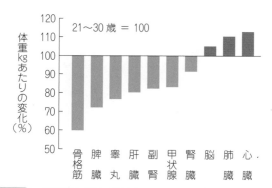

図 8.1　高齢期（71 歳以上）における臓器重量の変化.
Korenchevsky（1961）より.

2.1　感覚機能

加齢に伴い，五感（味覚，視覚，聴覚，嗅覚，触覚）の**感覚機能**は低下するが，**残存機能**をうまく活用し，食事を楽しみながら栄養補給できるようにする.

168

表8.1 加齢に伴う各臓器・器官系の変化

中枢神経系	● 脳細胞は 20 歳代をピークとして減少していくと考えられている ● 脳血流量も 20 歳以降減少 ● 脳波においても基礎 α 波の徐波化が認められ，脳波の振幅の減少，開眼による α 波抑制の減退
内分泌系	● 基礎代謝は低下 ● 加齢により増加：ゴナドトロピン，膵性ポリペプチド ● 加齢により低下：副腎性アンドロゲン，エストロゲン，テストステロン ● ホルモンに対する組織受容体の反応性低下
呼吸器系	● 肺の弾性収縮力は減少する ● 肺活量，1 秒量，最大換気量なども減少 ● 動脈血ガス分析にて PO_2 の低下
消化器系	● 胃粘膜の萎縮が進行し，胃酸濃度低下 ● ペプシンの分泌減少 ● 肝機能や膵機能での加齢的変化はあまりない
感覚器系	● 嗅覚，聴覚の鈍化 ● 視覚では老眼が出現してくる．また白内障が高頻度に発生する
免疫系	● 免疫監視機構の機能低下により発がんや老化が促進 ● 血中自然抗体価は加齢とともに徐々に低下
循環器系	● 心拍出量は 20 歳以降直線的に減少 ● 心係数では 1 年に約 0.8％ずつ減少 ● 末梢血管抵抗は加齢とともに直線的に上昇，動脈硬化が進行する ● 心電図では QRS 前額面平均電気軸の加齢に伴う左軸偏位
泌尿器系	● 腎血流量が低下，したがって糸球体ろ過値は低下し，クレアチニンクリアランス（Ccr）は減少する ● 尿細管機能も加齢とともに低下し，尿濃縮能も低下する．膀胱容積が小さくなり，夜間尿が頻繁となる ● 男性においては前立腺が肥大する
反射・運動機能	● 筋力は 20 歳代をピークとして直線的に低下 ● 動作を始めるまでの反応時間の低下 ● 末梢神経運動伝導速度は軽度に低下
骨格系	● 身長および体重はともに減少傾向を示す ● 脊柱では背筋の萎縮，椎骨の変化が著しく，骨塩量は中年以降減少する （とくに女性では閉経後の骨塩量の減少が著しく，比較的早くから骨粗鬆症を呈する） ● 筋力（握力）は 40 歳以降低下 ● 関節柔軟度も 18 歳前後をピークとして減少するが，40 歳以降の変化が少ない

鈴木隆雄，臨床栄養（臨時増刊号），**118**（6），552（2011）.

心係数

心拍出量を評価する際，体格の違いにより酸素摂取量が異なることを考慮して使用される値で，心拍出量を体表面積で補正して求められる．体表面積 1 m^2 あたりの 1 分間に心臓から拍出される血液量を表す．
心拍出量（1 分間に拍出される血液量）＝（1 回心拍出量）×（1 分間の心拍数）
心係数 ＝ 心拍出量／体表面積（1 m^2）

QRS

心電図における波形のうち，左右両心室筋の興奮を示す部分．

Ccr：creatinine clearance

骨塩量
一定量の骨の中に含まれるカルシウムとリンなどのミネラルの量を示す指標．

（1）味 覚

　味を感じる**味蕾**（みらい）の味細胞の減少により，味（**五味**（ごみ）：甘味，酸味，塩味，苦味，うま味）の閾値（いきち）（味を感じることのできる最低の濃度）が上昇する．とくに**塩味が顕著に上昇**し，食欲にも影響する．

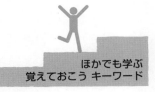

ほかでも学ぶ
覚えておこう キーワード

味 蕾
➡人体の構造と機能および疾病の成り立ち，基礎栄養学

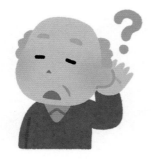

加齢により老人性難聴を生じることも多い

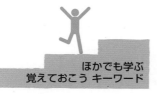

**ほかでも学ぶ
覚えておこう キーワード**

8020運動
➡社会・環境と健康

（2）視　覚

白内障はさまざまな原因で水晶体が濁り，まぶしく感じたり，物が二重にみえたりするなどの視力障害をもたらす病気である．加齢によるものが多く，一般に**老人性白内障**（はくないしょう）とよばれている．瞳孔を開く検査（散瞳検査）（さんどう）で水晶体を観察すると，早い人では40歳代から，80歳代では大部分の人で白内障が発見される．

（3）聴　覚

老人性難聴は両側性で生じることが多く，人との会話やテレビやラジオなどの聴取も困難になり，日常生活にも影響する．

（4）嗅　覚

加齢とともに鼻腔内（びくう）の鼻粘膜の感覚細胞の減少と組織の萎縮（いしゅく）があり，食欲にも影響する．閾値は上昇する．食品の劣化に気づきにくくなる．

（5）触　覚

低下すると思われる．

2.2　咀嚼・嚥下機能

加齢に伴い，部分床義歯（ぶぶんしょうぎし），全部床義歯が増え，咀嚼能力（そしゃく）が低下し，栄養素の摂取不足につながる．食形態を調整して咀嚼能力を補うようにする．

Column

白　内　障

　子どもより老人のほうが，水晶体が重く厚くなる．白内障はさまざまな原因で水晶体が濁り，まぶしく感じやすい，物が二重にみえるなどの視力障害をもたらす．原因として多いのが加齢によるもので，一般に老人性白内障とよばれているが，光が水晶体を通過する面は瞳孔（どうこう）の大きさによって変わるので，光が通過しないところが濁っている場合，自覚症状はほとんどない．

　散瞳検査で水晶体を観察すると，早い人では40歳代から，80歳代では大部分の人で白内障が発見される．

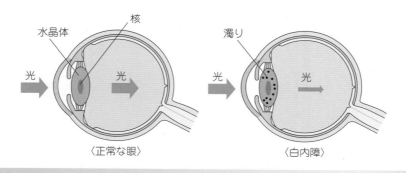

平成元年（1989）から厚生労働省と歯科医師会が推奨している「**8020運動**」という運動がある．健康日本21（第二次）では，令和4年度までの達成目標がかかげられている．永久歯は生えそろうと28〜32本である．なるべく自分の歯を残すことで，食事を楽しめて，消化器への負担も少なくできる．

また嚥下（えんげ）筋力の低下，唾液分泌の低下，脳血管疾患による麻痺（まひ）などが原因で嚥下機能が低下しやすくなる．免疫力や全身抵抗性の低下，**咳反射**（せきはんしゃ）の減弱，口腔内の不衛生などが重なることにより，**誤嚥性肺炎**（ごえんせい）のリスクが高くなる（図8.2）．

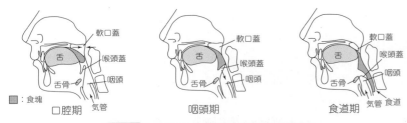

□：食塊

口腔期　　　　　　咽頭期　　　　　　食道期

図 8.2 **口腔から食道への食物の取込み**

下田妙子 編，『臨床栄養学：管理栄養とアセスメント編（第2版）』〈エキスパート管理栄養士養成シリーズ〉，化学同人（2010），p.129 より改変．

2.3 消化・吸収機能

消化管粘膜が萎縮することから，唾液，胃液，膵液の分泌が減少し，炭水化物，たんぱく質，脂質の消化・吸収の機能が低下する．

食道・胃境界部や下部食道括約筋（かつやくきん）の逆流防止機構が低下し，胃酸の逆流による**逆流性食道炎**が発症しやすくなる．また，骨粗鬆症による円背（えんぱい）などによっても，逆流性食道炎が発症しやすくなる．主症状は胸やけであるが，喉がつまったような違和感，咳，痛みの症状もあり，胃液の逆流も起こる．放置すると悪化し，食道がんの危険性が高まる．

大腸蠕動（ぜんどう）運動の機能の低下や運動量，身体活動量の低下により，慢性的な**便秘**がみられる．

またマラスムスのような慢性的な栄養不良状態の患者に栄養療法を開始した場合，**リフィーディング症候群**が起こることがある．急速な栄養補給により，大量のブドウ糖を投与した際に発生する一連の代謝性合併症の総称で，低リン血症，低マグネシウム血症，低カリウム血症などがみられる．

2.4 食欲不振，食事摂取量の低下

感覚機能の低下に伴い，食欲不振や食事摂取量の低下が起こりやすい．体内での**水分出納**（すいとう）を表8.2に示す．食事摂取量の低下に伴い摂取水分量も減少する．

健康日本21（第二次）における歯・口腔の健康に関する令和4年度までの達成目標

＊（　）内の数字は後者が平成34年の目標値．高齢期に関する部分のみ抜粋．

● 口腔機能の維持・向上（平成21年：73.4% → 80%）
● 80歳で20歯以上の自分の歯をもつ者の増加（平成17年25.0% → 50%）
● 60歳代における進行した歯周病をもつ者の減少（平成17年54.7% → 45%）
● 過去1年間に歯科検診を受診した者の割合の増加（20歳以上）（平成21年34.1% → 65%）

咳反射
飲食物などの異物を気管外に排除する防御反射．

誤嚥性肺炎
飲食物が声門下に侵入することで引き起こされる肺炎．

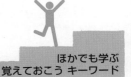

ほかでも学ぶ
覚えておこう キーワード

逆流性食道炎
➡ 人体の構造と機能および疾病の成り立ち，臨床栄養学

逆流性食道炎
胃酸や胃内容物が食道に逆流した結果，食道に炎症が起こり，びらん（粘膜がただれること）や潰瘍を生じる疾患，胸やけや胸の痛みなどの症状がある．

円 背
脊椎湾曲症の一種．脊椎が丸まるように湾曲した状態．

便 秘
弛緩性と麻痺性があり，運動量減少，腸管の運動機能低下などによる．

体内での水分出納

筋肉・皮下組織の備蓄水分の減少は脱水症状を起こしやすい．また，発熱・下痢・嘔吐など体調の変化により水分を失いやすい．口渇感が低下する．

高齢期の口腔ケア

誤嚥性肺炎の予防，う蝕・歯周病の予防，唾液分泌の促進，口臭の除去，舌苔・口内炎・カンジダ症の予防を目的として，口の中を清潔に保つこと．具体的には，歯ブラシ・歯間ブラシなどで歯の汚れをとる，スポンジブラシ・ガーゼなどで舌・粘膜のケア，入れ歯の清掃・洗浄など．自分で磨く，磨けることが基本（自立磨き）だが，介助が必要な場合には相手の気持ちを第一に，常に声かけをし，あせらず，ゆとりをもって進める．

溢　水

体内に水分が過剰に貯留している状態で，心不全や腎不全などの場合にみられる．

A/G 比：アルブミン（albumin, A）/グロブリン（globulin, G）比

表8.2　体内での水分出納
摂取量（入る水）　2,200 ～ 2,800 mL
（食事 1,000 mL，食事以外の飲み物　1,000 ～ 1,500 mL）
体内の代謝でつくられる水・代謝水　200 ～ 300 mL
排泄量（出る水）　2,200 ～ 2,800 mL
便　200 ～ 300 mL，尿　1,000 ～ 1,500 mL
不感蒸泄　1,000 mL

筋肉・皮下組織の備蓄水分は減少し，発熱，下痢，嘔吐など体調の変化により体内の水分を失いやすくなる．口渇中枢が低下して，口渇感を感じにくくなる．水分摂取が減るために，口腔内も乾燥しやすくなり，脱水状態を招くこともある．定期的な口腔ケアが必要となる．また，逆に水分を体にため込んで溢水状態となることもある．

2.5　タンパク質・エネルギー代謝の変化

加齢に伴い除脂肪量が減少するため，代謝量も低下する傾向がみられる．体組成からみると，骨格筋，内臓の除脂肪組織が水分とともに減少し，成人期と比べて脂肪の割合が増加する．

（1）タンパク質代謝

肝臓のアルブミン合成能が低下し，血清アルブミン濃度は加齢とともに低下する．血清グロブリン濃度は高齢期でもほとんど低下しないため，**A/G 比**は加齢とともに低下する．

Column

誤　嚥

　老化に伴い，咳反射，嚥下反射の弱まりや唾液分泌の減少により誤嚥が増加する．疾患や服薬なども誤嚥の原因となる．高齢者の誤嚥は肺炎の原因にもなりかねない．

　食物の一部や唾液，逆流した胃液など，食道に流入すべきものが，誤って気管内に流入することで，寝ている間に唾液や胃液などが気管に入ることもある．

　障害の程度によって異なるが，低粘度の半流動や半固形で喉ごしのよいものにする増粘剤は，飲料や汁物に添加して使用することができ，とろみをつけたり固めたりすることができる．

　姿勢の保持はやや前かがみであごをひいて，かかとが床につくイス，テーブルの高さも調整し，食事介助は正常側から食事時間は30分程度（長時間は疲労につながる）がよいとされている．

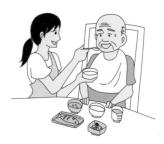

（2）エネルギー代謝

前にも述べたように，基礎代謝量は低下する．また骨格筋の減少により身体活動が制限されることが多くなり，エネルギー消費量も低下する．

（3）糖代謝

インスリン抵抗性が増大し，インスリン受容体の減少や感受性の低下などが起こるため，**耐糖能**低下の原因となる．

（4）脂質代謝

とくに女性で，血清コレステロール値の上昇がみられる．食事からのコレステロールやエネルギーの過剰摂取などの要因が加わると，さらに上昇しやすくなる．

インスリン抵抗性
インスリンに対する反応．

耐糖能
血糖値をコントロールする能力．

活性型ビタミンD
カルシウムの吸収を促進する．

2.6　カルシウム代謝の変化

外出するのがおっくうになり，日光を浴びる機会が減ると，**活性型ビタミンD**の産生が低下し，カルシウムの吸収が低下する．また女性では，骨形成を促進する**エストロゲン**などの骨形成ホルモンの分泌量の減少がみられる．

2.7　身体活動レベルの低下

身体活動レベル（PAL） の低下は，筋力の低下や関節，心肺機能が衰える**廃用症候群**を招く．また精神的な活動やQOLの低下にもつながり，さらに身体活動が低下するという悪循環に陥る．

PAL：physical activity level
QOL：quality of life

廃用症候群（disuse syndrome）
安静臥床を続けて，心身の機能を適切に使用しないことにより，さまざまな合併症が発生した状態．長期にわたる過度の安静や活動性の低下に伴い，心身機能の低下した状態で筋力低下，関節拘縮，褥瘡，括約筋障害（尿失禁，便失禁），心肺機能の低下など，局所的，全身的症状がみられる．

2.8　日常生活動作の低下

日常生活動作（ADL） とは，食事，入浴，身支度，排泄など日常生活を送るうえで必要な基本的な行動のことで，加齢とともに低下しがちである．評価には**BI**などを用いる．BIでは点数により，全自立，部分自立，大部分介助，全介助と判定される．

手段的日常生活動作（IADL） は，電話の受け答え，買い物，食事の調理，洗濯，服薬や金銭の管理などの行動で，高齢者のなかには困難を感じる人が多くなる．

ADL：activity of daily living
BI：barthel index

IADL：instrumental activities of daily living

3　高齢期の栄養アセスメントと栄養ケア

日本人の平均寿命の延伸には，医療技術の進歩，衛生環境の改善，そして食生活の改善に伴う感染症による死亡率の低下が大きく貢献してきた．一方で，わが国が抱える栄養問題として，身体諸機能の低下と個人差の拡大，加齢に伴う慢性疾病の増加，社会・経済的自立能の低下，平均寿命と健康寿命の差，などがある．

Column

食事用自助具

機能の低下した部分を補い自立した生活が送れるようにするための用具，食事用自助具にス

プーン，食器，トレイなどがある．

〈スプーン〉

右手用　　　左手用

（小）

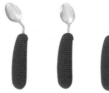

右手用　　　左手用

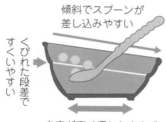

傾斜でスプーンが差し込みやすい

くびれた段差ですくいやすい

糸底が広く優れた安定感

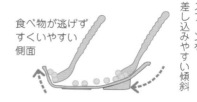

食べ物が逃げずすくいやすい側面

スプーンを差し込みやすい傾斜

〈コップ〉

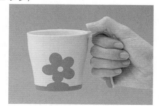

しっかりともてる取っ手

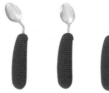

片手でもすくいやすい

〈機能性〉

手を添えてもちやすい

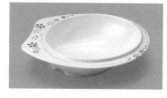

手を添えてもちやすいようにフチを幅広にしています．

新型すべり止め加工

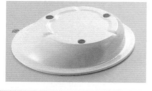

食器底部のすべり止め加工が新しくなりました．

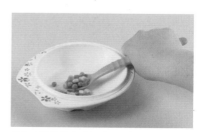

「すくう動作」がスムーズにできるように深底にし，側面の角度を工夫しました．

三信化工 H.P. より．

また，高齢者にしばしばみられる**低栄養（PEM）**による ADL の低下，主観的健康観の低下，感染症・合併症の誘発，平均入院日数の延長なども，高齢者個人への意識改革の促進や，施設などでの栄養指導とともに強化すべき課題である．

PEM：protein energy malnutrition

● 栄養アセスメント

　身体計測，臨床診査，臨床検査，食事調査を行う．

栄養アセスメント
第 2 章も参照．

● 栄養スクリーニング

　栄養に関するリスクの高い患者を選別する栄養スクリーニングに用いられる項目には，以下のようなものがある〔図 8.3（次ページ）〕.

1.　身体計測値（図 8.4）

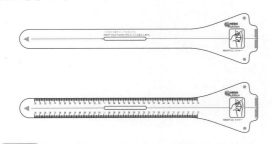

図 8.4　**下腿周囲長メジャー（MNAR CC メジャー）**
©ネスレ日本株式会社　ネスレニュートリションカンパニー

2.　血清アルブミン
3.　**主観的包括的評価（SGA）**
4.　**簡易栄養状態評価（MNA）**：身体計測，一般状態，食事状況，自己評価の 4 つの項目から構成される（図 8.5）

SGA：subjective global assessment
MNA：mini nutritional assessment

3.1　高齢者の食事摂取基準

　高齢者の男女別食事摂取基準を表 8.3 に示す．

3.2　低栄養の予防・対応

　高齢者は低栄養になりやすい．食欲不振，咀嚼・嚥下困難などが原因であるが，疾患からの影響や，個人差が大きいことを考慮して，予防・対応していく．

　低栄養にはマラスムス，クワシオルコルがある．

● **マラスムス**（marasmus）：たんぱく質・エネルギーの欠乏で起こる栄養障害．

● **クワシオルコル**（kwashiorkor）：たんぱく質の欠乏で起こる栄養障害．腹部浮腫がみられる．

● **褥瘡**（床ずれ）：自力で体位変換ができない場合に起こりやすく，持続的な圧迫を受け，血流が悪くなり，さらに低栄養状態などにより皮膚や

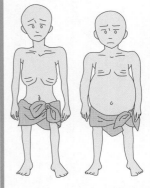
175

栄養スクリーニング（様式例）

記入者氏名　　　　　　　作成年月日　　　　年　　月　　日

氏　名	（ふりがな） 明・大・昭　年　月　日（　才）	男 女	要介護度： 特記事項：

（主治医の意見書が入手できた場合には裏面に添付）

低栄養状態のリスクのレベル

	現在の状況	□低リスク	□中リスク	□高リスク
身長（cm） （測定日）	（　　）cm 　年　月　日			
体重（kg） （測定日）	（　　）kg 　年　月　日			
BMI		□18.5～29.9	□18.5未満	
体重減少率（%） （　　）か月に （　　）%（減・増）		□変化なし （減少3%未満）	□1か月に3～5%未満 □3か月に3～7.5%未満 □6か月に3～10%未満	□1か月に5%以上 □3か月に7.5%以上 □6か月に10%以上
血清アルブミン 値（g/dl） （測定日）　年　月　日 （検査値がわか る場合に記入）		□3.6g/dl以上	□3.0～3.5g/dl	□3.0g/dl未満
食事摂取量		□良好（76～100%）	□不良　（75%以下） （内容：　　）	
栄養補給法				□経腸栄養法 □静脈栄養法
褥　瘡				□褥瘡

＜低栄養状態のリスクの判断＞

上記の全ての項目が低リスクに該当する場合には、「低リスク」と判断する。「低リスク」に該当する場合には、「低リスク」と判断する。高リスクにひとつでも該当する項目が１つ以上あれば「高リスク」と判断する。それ以外の場合は「中リスク」と判断する。

図 8.3　栄養スクリーニング（様式例）

簡易栄養状態評価表
Mini Nutritional Assessment-Short Form
MNA®

Nestlé NutritionInstitute

氏名：
性別：　　年齢：　　体重：　　kg　身長：　　cm　調査日：

下の口欄に適切な数値を記入し、それらを加算してスクリーニング値を算出する。

スクリーニング

A 過去3ヶ月間で食欲不振、消化器系の問題、そしゃく・嚥下困難などで食事量が減少しましたか？
0＝著しい食事量の減少
1＝中等度の食事量の減少
2＝食事量の減少なし

B 過去3ヶ月間で体重の減少がありましたか？
0＝3kg以上の減少
1＝わからない
2＝1～3kgの減少
3＝体重減少なし

C 自力で歩けますか？
0＝寝たきりまたは車椅子を常時使用
1＝ベッドや車椅子を離れられるが、歩いて外出できない
2＝自由に歩いて外出できる

D 過去3ヶ月間で精神的ストレスや急性疾患を経験しましたか？
0＝はい　2＝いいえ

E 神経・精神的問題の有無
0＝強度認知症またはうつ状態
1＝中程度の認知症
2＝精神的問題なし

F1 BMI（kg/m²）：体重（kg）÷身長（m²）
0＝BMIが19未満
1＝BMIが19以上、21未満
2＝BMIが21以上、23未満
3＝BMIが23以上

BMIが測定できない方は、F1の代わりにF2に回答してください。
BMIが測定できる方は、F1のみに回答し、F2には記入しないでください。

F2 ふくらはぎの周囲長（cm）：CC
0＝31cm未満
3＝31cm以上

スクリーニング値
（最大：14ポイント）

12-14 ポイント：　栄養状態良好
8-11 ポイント：　低栄養のおそれあり（At risk）
0-7 ポイント：　低栄養

Ref.　Vellas B, Villars H, Abellan G, et al. Overview of the MNA® - Its History and Challenges. J Nutr Health Aging 2006; 10:456-465.
Rubenstein LZ, Harker JO, Salva A, Guigoz Y, Vellas B. Screening for Undernutrition in Geriatric Practice: Developing the Short-Form Mini Nutritional Assessment (MNA-SF). J. Geront 2001;56A: M366-377.
Guigoz Y. The Mini-Nutritional Assessment (MNA®) Review of the Literature - What does it tell us? J Nutr Health Aging 2006; 10:466-487.
Kaiser MJ, Bauer JM, Ramsch C, et al. Validation of the Mini Nutritional Assessment Short-Form (MNA®-SF): A practical tool for identification of nutritional status. J Nutr Health Aging 2009; 13:782-788.
® Société des Produits Nestlé, S.A., Vevey, Switzerland, Trademark Owners
© Nestlé, 1994, Revision 2009. N67200 12/99 10M.
さらに詳しい情報をお知りになりたい方は、www.mna-elderly.com にアクセスしてください。

図 8.5　簡易栄養状態評価（MNA）

© Nestlé, 1994, Revision 2009. N67200 12/99 10M.

日本健康・栄養システム学会、「施設及び居宅高齢者に対する栄養・食事サービスのマネジメントに関する研究会」報告書（2015）より.

表8.3　高齢者（65歳以上）の食事摂取基準と食品構成例

年　齢（歳）,	65〜74		75〜	
性　別	男	女	男	女
身体活動レベル	Ⅱ		Ⅱ	
食品摂取基準				
推定エネルギー必要量（kcal）	2,400	1,850	2,100	1,650
たんぱく質推奨量（g）	60	50	60	50
たんぱく質目標量（%）	15〜20			
脂質目標量（%）	20〜30			
炭水化物目標量（%）	50〜65			
食品構成	男		女	
穀類（飯）（g）	650		400	
いも類（g）	60		60	
砂糖類（g）	10		10	
豆類（g）	60		50	
種実類（g）	3		3	
緑黄色野菜（g）	120		120	
その他の野菜（g）	230		230	
果実類（g）	150		150	
きのこ類（g）	20		20	
藻　類（g）	15		15	
魚介類（g）	70		70	
肉　類（g）	60		50	
卵　類（g）	40		40	
乳　類（g）	200		200	
油脂類（g）	10		10	

厚生労働省,「日本人の食事摂取基準（2020年版）」, 森　基子, 玉川和子ほか 著,『応用栄養学──ライフステージからみた人間栄養学（第10版)』, 医歯薬出版（2015）, p.209 より.

皮下組織の損傷が発生すること. 発生しやすいのは, 仙骨部(せんこつ), 大転子部(だいてんし), 踵(かかと), 下腿(かたい)である.

　圧迫を除去するためには, 定期的な体位交換や, エアマットの使用などがある. 創傷治癒にはたんぱく質摂取が必要なので, まず栄養状態の改善をはかる.

3.3　フレイル

　フレイルとは**高齢による衰弱**であり, 老化に伴う機能低下をもとに, さまざまな健康障害（要介護状態, 疾病発症）が増えている状態で, 心臓や肺, 脳などの臓器の機能低下に起因することも多い. 高齢者の要介護状態に至る原因は, 疾病よりもフレイル*による割合が高い.

　体重減少, 主観的疲労感, 日常生活活動量の減少, 身体能力（歩行速度）の減弱, 筋力（握力）の低下の5項目中3項目以上が当てはまる場合はフレイル, 1〜2項目が当てはまる場合はフレイルの前段階と考えられている（表8.4）.

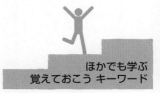

ほかでも学ぶ 覚えておこう キーワード

フレイル
➡人体の構造と機能および疾病の成り立ち

表8.4　Fried らのフレイルの定義

a. 体重減少
b. 主観的疲労感
c. 日常生活活動量の減少
d. 身体能力（歩行速度）の減弱
e. 筋力（握力）の低下

上記の5項目中3項目以上が該当すればフレイルとなる.

＊日本人の食事摂取基準2020年版, 各論, 2対象特性, 2-3高齢者も参照.

　また，令和2年度より75歳以上（後期高齢者）の健診質問票が変更される（表8.5）．健診で使われている現行の質問票に代わるものである．運動や食生活の習慣，物忘れの有無など15項目を尋ね，後期高齢者の運動能力や栄養状態などを把握し，フレイルの早期発見また指導や助言をもとに重症化予防を推進する．回答内容は国保データベース（KDB）に収載され，必要な保健事業や医療機関受診へ高齢者をつなぎ，地域で健康を多方面から支えることに活用していく．

表8.5　後期高齢者の質問表

	質問文	回答
1	あなたの現在の健康状態はいかがですか	①よい　②まあよい　③ふつう④あまりよくない　⑤よくない
2	毎日の生活に満足していますか	①満足　②やや満足　③やや不満　④不満
3	1日3食きちんと食べていますか	①はい　②いいえ
4	半年前に比べて固いもの(*)が食べにくくなりましたか　*さきいか，たくあんなど	①はい　②いいえ
5	お茶や汁物等でむせることがありますか	①はい　②いいえ
6	6カ月間で2〜3kg以上の体重減少がありましたか	①はい　②いいえ
7	以前に比べて歩く速度が遅くなってきたと思いますか	①はい　②いいえ
8	この1年間に転んだことがありますか	①はい　②いいえ
9	ウォーキング等の運動を週に1回以上していますか	①はい　②いいえ
10	周りの人から「いつも同じことを聞く」などの物忘れがあると言われていますか	①はい　②いいえ
11	今日が何月何日かわからない時がありますか	①はい　②いいえ
12	あなたはたばこを吸いますか	①吸っている　②吸っていない　③やめた
13	週に1回以上は外出していますか	①はい　②いいえ
14	ふだんから家族や友人と付き合いがありますか	①はい　②いいえ
15	体調が悪いときに，身近に相談できる人がいますか	①はい　②いいえ

3.4　サルコペニア

　サルコペニアとは加齢に伴う筋力や身体機能の低下であり，骨格筋量の減少を特徴とする．そのほかに筋力または運動機能の低下があれば，サルコペニアと考えられる（表8.6）．

3.5　ロコモティブシンドローム

　骨，関節，軟骨，椎間板，筋肉といった運動器のいずれか，あるいは複数箇所に障害が起こり，「立つ」「歩く」といった機能が低下している状態

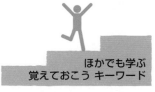

**ほかでも学ぶ
覚えておこう キーワード**

サルコペニア
➡人体の構造と機能および疾病の成り立ち

表8.6　サルコペニアの診断

a. 筋肉量の減少
b. 筋力低下（握力など）
c. 身体機能の低下（歩行速度など）

aに加えて，bまたはcを併せもつ場合．
EWGSOPによる．

表8.7	ロコモティブシンドロームの診断

1. 片脚立ちで靴下がはけない
2. 家の中でつまずいたり滑ったりする
3. 階段を上がるのに手すりが必要である
4. 家のやや重い仕事（掃除機の使用，布団の上げ下ろしなど）が困難である
5. 2 kg 程度の買い物（1 リットルの牛乳パック 2 個程度）をしてもち帰るのが困難である
6. 15 分くらい続けて歩くことができない
7. 横断歩道を青信号で渡りきれない

上記の 7 つの項目のうち 1 つでも当てはまればロコモティブシンドロームが疑われる．
日本整形外科学会,「ロコモパンフレット」(2015 年度版) より.

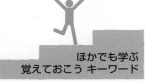

をロコモティブシンドローム（運動器症候群）といい，進行すると日常生活にも支障が生じる．診断基準を表8.7 に示す．

ロコモティブシンドローム
➡人体の構造と機能および疾病の成り立ち

FRI : fall risk index

3.6 転倒，骨折の予防

(1) 転倒リスク

高齢者の転倒の原因として，筋力の低下などの内的要因と環境などの外的要因が考えられる．転倒による骨折は寝たきりの原因にもなる．要介護となった原因のうち，「転倒・骨折」は 10% を占める．

転倒リスクは，**転倒スコア**（FRI，表8.8）などで簡易的に評価することができる．転倒の多くは歩行中に発生している．歩行能力・視力・下肢筋力の低下，聴力障害，薬剤服用が原因と考えられる．高齢者の歩行速度・足の拳上の低下，不安定さなどに注意する．敷居の段差，カーペットなどの折れ端，電気コードなど，床に障害物がないか，などにも気をつける．転倒リスクには，ほかに認知症，糖尿病患者，**起立性低血圧**，**筋力低下**（サルコペニア），**パーキンソン病**などがある．

(2) 骨 折

骨折のおもな原因として，**骨粗鬆症**があげられる．骨粗鬆症によって骨折の発症頻度が増加するのは，脊椎の圧迫骨折，前腕骨遠位端骨折，大腿骨近位部骨折，上腕骨近位部骨折などである．

予防のためには，日頃から食事によるカルシウムとビタミン D の摂取，

起立性低血圧
立ち上がる際の血流増加の調節など，血圧を調整する代償機構が妨げられ，脳への血流が減少し一時的に脳循環障害が起こる．めまいや失神，立ちくらみなどの症状が現れる．

パーキンソン病
脳内のドーパミン不足により神経系が徐々に変性する神経疾患．ヒトの運動を制御しているのが大脳基底核で，この大脳基底核の線条体にドーパミンがはたらきかけることにより体の動きがなめらかになる．ドーパミンをつくる黒質という神経細胞が変性して，線条体へのドーパミンの供給が減少する．歩行困難，筋固縮などの症状がみられ徐々に進行する．

骨粗鬆症
骨の構造がもろくなり，骨折しやすくなる病気．原発性骨粗鬆症と続発性骨粗鬆症がある．原発性骨粗鬆症とは，閉経後骨粗鬆症，男性骨粗鬆症，妊娠後骨粗鬆症などで，続発性骨粗鬆症とは，各種内分泌疾患，胃切除などが原因とされる．骨量の測定には X 線を用いた DEXA 法（dual-energy X-ray absorptiometry）を用いて測定する．

表8.8	転倒スコア

過去 1 年に転んだことはありますか	はい	5 点
歩く速度が遅くなったと思いますか	はい	2 点
杖を使っていますか	はい	2 点
背中が丸くなってきましたか	はい	2 点
毎日お薬を 5 種類以上飲んでいますか	はい	2 点

6 点を超えると転倒の危険性が高いと判断.
鳥羽研二 ほか，日老医誌，**42**，346 (2005) より引用改変.

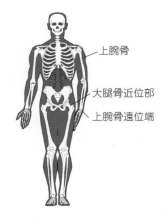

上腕骨

大腿骨近位部

上腕骨遠位端

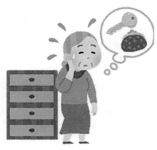

認知症では初期の自覚症状としても
の忘れが特徴

適度な運動，適度な日光浴を心がける必要がある．

3.7　認知症への対応

　認知症とは，精神機能が慢性的に減退・消失することで，日常生活・社会生活を営めない状態をいう．ある種のタンパク質の蓄積による脳萎縮や，脳血管障害によって起こるとされている．

　認知症の危険因子は加齢で，アルツハイマー型認知症，前頭・側頭型認知症，レビー小体病などの変性疾患を引き起こす．認知症のなかでもっとも多いアルツハイマー型認知症ではいくつかの原因遺伝子がみつかっているが，病気の原因はまだわかっていない．発症には生活習慣（栄養，運動，休養），社交性，知的活動性などが関係しているが，詳細は不明である．

　脳のほとんどの領域で萎縮が進行し，これに伴い，症状は徐々に進行する．初期の自覚症状として，もの忘れ（記憶障害）が特徴的である．また，気分が落ち込む，眠れない，などのうつまたは抑うつ状態を示すこともある（表8.9）．

　脳血管性認知症は脳梗塞，脳出血などの原因で引き起こされ，脳梗塞が起こるたびに症状が進行する．めまいやふらつきなど自覚症状が多く，うつ状態や記憶障害，見当識障害を伴うことが多い（表8.10）．認知機能の検査には，改訂長谷川式簡易知的機能検査が使用されている．

表8.9　老年期におけるうつ病の誘因	
重大なライフイベント	慢性的ストレス
●重要な他者の喪失や死別	●健康の減退
●自分や身近な人が生命の危機にさらされること（病気など）	●感覚喪失
●家族や友人とのいさかい	●認知機能低下
●急性の身体疾患	●行動力の低下
●住み慣れた家を離れること（子どもとの同居に伴う転居，施設入所）	●住居環境の問題
●深刻な経済危機など	●経済的な問題
	●社会的役割の低下（退職など）
	●家族の介護
	●社会的孤立　など

厚生労働省，「介護予防マニュアル（改訂版）」（2012）より．

表8.10　認知症の行動および心理症状	
心理症状	行動症状
妄想	身体的攻撃性
幻覚	徘徊
抑うつ	不穏
不眠	焦燥
不安	逸脱行動・性的脱抑制
誤認	落ち着きのなさ，叫声

池田　学 編，『認知症：臨床の最前線』，医歯薬出版（2012）より．

嚥下造影検査

（videofluoroscopic examination of swallowing，VF）
造影剤入り（硫酸バリウムなどを混ぜた検査食）の食物を嚥下し，X線を照射して，気管流入（誤嚥）の有無を確認する検査．わずかな誤嚥でも検出することができる．

3.8　咀嚼・嚥下障害への対応

　加齢に伴い咀嚼能力の低下だけでなく，唾液分泌の減少，味覚の変化，閾値の上昇などが起こる．食事が摂りにくくなり，栄養素の不足につながるため，食形態を調整して咀嚼能力を補うようにする（表8.11，表8.12）．部分床義歯，全部床義歯が増えることも考慮する．

　在宅訪問サービスの家事介助でつくる料理は，高齢者の嗜好や調理の簡便性を考えて，煮物が多い傾向にある．煮物料理は動物性食品の使用頻度

表8.11　高齢者のための食生活指針

1.　低栄養に気をつけよう	体重低下は黄信号
2.　調理の工夫で多様な食生活を	何でも食べよう，食べすぎに気をつけて
3.　副食から食べよう	年をとったらおかずが大切
4.　食生活をリズムにのせよう	食事はゆっくり欠かさずに
5.　よく体を動かそう	空腹感は最高の味つけ
6.　食生活の知恵を身につけよう	食生活の知恵は若さと健康づくりの羅針盤
7.　おいしく，楽しく，食事をとろう	豊かな心が育む健やかな高齢期

厚生労働省，「健康づくりのための食生活指針」（1990）より.

表8.12　老化遅延のための食生活指針

1.　3食のバランスをよくとり，欠食は絶対避ける
2.　動物性たんぱく質を十分に摂取する
3.　魚と肉の摂取は1：1程度の割合にする
4.　肉は，さまざまな種類を摂取し，偏らないようにする
5.　油脂類の摂取が不足にならないように注意する
6.　牛乳は，毎日200 mL以上飲むようにする
7.　野菜は，緑黄色野菜，根野菜など豊富な種類を毎日食べ，火を通して摂取量を確保する
8.　食欲がないときはとくにおかずを先に食べごはんを残す
9.　食材の調理法や保存法を習熟する
10.　酢，香辛料，香り野菜を十分に取り入れる
11.　味見してから調味料を使う
12.　和風，中華，洋風とさまざまな料理を取り入れる
13.　会食の機会を豊富につくる
14.　噛む力を維持するために義歯は定期的に点検を受ける
15.　健康情報を積極的に取り入れる

熊谷　修ほか，日本公衆衛生雑誌，**46**（11），1003（1999）より.

を下げたり，たんぱく質，カルシウム，鉄，脂溶性ビタミンなどの摂取不足の原因ともなったりするため，献立内容を工夫する.

　高齢者の誤嚥は肺炎の原因にもなるため，障害の程度によって異なるが，低粘度の半流動や半固形で喉ごしのよい料理にするとよい（表8.13，表8.14）．とろみをつけるためには，飲料や汁物に添加できる増粘剤もうまく使用する.

　食事を摂る際の姿勢は，やや前かがみで，あごをひき，踵は床につくように，テーブルと椅子の高さを調整する．食事介助をする場合は，障害のない側から行う．食事が長時間に及ぶと疲労につながるため，食事時間は30分程度を目安にするとよい.

　食事中は，誤嚥性肺炎のリスクが高くなり，不顕性誤嚥などにも注意しなければならない.

　香辛料や酸味のあるものを取り入れると，食欲を高めるとともに，薄味でもおいしく食べることができる．ただし酸味料は，高濃度ではむせることがあるので，むせないように使用する濃度に注意する.

嚥下内視鏡検査
（videoendoscopic evaluation of swallowing, VE）
鼻咽喉用ファイバースコープを用いて，モニターに接続して画像を記録する．被曝がなく，手軽である.

湿性嗄声
声がかすれて発せられる嗄声の中で，痰が絡んだようなゴロゴロという湿った音を伴うもの．唾液が断続的に気管に流れていることを示しているため，患者の嚥下障害を認めるうえで重要な判断要素である．自発的もしくは指示で咳払いをした後に，痰などが絡んでいない澄んだ声をだせるかを確認する.

高齢者世帯における調理機器の所有状況
電子レンジ 40%
ミキサー・ジューサー 15%
電磁調理器 3.6%.
（日本栄養士会，栄養士のための在宅高齢者用栄養教育マニュアルより）

食事を摂る際の姿勢
p.172，コラム参照.

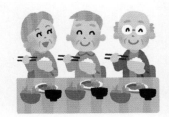

会食の機会を豊富につくろう

誤嚥性肺炎
飲食物が声門下に侵入することで引き起こされる肺炎.

不顕性誤嚥
むせない誤嚥で，睡眠中などの気がつかないうちに，唾液などが声帯を超えて気道に侵入すること.

表 8.13　嚥下しにくい食品とその形態

形　態	食　品
1. 硬くて食べにくいもの	肉，りんご，干し物など
2. 水分状で咽頭への流れ込みが速いもの	水，お茶，ジュース，味噌汁など
3. 水分が少なく，パサパサしているもの	食パン，ゆで卵，カステラなど
4. 繊維の多いもの	竹の子，もやし，れんこん，アスパラガスなど
5. 粘調性が強いもの	もち，増粘剤の使用過多のもの
6. 弾力があり，つぶれにくく，まとまりにくいもの	こんにゃく，かまぼこなどの練り製品，魚介類（いか，たこなど）
7. 口腔内に付着しやすいもの	わかめ，のり，葉野菜など
8. 酸味が強く，むせやすいもの	柑橘系，柑橘系ジュース，酢の物，梅干しなど
9. 喉に詰まりやすい種実類	ごま，ピーナッツ，大豆など

田中弥生 ほか，『おいしい，やさしい介護食，症状に合わせて選べる 5 段階食増補版』，臨床栄養別冊 4 月号（2008）より改変.

表 8.14　嚥下障害がある場合の調理のポイント

1. 性状が均一であること（みそ汁などのように，液体と固体の混在する汁物は避ける）
2. ペースト状であること（例：カスタードクリーム，市販のベビーフード）
3. 表面が滑らかで，口腔内に付着しにくいこと（海苔は付着しやすい．また，パン，カステラなどのような唾液を吸収する食品は避ける）
4. 適度な粘性をもち，口腔内に付着しにくいこと（例：白身魚，野菜，果物のゼラチン寄せ．バラバラになりやすく食塊を形成しにくい「刻み食」は不適当である）
5. 硬さが少なく，凝集性があり，粘度が少ないこと（例：プリン，ババロア）
6. 弾性や可逆性が高い食材は避けること（餅，かまぼこ，こんにゃくなどは，喉に詰まって窒息する危険がある）
7. 甘い，辛いなどしっかりした味であること（しっかりした味つけの食品は嚥下反射を誘発する．ただし，味つけが濃かったり酸味が強かったりすると，むせやすいので避ける）
8. 温度は体温程度のものより，熱いか冷たいかはっきりした温度であること（熱いか冷たいほうが嚥下反射を誘発する．ただし 60℃以下とし，口腔内の熱傷を避ける）
9. 軽量のものより重量感のある食品であること（重量感のある食品は嚥下反射を誘発する．例：いもや野菜類のペースト）
10. 対象者の食生活歴や嗜好を重視すること（好物は上手に食べることができる）

細谷憲政・松田　朗 監，小山秀夫・杉山みち子 編，『これからの高齢者の栄養管理サービス――栄養ケアとマネジメント』，第一出版（1998）より改変.

3.9　介護食

　多職種による食事の観察（**ミールラウンド**）や，会議などの取組みのプロセスおよび咀嚼能力などの口腔機能を含む摂食嚥下機能を踏まえた経口維持支援の充実を目指す**嚥下機能評価重視型**から，**食事観察評価重視型**へと移行してきている．

　介護食品には，**嚥下食ピラミッド**や嚥下調整食の基準があり，新しい介護食品（スマイル食）もたくさんでてきている（図 8.6，図 8.7，図 8.8，表 8.15）．また，酵素均浸法を用いた摂食回復支援食（図 8.9）や，常食から嚥下食ソフト食まで幅広く展開している病院の行事食（図 8.10）など施設によってさまざまな工夫がこらされている．形あるもので歯ぐきでつぶせる食材なども市販されているので，活用されたい（図 8.11）．

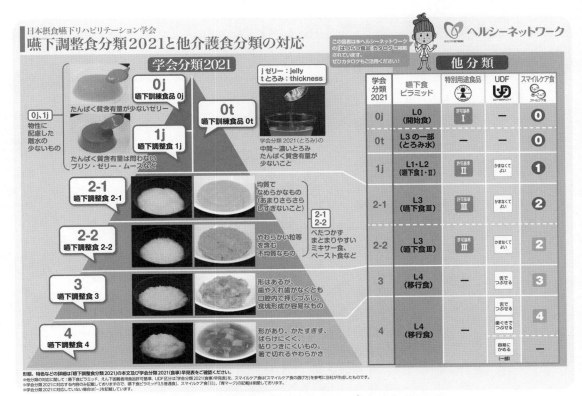

図8.6 嚥下調整食分類2013と他介護食分類の対応

日本摂食嚥下リハビリテーション学会HPより.

『日摂食嚥下リハ会誌25（2）：135-149，2001』または日本摂食嚥下リハ学会HPホームページ：https://www.jsdr.or.jp/wp-content/uploads/file/doc/classification2021-manual.pdf『嚥下調整食学会分類2021』を必ずご参照下さい.

■均一な物性 「嚥下訓練食」

L0：段階1＝開始食
L1：段階2＝嚥下食Ⅰ
L2：段階3＝嚥下食Ⅱ

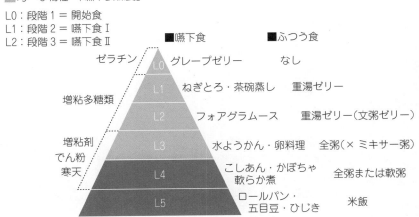

■不均一な物性
L3：段階4＝嚥下食Ⅲ（嚥下食）
L4：段階5＝移行食（介護食）
L5：ふつう食

図8.7 嚥下食ピラミッド

金谷節子，第10回日本摂食・嚥下リハビリテーション学会（2004）より.

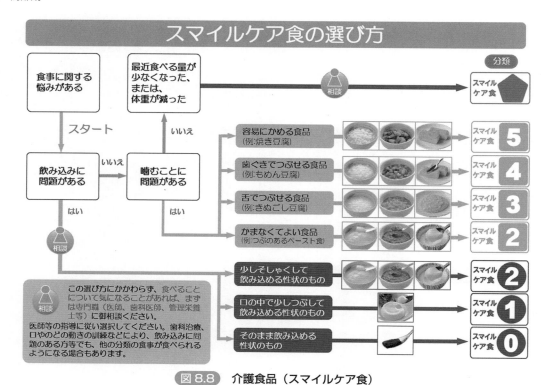

図 8.8　介護食品（スマイルケア食）

農林水産省，https://www.maffgo.jp/j/shokusan/seizo/kaigo.html

表 8.15　嚥下食ピラミッド，介護食品（スマイルケア食）

分類	学会分類 2013	他の分類との対応	食べる力の目安		形態など
			噛む力	飲み込む力	
青 D（介護予防のための食品）	―	嚥下食ピラミッド L5	☺（問題なし）	☺（問題なし）	管理栄養士等への相談の結果を受けて，個別に対応
黄 A（弱い力で噛める食品）	嚥下調整食 4	嚥下食ピラミッド L4 UDF 区分 1 高齢者ソフト食 1	😐（やや弱い）	😐（やや弱い）	かたさ・ばらけやすさ・貼りつきやすさなどのないものであって，弱い力で噛める程度のもの
黄 B（歯ぐきでつぶせる食品）	嚥下調整食 4	嚥下食ピラミッド L4 UDF 区分 2 高齢者ソフト食 2	☹（弱い）	😐（やや弱い）	かたさ・ばらけやすさ・貼りつきやすさなどのないものであって，歯ぐきでつぶせる程度のやわらかさのもの
黄 C（舌でつぶせる食品）	嚥下調整食 3	嚥下食ピラミッド L4 UDF 区分 3 高齢者ソフト食 3	☹☹（とても弱い）	☹（弱い）	形はあるが押しつぶしが容易，舌と口蓋間で押しつぶしが可能なもの．離水に配慮した粥など
赤 A（ペースト状の食品）	嚥下調整食 2	嚥下食ピラミッド L3 UDF 区分 4	☹☹（とても弱い）	☹☹（とても弱い）	スプーンですくって食べることが可能なもの．学会分類の主食の例では，2-1（粒がなく付着性の低いペースト状の粥），2-2（やや不均質（粒がある）でもやわらかく，離水もなく付着性も低い粥）の 2 種類ある
赤 B（ムース状の食品）	嚥下調整食 1j	嚥下食ピラミッド L1・L2 UDF 区分 4	☹☹（とても弱い）	☹☹（とても弱い）	均質で，付着性，凝集性，かたさ，離水に配慮したゼリー・プリン・ムース状のもの．おもゆゼリー，粥のゼリーなど
赤 C（ゼリー状の食品）	嚥下訓練食 0j	嚥下食ピラミッド L0	☹☹（とても弱い）	☹☹（とても弱い）	均質で，付着性・凝集性・かたさに配慮したゼリー，離水が少なく，スライスゼリー状にすくうことが可能

※1（一社）日本摂食嚥下リハビリテーション学会嚥下調整食分類 2013 を合わせてご覧ください．
※2 硬さ，付着性，凝縮性の試験方法は，「特別用途食品の表示許可等について（平成 23 年 6 月 23 日付消食表第 277 号）」別紙 3 の 4 えん下困難者用食品の試験方法（1）に準ずる．
日摂食嚥下リハ会誌，**17**（3），255（2013）より一部改変のうえ引用．

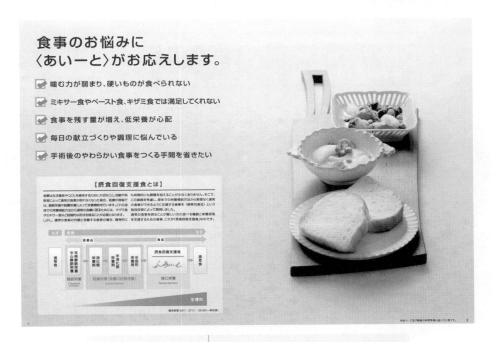

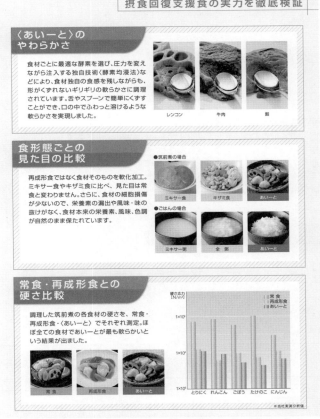

図 8.9 酵素均浸法による摂食回復支援食（例）

提供：あいーと（イーエヌ大塚製薬株式会社）

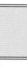

行事食だより

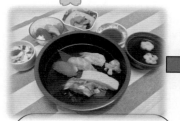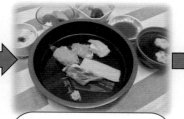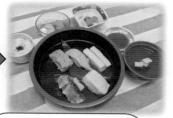

≪ふつう食≫
にぎり寿司
すまし汁
茶碗蒸し
炊き合わせ
フルーツ盛り合わせ

≪やわらか食≫
にぎり寿司
すまし汁
茶碗蒸し
炊き合わせ
フルーツ盛り合わせ

≪ソフト食≫
にぎり寿司
すまし汁
茶碗蒸し
炊き合わせ
フルーツ盛り合わせ

見た目はほとんど同じ！けれどやわらかくて食べやすい！

Point
お粥の人のお寿司は？
ゼラチンを入れて炊いたご飯にすることで、盛付の時にはくずれず、口の中に入れた時にはお粥のようにのみ込みやすい食感となるよう工夫しています！

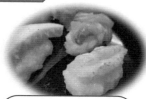

ゼラチン入りごはん

Point
しいたけの様に噛み切りにくいものは？
介護食材の「やわらかしいたけやん」（㈱ふくなお）を使用しています。きのこ類は調理法を工夫してもやわらかくはならないもの。すべて手作りにこだわらず便利でおいしい介護食材も利用すると見た目も味もぐんとレベルアップします

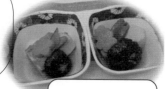

左：ふつう食
右：やわらか食

ふつう食　・喫食者の年齢を考慮し、一般的な食事より少しやわらかめ

やわらか食　・噛む力や、食べ物をまとめる力の低下した方向けのお食事。素材を軟らかく調理しています。（学会基準コード4程度）

ソフト食　・噛む、飲み込む力が低下した方のお食事。
・形態はムース状・ゼリー状（学会基準コード3程度）

むせや誤嚥のリスクとなる、きざみ食は提供せず「やわらか食」で対応しております。

図 8.10　**行事食例（上）とパッククッキング（次ページ）**
食料，調理法を常に検討し，摂食嚥下困難者に対応した展開食．
提供：ないとうクリニック，伊藤清世先生．

パッククッキングとは？

ないとうクリニック　在宅訪問管理栄養士　伊藤　清世

食材をポリ袋に入れて、電気ポットで加熱する調理法です！
高齢の方・離乳食・アレルギー食にも使えます
また、ポットを鍋に変えれば、災害時にも使えます

準備するもの

①電気ポット（容量が3L〜5Lの大きめのもの）
②ポリ袋（ポリエチレン製の半透明のもの）
③大きめのボウル
④トングや穴あきおたまなど
⑤計量カップ、計量スプーン
　はさみ・タイマー
※鍋を使用するときの準備物は裏面に記載

注意点

①ポットには容量の1/3の水を入れます。（3Lなら1Lの水）
②保温できるポットを使用し、設定温度を98度程度にしましょう
③1袋に入れる量は1〜2人分を目安にします。
④ポットに入れる袋の数は2袋程度。
　多すぎると加熱むらが生じたり、時間がかかることがあります。
⑤ポットから取り出す際はトングなどを使用し、やけどに十分注意しましょう

手順は3つ！

①材料を切る

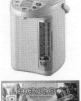

火が通りにくいものは薄めに切ります
かぼちゃのように角ばっているものはビニル袋が破ける可能性があるため、面取りします

②ポリ袋に詰める

ポリ袋に材料と調味料を入れ、空気を抜いてから袋の上のほうで口を結ぶ
しっかり空気を抜くことで熱が伝わりやすくなります。
水の中で空気を抜く方法もあります

③電気ポットで温めるまたは沸騰した鍋で加熱する

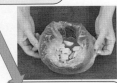

加熱時間はタイマーで測りましょう。硬い場合は加熱時間を追加しましょう。

鍋を使用する場合：カセットコンロ、ガスボンベ、鍋底程度の皿

Column

介護報酬

　介護報酬においては，介護保険施設の入所者の経口移行と経口維持に対する取組みを進め，栄養ケアマネジメントの充実をはかるために，**経口移行加算**と**経口維持加算**が設けられている．

① 経口移行加算

　経管により食事を摂取している者であって，経口による食事の摂取を進めるための栄養管理および支援が必要であるとして，医師の指示を受けた者を対象とすること．医師，歯科医師，管理栄養士，看護師，言語聴覚士，介護支援専門員その他の職種の者が共同して，経口による食事の摂取を進めるための栄養管理の方法などを示した経口移行計画を作成する．計画に基づき，経口による食事の摂取を進めるための栄養管理および支援を実施する．

② 経口維持加算

　経口により食事を摂取する者であって，摂食嚥下障害や誤嚥をもつ入所者に対して，医師または歯科医師の指示に基づき，医師，歯科医師，管理栄養士，看護師，介護支援専門員その他の職種の者が共同して，食事の観察および会議を行い，入所者ごとに経口維持計画を作成している場合であって，医師または歯科医師の指示に基づき管理栄養士が栄養管理を行った場合（栄養マネジメント加算を算定していない場合は算定付加），計画に基づき，経口による食事の摂取を進めるための栄養管理および支援を実施すること．摂食嚥下障害や誤嚥を有する入所者や食事摂取に関する認知機能の低下が著しい入所者の経口維持支援を充実させることを目的としている．

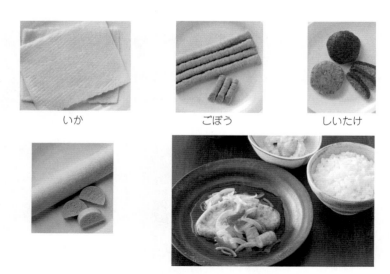

いか　　　　　　ごぼう　　　　　　しいたけ

図 8.11　嚥下調整食（舌でつぶせる食品）例

素材の味・風味を生かし，やわらかく仕上げることで，料理のバリエーションが広がる.
提供：ふくなお商品

3.10　日常生活動作の支援

　医療，介護，福祉の各施設における対応としては，高齢者が自立した生活ができるように支援し，高齢者を受容し，敬意をもって接し，高齢者の尊厳を守る姿勢が大切である．そのためには，信頼関係を築けるように，説明し同意を得ながら，本人の意思を尊重するよう心がける.

　また，65 歳以上の身体活動（生活活動，運動）を考慮する必要がある．国民健康・栄養調査では歩数が減少し，座位保持時間が長くなっていることが問題視されているため，厚生労働省は「健康づくりのための身体活動基準 2013」では，「健康づくりのための身体活動指針（アクティブガイド）」を策定し，「プラステン（+10）」（いまより毎日 10 分ずつ長く歩く）をかかげている（図 8.12）．生活活動を見直して，ロコモティブシンドロームやサルコペニアを予防していくことが重要である.

3.11　脱水と水分補給

　脱水は，体内の水分量が必要以上に減少し，生体に悪影響をもたらす状態をいう．脱水になると，食欲不振，意識障害などの症状がみられる．一般に水分摂取不足の要因として，食事量や水分摂取不足，また水分排泄の増加は発汗，嘔吐，下痢，流涎（よだれ）などの増加による．体調の変化により水分を失いやすく，また内分泌疾患などでも起こる．筋肉・皮下組織の備蓄水分の減少もある.

　高齢者に多い脱水の特徴としては，口渇中枢機能の低下から，口渇感を感じにくく，またトイレに行くのが億劫になり，移動や転倒リスクを回避

バリアフリー新法

高齢者，障害者等の円滑な移動および建築物などの施設の円滑な利用の確保に関する施策を総合的に推進するための法律．平成 28（2006）年公布．障害者や高齢者が生活するうえで，物理的あるいは精神的障害となるものを取り除いた状態．段差なし，スロープつき，点字，音声案内など.

健康づくりのための身体活動指針

第 9 章も参照.

水分補給

第 9 章も参照.

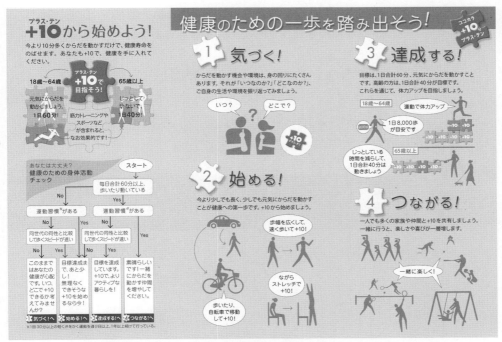

図8.12　**健康づくりのための身体活動指針（アクティブガイド）**

身体活動チェックでは，日本人の策定時の状況は，1が約10％，2が約50％，3が約30％，4が約10％なされている．
厚生労働省．

するために水分摂取を控えるなどがみられる．利尿薬や利尿作用のある薬剤を服用している場合もあるので，確認する．

3.12　熱中症と低体温症（凍死）

　暑熱による**熱中症**と低温による**低体温症**は，高齢者にとって深刻な問題である．口渇感を感じにくく水分補給が不足し，持病や服薬の影響で暑さ・寒さへの感覚が鈍くなって体温を維持・調節する機能がうまく働かず，それが原因で発症することが多い．高齢者が空調を好まないことも原因の一つである．

　熱中症に比べて，低体温症による健康被害への社会の関心は低い．低体温症（凍死）は，冬山での遭難をイメージする人が多いと思うが，実際には室内で亡くなる人が少なくない．とくに屋内で凍死する事例は高齢者に多くみられ，いわゆる老人性低体温症が原因となっている場合がほとんどである．低体温症は，寒さで体の熱が奪われ，体の深部体温が35℃以下になり全身に障害が起きる症状がみられる．人間の体温は通常36〜37℃で，35℃を下回ると筋肉がこわばるようになり，刺激への反応が鈍るようになる．さらに体温が下がると思考力・判断力が低下し，体温が30℃以下になると昏睡状態に陥って命にかかわる事態となる．運動不足により体

温上昇が少ないことも原因の一つである．厚生労働省の人口動態統計によれば，2000 年から 2016 年までの国内の凍死者は計 1 万 6,000 人で，熱中症の 1.5 倍に上っている．

　日頃からできる対策として，高齢者本人の様子，身体状態をチェックすることが重要で，高齢者本人はもちろん周囲の家族・介護者も，年間を通して注意することが必要である．

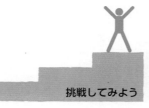

挑戦してみよう

復習問題を解いてみよう
https://www.kagakudojin.co.jp

第 **9** 章

運動・スポーツと栄養

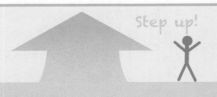

この章で学ぶポイント

★運動は，アスリートだけでなく一般の人びとの体力づくりや疾病の
予防，健康の維持・増進に欠かせないものであることを学ぼう．

★筋肉の構成や動きといった解剖生理学の知識，エネルギー代謝やビ
タミン・ミネラルの作用といった生化学の知識から，コンディショ
ン調整や増量・減量など目的に応じた食事の摂り方など，総合的な
理解を深めていこう．

Step up!

ちょっと
◆学ぶ前に復習しておこう◆

─ 貧 血 ─	─ ATP ─	─ 随意筋 ─	─ 不随意筋 ─
血中の酸素を運搬するヘモグロビンを構成する鉄が不足して，ヘモグロビンが生成されず，体内に酸素が十分にいきわたらない状態．	筋肉の収縮活動・伸展活動におけるエネルギー供給源．ブドウ糖を酸素で解糖することで産生される．	自分の意志によって動かせる筋肉．骨格筋．	随意筋とは逆で，自分の意志によって動かすことができない筋肉．心筋などの内臓筋．

1 | 運動と骨格筋

1.1　ヒトの筋肉

　ヒトは，筋肉の収縮によって身体を動かすことができる．全身の筋肉は大小合わせて約 400 あり，体重の 40 〜 50％を占めている．これらは大きく**骨格筋，心筋，平滑筋**の 3 種類に分類される（表 9.1）．このうち骨格筋はヒトの身体活動に重要な役割を担い，自分の意志で動かすことができる**随意筋**である．両端が**腱**を介して**骨**に付着している．

　骨格筋は筋膜で覆われており，多数の**筋線維**の束（**筋線維束**），**結合組織，血管**から構成されている．筋線維はさらに小さな**筋原線維**からなり，筋原線維は，細い**アクチンフィラメント**と太い**ミオシンフィラメント**から構成される．このため骨格筋は横紋がみられることから横紋筋ともよばれる．

　心筋は心臓を構成しており骨格筋と同様に横紋がみられるが，自分の意志で動かすことのできない**不随意筋**であり，自律神経によって調整されている．平滑筋も不随意筋で自律神経により支配され，消化管や血管を構成している．

表 9.1　ヒトの筋肉の種類

種　類	部　位	自律神経支配	横紋の有無
骨格筋	全身	ない（随意筋）	あり
心筋	心臓	あり（不随意筋）	あり
平滑筋	消化管，血管など	あり（不随意筋）	なし

1.2　筋線維の種類

　筋線維は表 9.2 に示すように，みた目や収縮速度，代謝的特性の違いによってさまざまに分類されているが，大きくは持久的能力に優れる**遅筋**（赤筋，Type Ⅰ 線維）と瞬発的能力に優れる**速筋**（白筋，Type Ⅱ 線維）

表 9.2　筋線維の分類

分　類				報告者
Type Ⅰ 線維	Type Ⅱ 線維			Dubowitz ら (1960)
遅筋(ST)線維	Type Ⅱ A 線維	Type Ⅱ B 線維	Type Ⅱ C 線維	Brooks ら (1970)
遅筋(ST)線維	速筋(FT)線維			Gollnick ら (1972)
SO 線維	FOG 線維	FG 線維		Peter ら (1972)
ST 線維	FTH 線維	FT 線維		Lindholm ら (1974)
遅筋(ST)線維	速筋(FTa)線維	速筋(FTb)線維	速筋(FTc)線維	Saltin ら (1977)
赤筋	白筋			Lorenzini(1678)
Type Ⅰ 線維	Type Ⅱ A 線維	Type Ⅱ B 線維		Snow ら (1994)
Type Ⅰ 線維	Type Ⅱ A 線維	Type Ⅱ B 線維	Type Ⅱ X 線維	DelGaudio ら (1995)

に大別できる．骨格筋の部位によってこの筋線維の組成は異なっており，スポーツに大きく影響する．たとえば持久系種目のスポーツ選手では遅筋線維のほうが多く，瞬発系種目の選手では速筋線維のほうが多い．

2　運動に伴う呼吸・循環器系の反応

2.1　最大酸素摂取量

　通常，1分間あたりに体内に取り込まれる酸素量を**酸素摂取量**といい，$\dot{V}O_2$（ブイドットオーツーとよむ）で示される．Vは容量，O_2は酸素，Vの上の点は単位時間あたりのことである．安静時の酸素摂取量は体重1 kgあたり約3.5 mL/分であり，運動時には強度に応じて酸素摂取量が正比例に増加する．

　ただし酸素摂取量には上限があり，いくら高強度の運動を行ってもそれ以上酸素摂取量が取り込めず，平行線となる．この量は**最大酸素摂取量**（VO_{2max}）とよばれ，競技者の全身持久力の指標としてだけでなく，一般健康者の身体能力の指標や，相対値として運動強度を示す基準としても用いられている．持久系競技のトップ選手では，男性で体重1 kgあたり約80 mL/分，女性で約60 mL/分を超える．

　最大酸素摂取量を求める際には**最大運動負荷法**が用いられるが，実施者への負担も大きい．そのため状況によっては，最大運動負荷法よりも低い強度で運動を終了させる**最大下運動負荷法**も用いられる．

2.2　心拍数と心拍出量

　心筋の機能は，心拍出量で示され，心拍出量は次の式，

$$心拍出量 = 1分間の拍動数（心拍数，HR）\\ × 1回に送りだす血液量（1回拍出量）$$

で示される．運動時には骨格筋で多くの酸素が必要とされることから，酸素をできるだけ多く運ぶために心拍数，心拍出量ともに増加する．

　安静状態と最大酸素摂取状態では，心拍数が2倍，1回拍出量も2倍になるため，心拍出量は4倍になる．なお，心拍数と1回拍出量で，酸素摂取量と相関が高いのは心拍数であることから，運動量の指標として心拍数が用いられる．

2.3　呼吸数と肺換気量

　心拍出量と同様に身体機能の指標とされる**肺換気量**は，

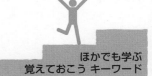

持久系種目
ある強度の運動を長い時間継続する能力を必要とする競技．マラソン，スキーの長距離走，クロスカントリー，登山など．

瞬発系種目
数秒から数十秒のたいへん短い時間に爆発的なパワーを発揮する能力を必要とする競技．水泳短距離，短距離走，走り幅跳び，ウエイトリフティング，弓道など．

ほかでも学ぶ
覚えておこう キーワード

酸素摂取量
→ 臨床栄養学

酸素摂取量
oxygen uptake

最大酸素摂取量
maximum oxygen uptake

V
volume

HR
heart rate

心拍出量
cardiac output

$$\text{肺換気量} = 1 \text{分間あたりの呼吸回数（呼吸数）} \times 1 \text{回換気量}$$

で示され，同じく運動によって増加する．一般的に安静時の呼吸数は 12 回，1 回換気量は約 500 mL であり，1 分間あたりの肺換気量は，12 回 × 500 mL ＝ 6,000 mL である．安静状態と比べて最大負荷運動時には，呼吸数は 3 倍（36 回），1 回換気量は 4 倍（2,000 mL）となるため，肺換気量は 12 倍（72,000 mL）にもなる．この肺換気量と心拍出量の増加によって，ヒトの身体は酸素を全身に多く送り込んでいる．

　運動習慣のない健康な人がトレーニングを開始すると，呼吸器系の筋肉が発達するため肺換気量が多くなるが，同時に身体への酸素の取込みも改善されるため，**分時換気量**，すなわち酸素消費量の減少が起こることも知られている．

分時換気量
1 分間に肺に出入りするガスの量．

2.4　高地トレーニングと高地馴化

　高地になるに従って気圧は低下し，空気が希薄になり，1 回の呼吸で取り込める酸素量が少なくなる．さらに気圧の影響で血中酸素分圧も低下するため，慣れない場合は**低酸素血症**が起こる．これに対応するため，身体ではまず呼吸器や循環器の機能強化が起こり，続いて造血機能が高まることで酸素不足に**順応**しようとする．この一連の変化を**高地馴化**とよび，この特徴を生かして身体機能の改善・向上を図るのが**高地トレーニング**である．長距離走や水泳などの持久系競技者によく取り入れられている．

　高地トレーニングによる効果は，練習期間が 2 週間以上でないと得られない．また赤血球数の増加やヘモグロビン量の増大も起こるため，高地トレーニング時には平地でのトレーニング以上に鉄の十分な摂取が必要である．なお高地では最大酸素摂取量が減少するために身体運動が十分に行えず練習効果が下がること，海抜 0 m に降りたあと 2 〜 3 週間後には効果が消失してしまうことなど，特徴を十分理解して実施することが望ましい．

高地トレーニング（例）
飛騨御嶽高原
（1200 〜 2200 m）
長野県菅原高原
（1400 m）
コロラド，ボルダー
（1650 m，アメリカ）
サンモリッツ
（1775 m，スイス）

3　運動時のエネルギー代謝

3.1　エネルギー供給系

　筋肉が収縮するときには，筋肉中の**アデノシン三リン酸（ATP）**が，**アデノシン二リン酸（ADP）**と**リン酸（P）**に分解されるときに発生するエネルギーが使われる．ADP は，アデニンとリボースで構成されるアデノシン分子に二つのリン酸が結合しているが，ATP はこれにもう一つリン酸が高エネルギーで結合しているため大量のエネルギーを含んでいる（図 9.1）．

　しかし筋肉中に存在する ATP は骨格筋 1 g あたり 5 〜 8 μmol と微量

ATP
adenosine triphosphate

ADP
adenosine diphosphate

P
phosphate

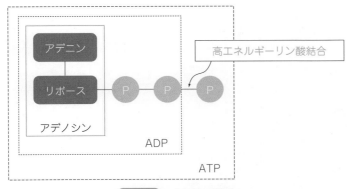

図9.1　ATPの構造

であるため，最大筋収縮の場合，2〜3秒で枯渇してしまう．そのため
ATPは消費されながら再合成もされ，筋肉にエネルギーを供給している．
この供給システムとして，(1) ATP-クレアチンリン酸（CP）系，(2) 解
糖系（または乳酸系），(3) 有酸素系がある．

(1) ATP-CP系（非乳酸性エネルギー産生機構）

　筋肉に貯蔵されているもう一つの高エネルギーリン酸化合物である**クレ
アチンリン酸**（CPまたはCrP）が**クレアチン**（Cr）とリン酸に分解され
る際に，ATPがADPとPに分解されるのと同様に多量のエネルギーを
発生する．このエネルギーを利用してADPとPからATPの再合成が行
われ，筋肉へのエネルギー供給がなされる．すなわち1 molのCPが分解
されるごとに，1 molのATPを再合成することができる．

　しかし筋肉に含まれるCP量は多くはなく，一般成人男性で発生できる
エネルギー量は体重1 kgあたり100 cal程度であり，激しい運動時には
10秒間ももたない．そのため瞬間的な動き（ジャンプなど）や，短距離
走の初期のエネルギーに使われるものの，長距離では途中で枯渇する．

(2) 解糖系（乳酸系，乳酸性エネルギー産生機構）

　ATP-CP系のみで筋肉へのエネルギー供給が十分にまかなえない場合
には，筋肉中のグリコーゲンや血液中に含まれるグルコース（血糖）が分
解され，そのエネルギーが使われる．この場合，分解されたグリコーゲン
やグルコースは，ピルビン酸を経てATPと**乳酸**を産生する．この乳酸系
とATP-CP系の反応は理論上酸素を必要としないため，両者を合わせて
無酸素系とよぶこともある．

　ATPを産生する過程で同時に産生した乳酸は，筋肉から血中に拡散さ
れる．しかし十分に拡散されず筋肉中に乳酸蓄積が起こると，筋組織の緩
衝能や細胞の酵素活性の低下などによってATPの産生が不十分となる．
この系で供給できるエネルギー量は体重1 kgあたり230 cal程度で，理論
上約30秒の供給となる．

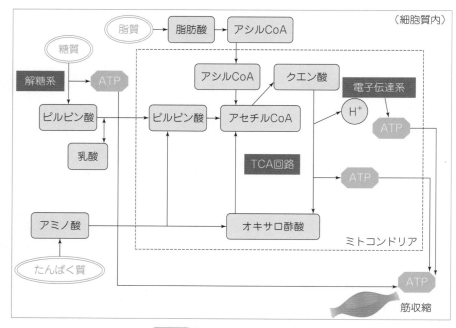

図 9.2　ATP 産生経路の概略

アセチルコエンザイム A
acetyl–coenzyme A

アシルコエンザイム A
acyl–coenzyme A

TCA 回路
tricarboxylic acid cycle

Point!

パルミチン酸
化学式 $CH_3(CH_2)_{14}COOH$. 飽和脂肪酸の一つで，ヘキサデカン酸ともよばれる脂肪酸.

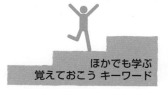

ほかでも学ぶ
覚えておこう キーワード

TCA 回路，電子伝達系
➡人体の構造と機能および疾病の成り立ち（生化学）

（3）有酸素系（有酸素性エネルギー産生機構）

　酸素が十分に利用できる条件下では，筋肉中に存在するグルコースや脂質，場合によってはたんぱく質がエネルギー源として利用される（図 9.2）．グルコースの場合は解糖系と同じ経路で**ピルビン酸**まで到達し，その後，細胞に存在するミトコンドリア内に取り込まれて**アセチルコエンザイム A（アセチル CoA）**となる．脂質の場合は脂肪酸から**アシルコエンザイム A（アシル CoA）**としてミトコンドリア内に入り，糖質と同様，アセチル CoA となる．このアセチル CoA は，その後 **TCA 回路**（またはクエン酸回路）を経由して**電子伝達系**に到達する．

　この一連の流れが有酸素系であり，グルコース 1 mol から 38 mol（グリコーゲンの場合は 39 mol）の ATP が産生される．脂質の場合は脂肪酸の種類によって生成される ATP は異なるものの，その量は糖質より多く，代表的な脂肪酸である**パルミチン酸**の場合，完全に酸化されると 130 mol もの ATP が産生される．

　たんぱく質はアミノ酸としてミトコンドリア内に取り込まれた後，ピルビン酸や**オキサロ酢酸**として TCA 回路に入り電子伝達系まで到達して ATP が生成される．ただし，運動中のエネルギー源として使われる ATP は，おもにグルコースや脂質由来のものである．

3.2　呼吸商

　体内でエネルギー源が利用された際の酸素消費量と二酸化炭素産生量の

比率を**呼吸商（RQ）**とよび，体内で三大栄養素である炭水化物（糖質），脂質，たんぱく質がどのくらいの割合で利用されたかを知ることができる．

糖質のみが体内で完全に燃焼した場合，酸素消費量と二酸化炭素産生量は等しくなるため，RQ は 1.0 である．脂質が燃焼する場合，種類や算出方法によって多少異なるが，0.707 または 0.710 という値が用いられる．

たんぱく質の場合は生体内で完全に酸化されず，窒素は尿素や尿酸，クレアチニンとして尿中に排泄される．この場合，尿中に排泄される窒素 1 g あたりで酸素が 5.923 L 消費され，二酸化炭素が 4.754 L 産生されることから，RQ は 0.80 とされている．しかしながら通常では運動中のエネルギー源としてたんぱく質はほとんど用いられないことから，RQ はたんぱく質を考慮しない**非たんぱく性呼吸商（NPRQ）**とされ，そこから糖質と脂質の燃焼比率を算出することができる．

強度の高い運動では糖質の燃焼割合が大きくなるため RQ は 1.0 に近づき，強度の低い運動では脂質をエネルギー源として利用するため RQ は低くなる．非常に強度の高い運動の場合には，嫌気性代謝が強まり，二酸化炭素の排出量が増大するため，RQ が 1.0 を超える現象が確認できる．

RQ
respiratory quotient

クレアチニン
第 2 章も参照．

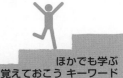
ほかでも学ぶ
覚えておこう キーワード

非タンパク性呼吸商
➡基礎栄養学，臨床栄養学

NPRQ
non-protein respiratory quotient

4 体重測定の意義と身体組成の評価

4.1 体重測定の意義

アスリートに限らず，栄養指導の現場では対象者を**アセスメント**する際に**体重測定**が行われることが多い．体重は，エネルギー摂取量と消費量のバランスであるエネルギー出納（すいとう）の指標となり，測定が簡便であることからも繰り返し実施されている．体重測定は，単なる重量の変化による長期的なエネルギーの過不足を確認できるだけでなく，練習前後の減少率が 2% を超えているかどうかで水分摂取量不足による脱水のリスクの評価にもつながる．

LBM：lean body mass

4.2 身体組成評価法

栄養アセスメントの項目として，上述の体重はもちろんのこと，それを構成する**体脂肪量**と**除脂肪量（LBM）**も，とくにアスリートのエネルギー必要量推定において有用な情報である．体組成の評価方法は，研究室で実験的に行われるものと，現場で簡易的かつ継続して行われるものがあり，前者では**水中体重秤量法**，**二重エネルギー X 線吸収法**，**空気置換法**が，後者では**生体電気インピーダンス法**や**皮下脂肪厚法**が代表的である．

（1）水中体重秤量法

水中体重法は**アルキメデスの原理**を用いている．つまり身体

アルキメデスの原理
物体は，その物体が押しだした水の重さに等しい浮力を受けるという法則．浮力の大きさ ＝ 物体が排除した流体の重さ．

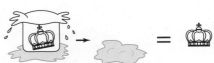
あふれたお湯の重さ＝王冠の重さ

の容積を求めるのに，陸上で測定した体重と水中で測定した体重の差が，身体の容積に相当する水分量，すなわち水分重量と同じであることを利用している．得られた身体の容積と陸上で測定した体重との比率から，身体密度を求めて体脂肪量と除脂肪量を推定する方法である．

体組成測定のゴールドスタンダードともされるが，大きな設備が必要であること，対象者が不慣れである場合にうまく測定できないこと，測定に時間を要すること，測定者の熟練も必要であることなどから，研究レベルで実施される方法である．

（2）二重エネルギーX線吸収（DXA）法

DXA：dual energy X-ray absorptiometry

DXA 法では，エネルギーの異なる 2 種類の X 線を全身に照射して，それぞれの X 線のエネルギーが生体を通過した際の減衰率の比率を算出する．骨，脂肪，脂肪以外の軟部組織（除脂肪組織）はそれぞれ X 線の減衰率が異なることから，骨密度や身体の各部位の体組成の推定値が得られる．従来は骨粗鬆症の診断に用いられていたが，近年では研究領域を中心に体組成の評価法として活用されるようになっている．

注意点として，X 線を被爆（ひばく）するため頻繁なモニタリングには活用できないこと，大きな設備が必要であること，また医師や放射線技師などの専門家の管理下でないと実施できないことがあげられる．

（3）空気置換法

＊chamber，小さな部屋．

密閉された**チャンバー**＊内に対象者が入り，チャンバー内の体積が変化した際の圧変化から身体の容積と肺容量を算出し，これらと実測体重から身体密度を求めることによって体脂肪率を推定する方法である．身体密度から体脂肪量と除脂肪量を推定する点では水中体重秤量法と同じであるが，水に入る必要がないため濡れずにすみ，より簡便に計測できるために適用範囲も広い．ただし水中体重秤量法や DXA 法ほどではないものの測定機器が高価で，測定時の室温調整なども必要で，誰でも容易に測定が実施できるわけではない．

（4）生体電気インピーダンス（BIA）法

BIA：bio-electrical impedance analysis

BIA 法は，身体に微弱な電流を流し，身体の電気の流れやすさ，すなわち**電気抵抗**を測定することで体組成を推定する方法である．具体的には，体水分を多く含む筋肉などでは電気抵抗が小さくなり，体脂肪が多く体水分が少ない場合には電気抵抗が大きくなるという特性を利用して体水分量を推定し，そこから体脂肪量を推定している．

キャリパー
第 2 章および第 7 章も参照．

研究室で利用される高価なものから市販の安価なものまであり，電極が両手のみのタイプ（2 点または 4 点），両足のみのタイプ（2 点または 4 点），両手両足のタイプ（4 点または 8 点）などがある．このうち全身の状態を最も反映できるのは両手両足に電極を装着するタイプである．

ただしヒトの身体では，起床時と夕方では全身の体水分の分布が異なる

ため，モニタリングとして活用するには同じ時間帯で同じ服装（なるべく薄着）で行うことが望ましい．

（5）皮下脂肪厚法

　従来から広く活用されている方法で，**皮脂厚計（キャリパー，図2.3参照）** によって上腕三頭筋や肩甲骨下部などの皮下脂肪厚を測定し，推定式から体脂肪量を推定する．しかしながら測定誤差が大きいこと，またアスリートでは一般人を対象とした式を当てはめることが必ずしも適切ではないことから，全身の体脂肪量を推定するよりは，部位ごとの皮下脂肪厚の変化をモニタリングするほうがよいと考えられる．これは立位姿勢で体重計に乗ることが難しい障がい者アスリートにとっても有効な方法である．

　個人の測定精度を上げる方法の一つとして，国際キンアンソロポメトリー推進学会（ISAK）によって標準化された身体計測技術の習得があげられる．

4.3　競技とウエイトコントロール

　一般の健康な人であれば，身長や **BMI** から標準体重を求めることができる．しかしアスリートの場合は体重が標準体重より多い場合でも，体脂肪量ではなく除脂肪量の割合が高いことも少なくなく，競技特性上，それが望ましい体重であると判断されることもある．

　体重階級制競技など試合前日または当日に計量が実施される種目では，直前に体重を急激に減らして計量に合格した直後から食事を大量に摂取して増量する方法が，重い体重で相手よりも有意に勝つための戦略として選択されることも少なくない．選手や周囲のスタッフは，急激な体重減少（**急速減量**）と，空腹状態からの過剰な食事摂取がコンディションを崩すリスクになりうることを理解したうえでウエイトコントロールを行い，実施後も健康上の問題がないかなど体調に留意することが必要である．

5　エネルギー必要量の推定

　運動時のエネルギー消費量は，チャンバーや**ダグラスバッグ**，**二重標識水**（DLW）などの間接的測定法で測定されるほか，**メッツ（METs）**や**エネルギー代謝率**（RMR）など実験的に得られた指標を用いて推測される．

　エネルギー必要量の推定を行う場合には，上記の方法から得た総エネルギー消費量をもとに**タイムスタディ**による**要因加算法**で求める方法や，日本人の食事摂取基準（2015年版）に示されているように**身体活動強度**（**PAL**）を基礎代謝量に乗じて求める方法がある（**表9.3**）．

　またトップ選手など体脂肪量が少なく身体活動量が多い対象者の場合に

国際キンアンソロポメトリー推進学会
骨の位置を基準とした身体計測の国際基準．

ISAK：International Society for the Advancement of Kinanthropometry

ダグラスバッグ
呼気を採取する際に使用する気密な袋．体の生産する熱量を呼吸試験によって測定する間接法を行う際に使用する．

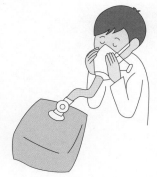

DLW：doubly labeled water
METs：metabolic equivalents
RMR：relative metabolic rate

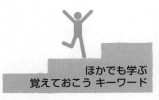

ほかでも学ぶ
覚えておこう キーワード

メッツ
　➡社会・環境と健康，基礎栄養学

PAL：physical activity level

タイムスタディ

生活時間調査，活動記録調査．特殊な測定機器を必要とせず，低コストで簡易に実施でき，身体活動を制約しないという利点がある．一方で，記録は観察者または被験者に依存するため，日常生活を完全に把握するという正確性には限界がある．また，記録が煩雑である．

表9.3　日本人の食事摂取基準における身体活動レベルと日常生活の内容

身体活動レベル		日常生活の内容
低い（Ⅰ）	1.50（1.40〜1.60）	生活の大部分が座位で，静的な活動が中心の場合
ふつう（Ⅱ）	1.75（1.60〜1.90）	座位中心の仕事だが，職場内での移動や立位での作業・接客など，あるいは通勤・買い物・家事，軽いスポーツなどのいずれかを含む場合
高い（Ⅲ）	2.00（1.90〜2.20）	移動や立位の多い仕事への従事者，あるいは，スポーツなど余暇における活発な運動習慣をもっている場合

は，下の式が用いられることもある．

表9.4　種目別の身体活動レベル（PAL）一覧

種　目	オフトレーニング期	通常練習期
持久系	1.75	2.50
瞬発系	1.75	2.00
球技系	1.75	2.00
その他	1.50	1.75

> スポーツ選手のエネルギー摂取目安量（kcal/日）
> ＝ LBM（kg）× 28.5（kcal/kg LBM/日）× PAL

この場合の種目別身体活動強度を表9.4に示す．またこの表からわかるように，練習のある日（通常練習期）とない日（オフトレーニング期）では身体活動強度が異なり，個人によっては1,000 kcal もの差になることもあるため，食事量を調整する必要もある．

6 ｜ 栄養素の摂取

6.1　たんぱく質

　運動によって筋肉が消耗すると，補修などの目的でたんぱく質の必要量が増加することは知られている．ただし，やみくもに多量のたんぱく質を摂取しても，筋肉たんぱく質の合成が無限に増加するわけではない．過剰のたんぱく質の摂取は腎臓への負担を増やしたり，体脂肪としての蓄積につながったりする可能性もあるので，運動をしている場合の効果的な1日のたんぱく質摂取量の上限は，体重1 kg あたり 2.0 g 程度までと考えられている．

6.2　炭水化物

　運動習慣のない人の中には，減量の効果が得られやすいという理由から，炭水化物を除外するかまたは極端に減らす食事を行う人がいる．しかしながら，高強度運動時に筋肉で使われるエネルギー源はグリコーゲンであり炭水化物である．この筋グリコーゲン貯蔵量が多いほうが，疲労困憊に至るまでの運動時間が長くなるという報告があり，とくに持久系アスリートにとっては非常に重要な栄養素である．このために持久系アスリートの中には後述のような**グリコーゲンローディング**を実施する場合もある．さら

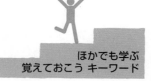

ほかでも学ぶ覚えておこう キーワード

筋グリコーゲン
➡人体の構造と機能および疾病の成り立ち，基礎栄養学，臨床栄養学

に，炭水化物摂取量が少ないと，運動後の筋肉の回復が遅いという報告もある．以上のような背景から，アスリートに低炭水化物食は勧められるものではない．

　現在，国際オリンピック委員会で示されている声明では，効果的な筋グリコーゲンの回復のために，強度別の炭水化物（糖質）摂取量の目安が示されている．これによると，日常的な回復のために必要な量として，軽いトレーニングでは，1日体重1 kgあたり3〜5 g，中強度のトレーニングでは5〜7 g，高強度のトレーニングでは6〜10 g，かなり高強度の運動では8〜12 gとされている．また，試合の合間など短期間での補給では，運動開始の1時間前であれば，体重1 kgあたり1〜4 gの糖質を1〜4時間で摂取するとよいとされ，これにはスポーツドリンクやエネルギーゼリーなどが勧められる．

　運動する人が実感するスタミナ不足にはこの筋グリコーゲン量がかかわっていると考えられることから，毎日十分に補うことが重要である．

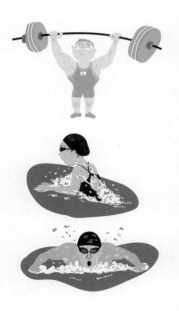

6.3　脂　質

　エネルギーおよび三大栄養素の必要量を考える場合，アスリートではたんぱく質（P），脂質（F），炭水化物（C）の**エネルギー産生栄養素バランス（PFC比率）**から一律に設定するよりは，まず体重あたりのたんぱく質および炭水化物の必要量を設定し，目標エネルギー摂取量からそれらを差し引いた残りを脂質として算出することが多い．ただし，非常に活発に活動していながら体重の少ない選手の場合には，相対的に脂質の設定量が増え，一方で体重の重い選手の場合に十分な炭水化物量を確保しようとするとほとんど脂質が摂取できなくなることがある．

　脂質は，エネルギー摂取を円滑に行えるメリットもあるため，最終的には選手の個々の状況に応じて設定する．

6.4　ビタミン

　ビタミンは種類が多く，どれもヒトの体調を整えるのに有効なはたらきをするが，運動を行う人がとくに注意したい代表的なビタミンとして，ビタミンA，ビタミンB群，ビタミンCがあげられる．

　たとえばビタミンB_1は炭水化物の，ビタミンB_2は脂質のエネルギー代謝を助ける作用があるため，運動でエネルギー消費量が多いアスリートの場合には，必要量の増大が考えられるためである．またビタミンAやビタミンCは抗酸化ビタミンとして，運動時や筋修復などのために体内で発生が増大する**活性酸素**の作用を軽減するためである．最近ではビタミンDも，アスリートに注目されるビタミンになっている．

　なおアスリートの中には，欠乏状態になるのを恐れるため，サプリメン

三大栄養素の必要量の設定
4,000 kcalの場合

PFCから設定	仮に，BWあたりP：2.0 g，C：10.0 gと設定		
体　重	50 kg	60 kg	70 kg
P15% → 150.0 g	100.0 g (10%)	120.0 g (12%)	140.0 g (14%)
F25% → 111.1 g	177.8 g (40%)	124.4 g (28%)	71.1g (16%)
C60% → 600.0 g	500.0 g (50%)	600.0 g (60%)	700.0 g (70%)

この場合，体重50 kgの人の脂質エネルギー比率40％は現実的ではない．また，体重70 kgの人も脂質摂取量が少なくなる．P：F：C = 15：25：60は仮で定めたものである．

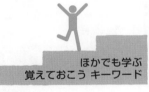

ほかでも学ぶ
覚えておこう キーワード

活性酸素
➡人体の構造と機能および疾病の成り立ち

トなどでビタミンを過剰に摂取する者もいる．しかしその効果は実証されているとはいえず，また**脂溶性ビタミン**では過剰症に対する注意が必要である．

6.5　ミネラル（カルシウム，鉄）

　ミネラルは生体では骨や歯，筋肉などの構成成分としての役割と，pHや浸透圧，筋肉の収縮や神経の興奮性といった生体機能の調節という役割がある．日本人の食事摂取基準には多くのミネラルが記載されているが，アスリートでとくに押さえておきたいミネラルは，骨代謝にかかわるカルシウムと，**貧血**の発症に影響する鉄である．

　カルシウムは体重の 1 ～ 2％を占め，そのうち 99％は骨や歯に含まれている．骨の強さの指標である**骨密度**は運動を行うことで高くなることが知られているが，長距離ランナーでは骨粗鬆症や骨折のリスクを抱える者も少なくない．カルシウムの吸収率は成人で 25 ～ 30％と低いため，十分に摂取すること，また吸収を促進するビタミン D を一緒に摂取することが勧められる．

　鉄はヘモグロビンや体内の各種酵素を構成し，欠乏すると貧血や運動機能，認知機能などの低下を招く．アスリートでは鉄欠乏性貧血が比較的多くみられるが，その診断で用いられる検査項目は，ヘモグロビン濃度だけでなく，赤血球数やヘマトクリット値，血清鉄が代表的である．さらに，血液中で鉄を輸送するタンパク質であるトランスフェリンや肝臓中で鉄貯蔵に寄与するフェリチンも，貧血のリスクを評価するうえで有用な項目である．たんぱく質やアミノ酸，ビタミン C は鉄の吸収を促進するが，フィチン酸やタンニン，シュウ酸などは抑制することから，とくに鉄剤を服用する際にはお茶との同時摂取は控えるのが望ましい．

7 ｜ 効果的な栄養補給

7.1　運動前の食事

　運動時間や強度にもよるが，運動時のおもなエネルギー源は炭水化物と脂質である．このうち炭水化物源としては肝臓や筋肉中のグリコーゲンが使われ，これまでのエビデンスから筋肉中のグリコーゲン貯蔵量が多いほうが持久系競技に有用であるとされている．このため運動前には炭水化物を中心に，消化の良い食事が勧められる．

（1）グリコーゲンローディング（カーボローディング）

　グリコーゲンローディングは，試合前に少しでも多くのグリコーゲンを筋肉に貯蔵するための食事法である．以前は試合の 1 週間～ 4 日前までは，ごはんがほとんどなくおかず中心の低炭水化物食とし，練習はそのまま実

施することで，筋肉のグリコーゲン量をできるだけ減らした後，その反動を利用して3日前からはごはんやうどん，パンやパスタを中心とした高炭水化物食を摂取し，最大限まで貯蔵量を増やす方法が用いられてきた．しかしながらこの古典的な方法は身体への影響も少なくなく，かえってコンディションを崩すこともある．そのため近年では過剰な炭水化物制限は行わず，試合3日前から高炭水化物食とする簡易的な方法が採用されることが多い．

　ただし，このグリコーゲンローディングはマラソンやトライアスロンなど長時間で高強度の持久的運動にのみ有用であり，1時間以内で終了するような競技では効果は薄いとされている．

(2)　直前の炭水化物摂取による低血糖

　グリコーゲンローディングが不要な競技や通常のトレーニングでも，直前の補食として消化吸収の観点からおにぎりやパン，エネルギーゼリーなど炭水化物中心のものが勧められる．

　しかしながら個人によっては運動直前に大量の炭水化物を摂取し，インスリン分泌が過剰になったところで高強度運動を実施することにより過剰に血糖値が低下する，反動性の低血糖（**インスリンショック**）が起こる可能性もある．体調や運動強度にもよるので，必ずしも起こるものではないが，試合直前に高炭水化物を摂取する場合には，事前の練習時にシミュレーションしておくとよい．

7.2　運動中の食事

　運動時に食事を行うことは基本的にあまり想定されないが，長時間の自転車競技やトライアスロンの選手では，ロードで自転車をこぎながらエネルギーゼリーやエネルギーバーなどで炭水化物を補うこともある．

　またマラソンをはじめとする長時間高強度運動では，大量の発汗による体内水分量不足を補うため，速やかに水分が体内に吸収されるようミネラルと炭水化物を含むスポーツドリンクの摂取が望ましい．

7.3　運動後の食事

　運動後の食事では，消費されたエネルギー，とくに筋肉中のグリコーゲンと，消耗された筋肉の回復（リカバリー）を速やかに行うため，炭水化物とたんぱく質のできるだけ早い摂取が望まれる．練習場からの移動などの理由で運動後の食事が遅くなる場合には，おにぎりやサンドイッチ，肉まん，エネルギーゼリーなどの補食を準備し，運動直後に摂取できるようにしておく．

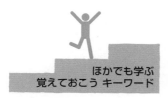

ほかでも学ぶ 覚えておこう キーワード

電解質バランス
➡人体の構造と機能および疾病の成り立ち，臨床栄養学

スポーツ活動中の熱中症予防五カ条
熱中症予防のための運動指針
http://www.japan-sports.or.jp/Portals/0/data0/publish/pdf/guidebook_part2.pdf（日本体育協会）

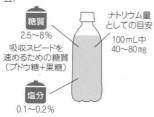

水分補給に適した飲料の組成

7.4　水分補給

　運動時の水分補給は，発汗に伴う体水分量の低下を予防するうえで重要である．日本体育協会の指針では，**熱中症対策**として，運動後の体重減少すなわち発汗による体水分の損失が運動前の体重の2%以内になるよう勧められている．たとえばマラソンでは400〜800 mL/時間という水分摂取の目安が提示されている．ただし，水分補給の必要量は個人によって異なり，運動強度，気温，体格などにより調整が必要である＊．また体温を下げる効果も期待されることから，飲料の温度は5〜15℃が望ましいとされている．

　運動時に大量の発汗があった場合，汗とともにナトリウムやカリウムなどの電解質も排出されている．この状態で，水だけを多く摂取すると，体内では水分量のみが増加するため体液が薄まり，血中ナトリウム濃度が低下する．すると血中ナトリウム濃度を正常に戻すため，水分が過剰なものとして排泄されてしまい，排尿があっても実際には脱水状態から回復していない場合（**自発的脱水**）もある．そのため大量に発汗する場合には，水だけではなく電解質も同時に摂取することが必要で，自発的脱水を予防するために摂取する飲料には食塩換算で0.1〜0.2%の塩分濃度が望ましいとされる．また運動中に飲量として炭水化物を摂取する場合には，4〜8%の濃度であると吸収が速やかである．脱水のリスクが低い環境での長時間運動時には，8%以上の糖質を含む飲料を摂取することもある．

　市販のスポーツドリンクはこの点が考慮されており，塩分濃度が0.1〜0.2%，炭水化物濃度が4〜8%前後であるものが多い．スポーツドリンクは水分と電解質の補給を目的とした**アイソトニック飲料**と，電解質だけでなく炭水化物やアミノ酸を含んだ**ハイポトニック飲料**に分けられ，状況に応じて利用する．スポーツの現場では甘すぎて飲めないなどの理由でスポーツドリンクを薄めて飲む選手も少なくないが，コンディション維持の効果を期待するのであれば薄めないほうがよい．

Column

公認スポーツ栄養士

　公認スポーツ栄養士とは，公益社団法人日本栄養士会および公益財団法人日本体育協会の共同認定による資格で，健康維持増進を目的としたスポーツ愛好家や，地域のスポーツクラブ，ジュニアスポーツ選手から日本代表レベルのトップアスリートまでの栄養面からの専門的なニーズに応えることのできる専門家である．

　養成講習会の受講条件として管理栄養士であることや，受講時に満22歳以上であることなどがあり，共通科目講習会や専門科目講習会，インターンシップを実施のうえ，検定試験に合格すると取得することができる．

7.5　サプリメントの活用

　サプリメントは本来，補うものという意味である．しかしスポーツの現場で用いられるサプリメントにはこの意味のとおり，食事だけでは十分摂取できない場合に栄養素を補う，いわゆる栄養補助食品として用いられるものと，競技能力を向上させることを期待して用いられるものとがある．前者はダイエタリーサプリメントまたはスポーツフード，後者はエルゴジェニックエイドとよばれることもあるが，プロテイン，アミノ酸など両者の厳密な分類は難しい．日本では多くのサプリメントが医薬品ではなく健康食品として食品に分類される（図 9.3）．なかには特定保健用食品のように有効性や安全性が審査されるものもあるが，一方で清涼飲料水やお

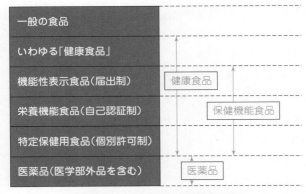

| 一般の食品 |
| いわゆる「健康食品」 |
| 機能性表示食品（届出制） |
| 栄養機能食品（自己認証制） |
| 特定保健用食品（個別許可制） |
| 医薬品（医学部外品を含む） |

健康食品
保健機能食品
医薬品

図 9.3　**健康食品と医薬品の区分**

表 9.5　**サプリメントや健康食品で勘違いしやすい事例と実際**

勘違いしやすい例	実　際
天然・自然の素材であれば安心・安全である	天然由来製品が人工品と比べて品質・安全性が良いわけではない．アレルギー成分を含むこともある
健康食品で病気が治る	健康食品が「病気が治る」と表示するのは法律違反（医薬品医療機器等法）
体験談が多い	個人の経験であって科学的な実証がなされているわけではなく，効果を保障するものではない
「専門家」「有名人」が説明しているから安心である	専門家 1 名だけの主張である可能性もある．多くの科学者によって裏づけされてはいない
有効成分が入っているから効果がある製品である	製品そのものの評価ではなく，有効成分の情報と製品の情報は一致しない可能性がある
動物実験で効果が実証されている	動物とヒトでは消化・吸収のしくみが異なるので同一では考えられない
ヒトで検証されている	対照群（摂取していない人）との比較がなされていない，1 名のデータだけのこともある
学会でも発表されている	学会発表でなく論文発表で，ほかの科学者に査読を受けたものでないと信頼性は下がる

厚生労働省，「食品安全関係のパンフレット」を参考に作成．

菓子などと同じ扱いのものもある.

　サプリメントの形状としてはスポーツドリンク, ゼリー飲料, 固形（ブロック）タイプ, 錠剤（タブレット）や粉末（パウダー）などがある.

　たんぱく質（プロテイン）やアミノ酸, ビタミン, ミネラルなど, 栄養素のサプリメントは食品からも摂取できるものであるが, 漢方などが入った食品の中にはドーピング禁止物質が含まれる場合もある. さらに表9.5に示すように科学的な検証が不十分なまま, 個人の感想として効果を示しているケースもあることから, 安易な使用は控えたほうがよい.

8 ｜ 健康増進と運動

8.1　健康づくりのための身体活動基準2013

　厚生労働省により1989年に, 「健康づくりのための運動所要量」が策定され, これが望ましい運動量の目安とされてきた. この策定から15年以上経過した2006年に, 新たに生活習慣病予防に必要な身体活動量や運動量, 最大酸素摂取量を示した「健康づくりのための運動基準2006」が作成された. また同時に「健康づくりのための運動指針2006（エクササイズガイド2006）」も策定された.

　それからさらに, ライフステージに応じた健康づくりのための身体活動を推進することで, 健康日本21（第二次）の推進に資するよう改定がなされ,「健康づくりのための身体活動基準2013」が策定された（図9.4）.

　「健康づくりのための身体活動基準2013」の特徴は, 身体活動を「生活活動」と「運動」としてとらえ, 2006では「運動基準」であったものが「身体活動基準」に名称が変わったことである. **生活活動**とは, 「日常生活における労働, 家事, 通勤・通学などの身体活動」とされ, **運動**は「スポーツなどの, とくに体力の維持・向上を目的として計画的・意図的に実施し, 継続性のある身体活動」とされている.

　さらに, 身体活動の増加でリスクを低減できるものとして, これまであった糖尿病や循環器疾患などに加えて, がんやロコモティブシンドローム, 認知症が含まれることを, **システマティックレビュー**の対象疾患に追加し, 明確化している.

8.2　健康づくりのための身体活動指針（アクティブガイド）

　「健康づくりのための身体活動基準2013」と同時に示されたのが「**健康づくりのための身体活動指針（アクティブガイド）**」である. こちらもエクササイズガイド2006から改変され, これまでより10分多く活動するという「**プラス・テン（+10）**」がキーワードとなっており, 健康寿命を延ばし, 毎日がアクティブに過ごせるよう提案がなされている. こちらは国

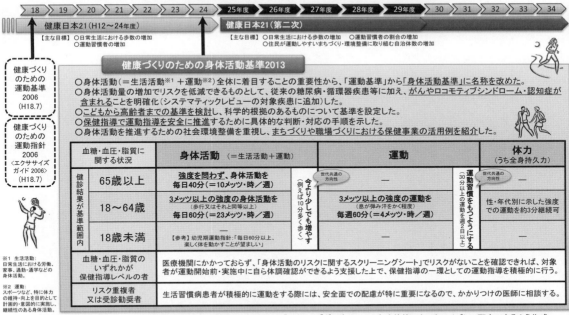

図 9.4　（資料）健康づくりのための身体活動基準 2013（概要）

厚生労働省.

民向けパンフレットとして A4 サイズ表裏 1 枚にわかりやすくまとめられ，自治体などでカスタマイズして配布できるように作成されている.

　「健康づくりのための身体基準 2013」，「健康づくりのための身体活動指針（アクティブガイド）」はともに厚生労働省のホームページからダウンロードできるようになっている.

復習問題を解いてみよう
https://www.kagakudojin.co.jp

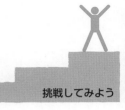

挑戦してみよう

第 10 章

環境と栄養

この章で学ぶポイント

★高温・低温，高圧・低圧，無重力環境，災害時のストレス時には，生体の生理機能が著しく変化することを知ろう.

★特殊環境時の生体内の生理的機能の変化を学ぼう.

★健康障害の予防または改善のための栄養・食事管理について学ぼう.

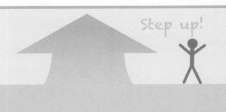

Step up!

ちょっと

◆学ぶ前に復習しておこう◆

── ストレス ──
高血圧，がん，心疾患や胃腸障害などの生活習慣病の原因の1つ．神経系の疾患などの発症にもかかわる.

── ホメオスタシス ──
恒常性．気温など外部の環境が変わっても，内部（体内）環境を一定の状態に保って生命を維持するしくみ.

── 副腎皮質ホルモン ──
副腎皮質内でコレステロールから合成される．電解質のバランス，糖代謝，脂質代謝，タンパク質同化作用などの生理作用をもつ.

1 ｜ ストレスと栄養ケア

1.1 恒常性の維持とストレッサー

　私たちを取り巻く環境は日々めまぐるしく変化しており，高度な機械化や価値観の多様化，人間関係の複雑化により，人びとはストレスの多い環境で生活している．厚生労働省が5年ごと行っている労働者健康状況調査では，平成24（2012）年の結果において「仕事や職業生活でストレスを感じている」労働者の割合は，60.9％となっている．

　ハンス・セリエは，ストレス学説（1935年）として，生体外部から加えられた刺激によって引き起こされる生体の変化を，**ストレス**と名づけた．ストレスを引き起こす有害作用因子を**ストレッサー**とよび，ストレスとは「刺激（ストレッサー）が加えられたときに生じる生体の歪んだ反応」と定義されている．

　ストレスの種類には，**生理的ストレス**と**心理的ストレス**が存在する．生理的ストレスには，物理的ストレッサーとして寒冷曝露，火傷，放射線，騒音などがあり，化学的ストレッサーには薬品や有害化学物質など，複合的ストレスには，飢餓や栄養不良，細菌感染などがある．心理・社会的ストレッサーには，人間関係や仕事上の問題，家庭の問題などが含まれる（図10.1）．

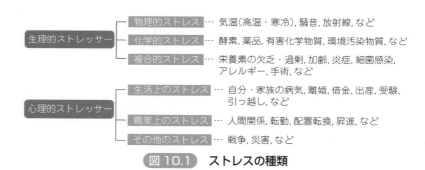

図 10.1　ストレスの種類

1.2 生体の適応性と自己防衛

　ストレスが加わると，生体は**ホメオスタシス**を維持するために，神経系・内分泌系・免疫系の変化により，ストレッサーに対するさまざまな反応を示す．この反応とは別にセリエは，生体がストレス環境に適応するための非特異的反応を，**汎（全身）適応症候群**（GAS）として3段階に分類している．この反応は，警告反応期，抵抗反応期，疲憊期と時間経過に伴い分類される（図10.2）．

(1) 警告反応期（急性疲労）

　ストレスの初期反応を**警告反応期**といい，ショック相と反ショック相に

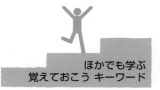

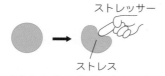
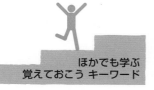

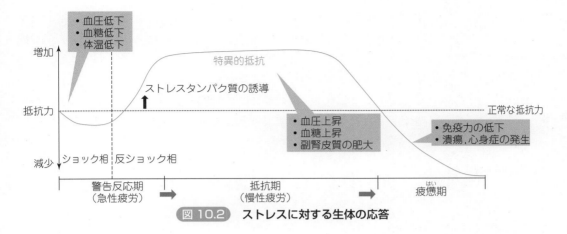

図 10.2　ストレスに対する生体の応答

分かれる. **ショック相**では, 生体が突然ストレスに曝露された際に一時的なショック状態となり, 血圧・体温・血糖値・神経活動の低下, 筋肉の緊張減少, 胃・十二指腸潰瘍の形成などの変化が起こる. この反応は, 刺激の強さにもよるが, 数分から24時間に及ぶ.

　ショック相の次にみられる**反ショック相**では, ストレス刺激が脳下垂体－副腎皮質系のホルモンに作動し, 積極的な生体防御機構がはたらき, アドレナリンや糖質コルチコイドなどの副腎皮質ホルモンが分泌され, 体温や血圧および血糖値が上昇し, 神経系の活動や緊張が高くなり, 生体の抵抗力が回復する.

(2) 抵抗反応期（慢性疲労）

　生体がストレスの刺激に対して**順応**し, ストレスに対し生体防御機能が獲得されて安定な状態になった時期である. この時期の抵抗力は間脳視床下部・脳下垂体前葉の興奮, 副腎髄質からのアドレナリンの分泌増加, 副腎皮質ホルモンからのコルチゾールの分泌増加, および自律神経系のはたらきによって起こる. この時期は, 体タンパク質の**異化反応**が進み, 窒素出納が負に傾き, 貯蔵脂肪の減少がみられる.

(3) 疲憊期

　長期間ストレス状態が続き, その限界を超えてくると, 生体は抵抗力を失い, ストレスに対する適応能力を維持できなくなる. その結果, 副腎皮質の機能不全に陥り, 胃・十二指腸潰瘍, リンパ系の萎縮, 副腎の肥大の三大症候を呈して生体の限界を超え, 抵抗力がなければ死に至る場合もある.

1.3　ストレスによる代謝の変動

(1) ストレスによる代謝

　初期のショック相では血糖値の一時的低下が生じるが, ストレス抵抗期

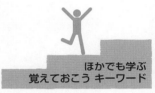

ほかでも学ぶ 覚えておこう キーワード

アドレナリン, 糖質コルチコイド

➡ 人体の構造と機能および疾病の成り立ち, 臨床栄養学

コルチゾール
副腎皮質で生産されるステロイドホルモンの1つ. 糖代謝をはじめ, タンパク質代謝, 脂質代謝, 電解質の代謝, 骨代謝, 免疫機構にも関与している生命維持に不可欠なホルモン.

異化作用
外界から取り込んだ物質（食物）を分解し, より簡単な化合物に変えると同時にエネルギーを取りだす過程. 反対に, 同化作用はエネルギー（ATP）を使って, 低分子の物質を高分子の物質に再合成する過程.

211

分岐鎖アミノ酸
必須アミノ酸であるバリン, ロイシン, イソロイシン.

糖新生
脂質やアミノ酸など糖質以外の物質（乳酸, ピルビン酸, アミノ酸, プロピオン酸など）からグルコースやグリコーゲンなどの糖へ変換する経路.

にはエネルギー代謝の亢進が起こる（図 10.3）. 代謝の一次的亢進, ショック状態からの回復に糖質, たんぱく質, 脂質の異化反応が亢進し, 栄養素要求量が増大する. 著しい外傷ストレスが起こった場合には, エネルギー代謝は通常の 2 倍程度にまで上昇する. 筋タンパク質の異化作用が亢進するため, 分岐鎖アミノ酸の動員による**糖新生**が亢進することにより, 窒素出納が負に傾き, 尿中の窒素排泄量が高まる（図 10.4, 図 10.5）.

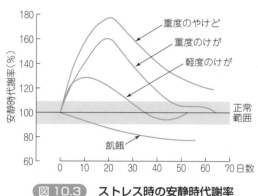

図 10.3　ストレス時の安静時代謝率

M. Grodner, S. L. Roth, B. C. Walkingshaw eds., "Nutritional Foundations and Clinical Applications 5th ed," ELSEVIER, MOSBY（2011）, p.329 より改変.

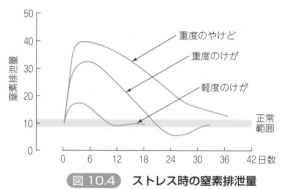

図 10.4　ストレス時の窒素排泄量

M. Grodner, S. L. Roth, B. C. Walkingshaw eds., "Nutritional Foundations and Clinical Applications 5th ed," ELSEVIER, MOSBY（2011）, p.333 より改変.

国家試験ワンポイントアドバイス
レニンアンジオテンシン（RAA）系を覚えておこう. 体内の血流が下がると, 低血圧となり, RAA 系が活性化する. また, 体水分の減少によっても活性化し, 血圧上昇（血管収縮）や体水分の保持にはたらく（Na 再吸収, 抗利尿作用）.

図 10.5　ストレス時の代謝

J. L. Groff, S. S. Gropper, S. M. Hunt, "ADVANCED NUTRITION and HUMAN METABOLISM Second Edition," WEST PUBISHING COMPANY（1995）より改変.

(2) ストレスと疾患

ストレス曝露により消化器系の障害，循環器系の調節不良，胸腺・リンパ節・脾臓の萎縮と副腎の肥大から免疫不全を引き起こす．消化器系では，自律神経系の変調により胃粘膜のムチン分泌が低下し，さらに胃酸の過剰分泌により胃や十二指腸の内壁が侵され潰瘍を生じる．また，大腸において迷走神経の興奮により過敏性腸症候群の原因となる．交感神経系が刺激されると，アドレナリンやノルアドレナリンの分泌過剰により心拍数の増加，血管の収縮により血圧が上昇し，高血圧症を引き起こす．精神的な症状として，うつ病，不安感，緊張感などが引き起こされる．このような疾患には脳内伝達物質のセロトニンが関与しており，脳内セロトニンの減少により，自律神経機能が崩れ症状を発症する．

ストレスの対処はとても重要である．基本的な対処には「**3つのR**」，すなわち

● **レスト**（Rest）：休息，休養，睡眠
● **レクリエーション**（Recreation）：運動，旅行のような趣味，娯楽や気晴らし
● **リラックス**（Relax）：ストレッチ，音楽などのリラクゼーション

がある．

「疲れた」「眠い」というのは「休め」のサインであり，楽しいことや気持ちのいいことは，穏やかな気持ちにつながる．また，適切な食事や規則的な睡眠も大切である．

1.4 ストレスと栄養

(1) 食 欲

ストレス環境下では交感神経系が緊張するとともに副腎皮質ホルモンの分泌が亢進し，胃・十二指腸潰瘍が形成されやすくなり，消化管の機能が低下して食欲不振となる．また，仕事や対人関係などの不満足感を強く意識すると，ストレス感情が高まり，自律神経の平衡失調によるやけ食いから起こるストレス肥満になる．逆に，ストレスがつのってやせ願望を引き起こし，**神経性食欲不振症**を招き栄養障害や食行動の異常を引き起こす．

(2) 栄養素の摂取

① たんぱく質

ストレスが加わると副腎皮質ホルモンである糖質コルチコイドの分泌が亢進され，筋タンパク質の異化作用が亢進し，窒素出納は負に傾く．生体は，ホメオスタシスを維持するために体タンパク質を分解して生体反応に必要なアミノ酸を動員する．そのため，重篤なストレス環境下においては，たんぱく質の必要量を増加する必要がある．

Point!

迷走神経
脳の延髄からでている末梢神経の1つ．複雑に走行しており，頸部・胸部に分布し，さらに腹部に達して内臓を支配する副交感性の神経．

過敏性腸症候群
腹痛や不快感に下痢や便秘を伴う症状が続く病気．

ノルアドレナリン
チロシンというアミノ酸からドーパミンを前駆体として生合成される．おもに中枢神経系の青斑核で生成される．副腎皮質刺激ホルモン放出ホルモンを分泌させて，副腎皮質でのコルチゾールの分泌を促進する．心拍数の上昇，血圧の上昇，筋肉増強，脂肪の分解促進，消化吸収の制限にかかわる神経伝達物質．

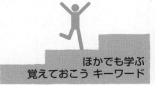

ほかでも学ぶ
覚えておこう キーワード

セロトニン
➡人体の構造と機能および疾病の成り立ち

糖新生
第 9 章も参照.

遊離脂肪酸
非エステル化脂肪酸. 血中に存在する脂肪酸のうち, コレステロールのようにエステルとなっていないもの. 血漿中にアルブミンと結合して存在する.

カルニチン
肝臓や腎臓でアミノ酸のリシンとメチオニンから合成される, ビタミン様物質の 1 つ. ミトコンドリアで脂肪酸を酸化するために, 脂肪酸をミトコンドリアへ運搬する化合物.

補酵素
第 7 章も参照.

② 炭水化物 (糖質)

　ストレス刺激によりアドレナリンの分泌が増加し, 肝グリコーゲン分解が促進され, グルコースの血中への放出が増加する. アドレナリンは受容体を介し, 肝臓における**糖新生**の促進を行い, 血糖上昇を引き起こす.

③ 脂　質

　ストレス状況下では, 体脂肪も生体内におけるエネルギー基質となって脂肪分解が亢進され, 体脂肪が減少する. ストレスによってアドレナリンの分泌が増加し, 脂肪組織から脂肪酸とグリセロールが動員され, 血中の遊離脂肪酸が増加する. 遊離脂肪酸の利用促進には**カルニチン**が必要である.

④ ビタミン B 群

　ストレス時にはエネルギー代謝が亢進されるため, エネルギー源として糖質, 脂質, タンパク質の利用が増大する. このため, エネルギー代謝を円滑にするためビタミン B_1, B_2, B_6, ナイアシンが**補酵素**として用いられる. パントテン酸は副腎皮質ホルモン生成時のアセチル化反応を触媒する補酵素 A (**CoA**) の成分であることから, ストレス前後に必要とされる.

⑤ ビタミン C

　ストレス負荷, 激しい労働や運動によって副腎髄質ホルモンの分泌が亢

細胞レベルでのストレス応答

　近年, **ヒートショックタンパク質** (heat shock protein, HSP) が, 細胞レベルでのストレス応答に関与していることがわかってきた. HSP は, 細胞内での異常タンパク質の分解の促進, およびリソソーム内への取込みに関与している.

　たとえば HSP70 は, タンパク質のリソソーム内への分子シャペロンの役割をもっており, 細胞の異常タンパク質の認識と分解に関与し, ストレス反応と深くかかわっている. ストレスタンパク質の機能は, 細胞機能を維持するために必要なタンパク質の合成・分解, 細胞内輸送の調節に関与しており, 細胞がストレス刺激を受けた際には, 細胞内タンパク質の変性などを予防し, タンパク質の再生を行い, 異常タンパク質が蓄積しないようにはたらいている.

HSP70　分子量約 70 kDa の熱ショックタンパク質で, 分子シャペロンとして機能し, タンパク質の凝集やミスフォールディングの防止, 輸送, 集合や分解などに関与している. 分子シャペロンは, 細胞がストレスダメージを修復してストレス状態から回復するのに重要な役割を果たしている.

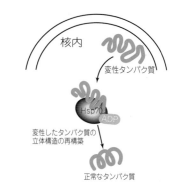

HSP は細胞内タンパク質の変性を予防する.

進されるために，ビタミンCの消耗がさらに高まり，食事から十分摂取する必要がある．

組織細胞を障害する**活性酸素**はストレス時に発現するが，ビタミンCはこれを除去する．

⑥ 脂溶性ビタミン

ストレス時に発生した活性酵素の除去に関与する脂溶性ビタミンとして，ビタミンAとビタミンEがある．とくにビタミンEは，抗酸化作用，免疫賦活(ふかつ)作用，血管障害を改善する作用があり，ストレス耐性を高める．

⑦ ミネラル

ストレスにより尿中カルシウムおよびマグネシウムの排泄量が増大する．ストレス刺激を受けた場合，神経や筋肉の興奮が一時的に高まり，生体がホメオスタシスを保っていくうえで，この興奮を抑制，調節する必要がある．

2 | 特殊環境と栄養ケア

2.1 特殊環境下の代謝変化：温度環境と体温調節

ヒトの体温はほぼ一定に保たれており，体温が一定であることは，生体機能を維持するうえで重要である．体内の多くの酵素反応は体温付近を至適温度としてはたらく．体内の温度分布は身体の各部位で異なっており，さらに外気温により変動する．皮膚表層から約1cmを**外郭部**といい，環境温度に左右されやすい．体の中心部を**核心部**といい，身体の深部にある内臓は熱産生が盛んであり，脳を含んだ核心部は環境温度にかかわらずほぼ一定（38℃）に保たれている．核心部の体温は，直接測定することができないため，直腸温，腋下(えきか)温，舌下(ぜっか)温，鼓膜温などを測定することにより推測する．とくに，直腸温は放熱のない深部体温を反映しており，もっとも正確な体内温を示す．

体温は，低温や高温環境にさらされると，間脳の視床下部にある体温調節中枢により体温調節機構がはたらく．外気温が上昇すると冷中枢がはたらき，副交感神経系が活性化され，皮膚血管の拡張，呼吸促進，発汗を促し放熱を行う．逆に，外気温が低下すると熱中枢がはたらき，交感神経系が活性化され，皮膚血管の収縮，立毛(りつもう)，ふるえなどによる産熱を行う．体温の調節は，放熱因子と産熱因子のバランスにより成り立っている（図10.6）．

2.2 生体と温度環境

(1) 高温環境

暑熱曝露による刺激は，温受容器，視床下部を介し，下垂体前葉を介し

外郭部：shell
核心部：core

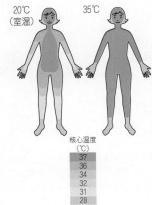

放熱因子（体熱の放散）
輻射は体に直接接触していない物体との間の電磁波による熱の移動であり，全放熱量の2/5を占める．気温が下がると輻射が大きくなる．伝導，対流は皮膚表面から周辺空気および直接接している物体への熱の移動であり，全放熱量の2/5を占める．風速が増すと対流が大きくなる．蒸発や発汗は不感蒸泄といわれ，皮膚表面や呼吸気道から水分の蒸発が絶えず起こっており，全放熱量の1/5を占める．気温が上昇すると，発汗を起こし放熱が増す．

産熱因子（体熱の産生）
① 基礎代謝，② 筋肉運動，③ ふるえ熱産生，④ 非ふるえ熱産生，⑤ 分泌腺活動，⑥ 食事誘導性熱産生．

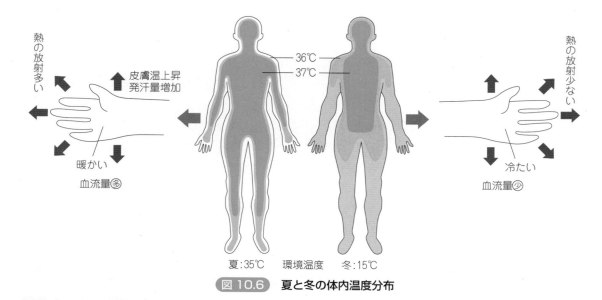

熱の放射多い

皮膚温上昇
発汗量増加

暖かい

血流量多

36℃
37℃

熱の放射少ない

冷たい

血流量少

夏：35℃　　環境温度　　冬：15℃

図 10.6 夏と冬の体内温度分布

国家試験ワンポイントアドバイス

アルドステロンと抗利尿ホルモンについておさえておこう.

● アルドステロンは，副腎皮質から分泌されるミネラルコルチコイドであり，Na の再吸収を促進する.
● 抗利尿ホルモンは，バソプレシンともよばれ，腎臓での水の再吸収を促進する. また，血管の収縮作用をもつ.

てアルドステロンの分泌を促し，尿からの Na^+ の再吸収を促進させる. これにより体内 Na^+ の保留を行う. また，下垂体後葉から抗利尿ホルモンの分泌が増し，尿量を減少させる. さらに，口渇中枢を刺激し，飲水量を増加させることで体内水分量を維持する（表 10.1）.

表 10.1 高温・低温暴露に対する生理反応

高温曝露	低温曝露
温受容器の刺激	冷受容器の刺激
副交感神経系の興奮	交感神経系の興奮
熱放散促進	熱産生促進
① 皮膚血管の拡大	① 皮膚血管の収縮
② 発汗の増加	② 身体表面の血流減少
③ 呼吸亢進	③ 筋肉ふるえによる産熱
④ 心拍出量低下	④ 立毛筋の収縮
⑤ 心拍数の増加	⑤ 血圧上昇
満腹中枢刺激	摂食中枢刺激
食欲低下	食欲亢進
脂質の摂取不足	高脂肪食摂取
甲状腺ホルモン機能低下	甲状腺ホルモン機能亢進
基礎代謝の低下	基礎代謝の増加
下垂体・副腎皮質刺激	副腎髄質刺激
ACTH 分泌	アドレナリン分泌
ADH の分泌	ノルアドレナリン分泌
アルドステロンの分泌	↓
↓	非ふるえ熱産生の増加
Na^+ の体内貯蓄	血中ケトン体，脂肪のエネルギー源
尿量減少	としての利用増加
	褐色脂肪細胞組織における燃焼増加

体温と環境温度の差が少なくなると「暑い」と感じるようになる．環境温度が上昇すると，体温を適温範囲に維持するために甲状腺機能が低下し，基礎代謝を低下させ熱産生を減らす．さらに，高温環境下になると副交感神経が刺激され皮膚血管が拡張し，心臓の拍出量の低下に伴い最低血圧が低下し，心拍数の増加により脈拍数も増加して血液循環を促進する．また，呼吸が深くなり換気量が増加し，呼気からの水分蒸発が増加する．組織液の血管内への流入によって，全血量が増加し，血液水分量の増加により皮膚からの水分蒸発が促され，発汗により体温が低下する．

水1gが蒸発することにより0.58kcalの熱が奪われる．汗の成分は99％が水分であり，そのほかにナトリウムなどの無機質や有機物を含む（表10.2）．

(2) 低温環境

寒冷環境では皮膚温が低下し，体温が下臨界温より下がると皮膚の冷受容器が刺激され，体熱産生が亢進する．皮膚温が下がると皮膚の立毛筋（りつもうきん）が反射的に収縮し，鳥肌を生じて皮膚からの熱の放散が減少する．さらに，視床下部より交感神経系が刺激され，肝臓での熱産生の増加や筋肉による**ふるえ熱産生**が亢進する．**ふるえ熱産生**は骨格筋が不随意的かつ周期的に起こす収縮により生じ，熱となる．

また，副腎髄質からのアドレナリン・ノルアドレナリン分泌により，皮膚血管の収縮，血圧上昇，血糖の増加が起こる．寒冷馴化（じゅんか）が進むと，非ふるえ熱産生機能が発達し，褐色脂肪細胞での熱産生が上昇する．副腎皮質刺激ホルモン（ACTH）の分泌により，グルコースの取込みや脂肪分解も亢進し，甲状腺機能の亢進により基礎代謝量の増加が起こり，体温が上昇する（表10.1）．

2.3　熱中症と水分・電解質補給

環境温度が高くなり，深部体温が41℃を超えると，中枢神経症状が現れる．体熱の産生と体熱の放散の平衡が保たれなくなり，熱放散が妨げられた状態や，激しい筋肉労作の増加により産熱量が著しく増大するような状態で，体温が異常に高くなる症状を**うつ熱**という．高温多湿状況下では放熱されにくいため，うつ熱の誘発が起こりやすい．うつ熱には個人差があり，肥満者や発汗能が低い人，体水分量が減少している場合に起こしやすい．また，体温調節中枢機能を低下させるような状況（飢餓，衰弱，睡眠不足，疲労，飲酒など）は危険性を高める．

中枢神経系に病的症状が現れたものを**熱中症**という．熱中症は熱射病，熱失神，熱疲憊，熱痙攣の総称である．最近は，日本神経救急学会による熱中症の重症度分類が用いられる．

表 10.2	おもな汗の成分	
成　分	**濃　度**	
水	99.2 ～ 99.7％	
Na	45 ～ 240 mg％	
K	20 ～ 100 mg％	
Ca	2.1 ～ 7.8 mg％	
Cl	60 ～ 350 mg％	
総窒素	28 ～ 53 mg％	
グルコース	1 ～ 11 mg％	
乳酸	33 ～ 140 mg％	
pH	6.1 ～ 8.2	

寒冷馴化
寒冷環境（寒い季節）に体が慣れること．

ACTH : adrenocorticotropic hormone

うつ熱 : heat retention

熱中症
第9章も参照．

熱射病 : heat stroke
熱失神 : heat syncope
熱疲憊 : heat exhaustion
熱痙攣 : heat cramps

熱中症の重症度分類

分類	症状	従来の分類
Ⅰ度（軽症）	眼前暗黒，失神，こむら返り，四肢・腹筋の痙攣，血圧低下，皮膚蒼白，失神	熱痙攣　熱失神
Ⅱ度（中等症）	強い疲労感，めまい，虚脱感，頭重感，嘔気，嘔吐，下痢，体温上昇，多量発汗，頻脈	熱疲労
Ⅲ度（重症）	深部体温39℃（腋窩38℃）以上の高熱と 1.脳機能障害（意識喪失，譫妄状態，特異な言動）2.肝・腎機能障害 3.血液凝固障害 のうちいずれか	熱射病

日本神経救急学会.

静脈還流
心臓からでた血液が動脈を通って体中に行き渡った後に，静脈を通って心臓に戻ること.

WBGT：wet bulb globe temperature

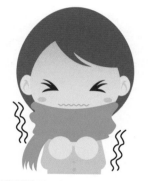

低温環境下ではふるえによる熱産生が促進される

（1）熱射病

　高温環境下で運動や労作を行い，体温が40℃以上に上昇すると脳の中枢神経障害として吐き気，めまい，ショック症状が起こる．**熱射病**が進行すると，発汗の停止，心臓の衰弱，意識喪失，痙攣などが起こり，重度の場合には死に至る．頭部に強い太陽光線を受け，脳機能に障害を与えるものを**日射病**という．熱射病に罹った場合は，第一に日陰など涼しい場所に寝かせ，体を冷やす.

（2）熱失神

　熱により血管が拡張し，脳への血流が不足（**脳虚脱**）し，意識混濁から意識消失が起こる．運動中は筋肉により静脈還流が補助されているため，運動直後に血圧が低下し**熱失神**が起こることが多い．顔面蒼白になり，脈は速くて弱く，呼吸数の増加や唇のしびれなどが起こる．冷却と下肢挙上程度で回復する.

（3）熱疲憊

　慢性のうつ熱による疲労，循環障害を中心とした状態である．高温環境下で長時間の運動や労作を行うことで，大量の発汗により水分や塩分の補給が追いつかない場合に起こる（**疲労脱水**）．脱水や塩分の不足により倦怠感や頭痛，吐き気がみられる．冷所で安静にさせ，電解質水やブドウ糖水の補給を行う.

（4）熱痙攣

　高温環境下で運動や労作を行うと，発汗によって脱水と塩分の不足が起こる．この際に，水分の補給を多く行うと，血液中の塩分濃度が低下し，浸透圧の低下が起こる．その結果，手・足など四肢を中心に筋肉の疼痛を伴う痙攣が起こる．予防のためには，発汗直後の飲水量は脱水量の1/2以下とし，発汗時には水分だけではなく電解質も補給する.

（5）WBGT

　WBGT（湿球黒球温度）とは，熱中症指数（暑さ指数）として，暑熱環境での運動や作業に対して，人体の熱収支を考慮して，その危険度を示す指標である．WBGTの値により，熱中症予防のための運動指針が示されており，値が高くなるにつれ，熱中症の危険が高まる（表10.3）.

2.4　低温環境と病態

　極寒環境下にさらされ，体熱産生が追いつかず体温を維持できなくなると**低体温**を引き起こす．低体温は直腸温が35℃以下になった状態で起こり，33〜34℃で自律神経の麻痺，30℃以下で呼吸循環器障害や意識障害を引き起こし，20〜25℃で死に至る（**凍死**）.

　低温環境下では，皮膚などの末梢血管の収縮により皮膚血管に**凍傷**や**凍瘡**（**しもやけ**）を引き起こす.

表 10.3　熱中症予防のための運動指針

熱中症予防のための運動指針		湿球温度	乾球温度	WBGT 温度
運動は原則中止	WBGT31℃以上では，特別の場合以外は運動を中止する．とくに子どもの場合には中止すべき	27℃以上	35℃以上	31℃以上
厳重警戒（激しい運動は中止）	WBGT28℃以上では，熱中症の危険性が高いので，激しい運動や持久走など体温が上昇しやすい運動は避ける．運動する場合には，頻繁に休息をとり水分・塩分の補給を行う．体力の低い人，暑さになれていない人は運動中止	24〜27℃	31〜35℃	28〜31℃
警戒（積極的に休憩）	WBGT25℃以上では，熱中症の危険が増すので，積極的に休息をとり適宜，水分・塩分を補給する．激しい運動では，30分おきくらいに休息をとる	21〜24℃	28〜31℃	25〜28℃
注意（積極的に水分補給）	WBGT21℃以上では，熱中症による死亡事故が発生する可能性がある．熱中症の兆候に注意するとともに，運動の合間に積極的に水分・塩分を補給する	18〜21℃	24〜28℃	21〜25℃
ほぼ安全（適宜水分補給）	WBGT21℃未満では，通常は熱中症の危険は小さいが，適宜水分・塩分の補給は必要である．市民マラソンなどではこの条件でも熱中症が発生するので注意	18℃まで	24℃まで	21℃まで

WBGT（湿球黒球温度）
屋外：WBGT ＝ 0.7 × 湿球温度 ＋ 0.2 × 黒球温度 ＋ 0.1 × 乾球温度
屋内：WBGT ＝ 0.7 × 湿球温度 ＋ 0.3 × 黒球温度
● 環境条件の評価は WBGT が望ましい．
● 湿球温度は気温が高いと過小評価される場合もあり．湿球温度を用いる場合には乾球温度も参考にする．
● 乾球温度を用いる場合には，湿度に注意．湿度が高ければ，1 ランク厳しい環境条件の運動指針を適用する．
（公財）日本体育協会，「スポーツ活動中の熱中症予防ガイドブック」（2013）より．

2.5　温度環境と栄養

　高温環境下では，満腹中枢が刺激され食欲が低下し，摂取エネルギー量は低下する．たんぱく質は食事誘導性熱産生が大きいことから，摂取量が低下する傾向がある．神経伝達物質やホルモン産生の前駆物質としてのたんぱく質および脂質の適切な摂取に注意する．発汗時には熱痙攣の予防のためにも，水分補給だけでなく，電解質の補給も行い体液の浸透圧を正常に保つ．エネルギー代謝を円滑に行うために，ビタミン B_1，B_2，B_6，ナイアシンなどのビタミン B 群の補給や，ストレス緩和のためにビタミン C の補給に心がける．

　寒冷環境下では，体熱産生機能が高まり基礎代謝が上昇する．熱産生には糖質がおもなエネルギー源となり，たんぱく質からの糖新生や脂質の利用が高まる．寒冷馴化により脂質代謝が亢進し，脂肪組織における遊離脂肪酸の動員が促進する．高脂肪食により皮下脂肪が蓄積されると，熱放散が減少し耐寒性が高まる．体熱産生のためにエネルギー代謝が亢進しており，ビタミン B_1，B_2，B_6，ナイアシンなどのビタミン B 群の補給が必要である．

1 気圧
水銀柱の高さ 760 mmHg で，1013
ヘクトパスカル（hPa）またはミリ
バール（mbar）と等しい.

hPa：hectopascal
mbar：millibar

2.6　高圧・低圧環境と栄養

　人間が生活している環境の多くは平地であり，1 気圧のもとで生活している．気圧は，海面から 10 m 下がるごとに 1 気圧上昇し，高度が上昇すると気圧は低下する．ダイビングなどで水中に潜ると高圧環境となり，登山などで高所に行くと低圧環境となる.

（1）生体と高圧環境

　水中に潜ると水圧がかかり，水深 10 m ごとに 1 気圧加わる．たとえば，40 m 水中に潜ると 5 気圧となる．このとき，1 気圧で 1000 mL の空気は 5 気圧では 200 mL に圧縮され，窒素の分圧は 3.95 気圧，酸素の分圧は 1.05 気圧となり，血液中への窒素の溶解量は水深 0 m 時の 4 倍程度となる.

　生体の体組織や体液は非圧縮性であり，心臓の拍動や血圧はほとんど変化しないが，気体を多く含有する気道系の臓器（気管，気管支，肺胞），中耳，副鼻腔，消化管は圧力の影響を受けやすい．気体は高圧下では血液に溶解するようになり，血液中への多量のガスの溶解は，1 気圧状態に減圧する際にガスとして放出され，血管中で塞栓を形成する（**ガス血栓**）．また，高圧の窒素ガスは，麻酔効果に似た症状を示す（**窒素麻酔**）.

（2）高圧環境と病態

① 酸素中毒

　高濃度の酸素を吸入した際に起こる障害であり，急性型では中枢神経系を侵し，全身痙攣を引き起こす．慢性型では，肺胞粘膜が刺激されて浸潤を起こす．脈拍は遅くなり（**徐脈**），肺・気管支炎症，うっ血，浮腫などの症状が現れる.

　酸素中毒は，血漿に溶解する酸素が過剰であるため，血液による CO_2 輸送に障害をきたすことにより起こる.

② 窒素麻痺

　空気中の窒素は，常圧で生理的に不活性のガスであるが，高圧下（個体差はあるが 4 気圧以上）では，アルコールの神経系統に及ぼす効果に類似した麻酔効果を起こす.

　酸素中毒や**窒素麻痺**を予防するため，潜水用の呼吸ガスとしてはヘリウム－酸素混合ガスが利用される.

③ 潜函病（減圧症，ケイソン病）

　高圧環境に曝露されたのち常圧に戻る際に，血液や組織に溶解していた過剰の窒素が，急速な減圧のため体外へ排除されず，溶解限度を超えて血管内で気泡を形成して血管や組織で塞栓（**ガス栓塞**）するために引き起こされる.

　急性減圧症では，関節や毛細血管の微少気泡形成によって起こる四肢の関節痛，圧痛，しびれ感，皮膚のかゆみ，頭痛，めまい，痙攣や呼吸困難を起こすが一過性である．**潜函病**（ケイソン病）のような慢性減圧症では，

潜函病
スキューバダイビングや潜函作業などの高圧環境下にいた人が，水上・地上に上がり，急激な圧低下にさらされたときに発症する．潜水病，減圧症，ケイソン病ともよばれ，急激な減圧により生体内に生じた窒素気泡によって，疲労感や筋肉・関節の痛み，重症になると意識障害，呼吸困難，下半身の知覚障害，麻痺を起こす.

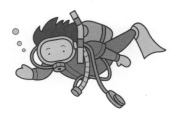

運動麻痺や骨壊死を招く.

(3) 高圧環境と栄養

　高圧環境下はおもに水中であり，低温の水中での活動による体温低下を防ぐため，体熱産生が高まっている．また，ヘリウム－酸素混合ガスは熱伝導性が空気の 41 倍と高く，体表面からの熱放散が促進される．体温の維持のためエネルギー摂取量，ビタミン B_1，B_2，B_6，ナイアシンの摂取量を増やす必要がある.

(4) 生体と低圧環境

　海抜 0 m から高度が上昇するに従って気圧が低下する．低圧環境には，高所登山や予圧室のない飛行機などでの上空飛行などの急性低圧環境と，高地に住居するなどの慢性低圧環境がある．高所では，低酸素症が起こる．**低酸素症**とは，気圧の低下による酸素分圧の低下によるものである.

　低酸素状態になると肺からの酸素摂取量が減少し，**クエン酸回路（TCA サイクル）** などのエネルギー産生が抑制され，呼吸・循環器機能や血液などの組織機能に障害が起こる．また，中耳腔内の空気や消化管にたまっているガスが外気圧の変化によって膨張し，耳痛や腹痛を引き起こす.

(5) 低圧環境への馴化

① 急性適応機能

　低圧環境では酸素分圧が低下しており，生体内では肺胞内の酸素分圧，動脈血の酸素分圧が低下し，酸素飽和度も低下するため，細胞組織への酸素供給が低下する．細胞組織への酸素の供給は，ヘモグロビンと酸素分圧による飽和度によって影響を受ける.

　平地では，肺における酸素分圧が高いのでヘモグロビンの**酸素飽和度**も高く，組織の分圧が低いので，酸素はヘモグロビンから放出され組織に供給される.

　高地では，肺の酸素分圧が低くなり，ヘモグロビンからの酸素の放出が低下し，組織は低酸素となる．このため低圧環境下では，酸素の供給を維持するため，呼吸運動を促進し，肺換気量を増大させて対応する．その結果，肺胞からの二酸化炭素（CO_2）の放出が盛んになり，肺の CO_2 分圧が低下し酸素分圧が上昇することで，動脈血の酸素飽和度が上昇する．このとき，酸素解離曲線は右シフトしている．このことを**ボーア（Bohr）効果**という（図 10.7）.

　高所に慣れていない状態で高所登山を行うと，4000 m 付近から頭痛，息切れ，吐き気が起こり，さらに登山を続けると，呼吸困難に陥り**チアノーゼ**やショック症状を呈するようになる．これを**高山病**または低圧低酸素症という.

② 慢性適応機能（高地馴化）

　低酸素状態が 1 ～ 2 週間続くと，低酸素刺激により腎臓でのエリスロポ

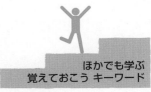

チアノーゼ
体の一部分が暗赤色，あるいは青白くみえること．血液中の酸素濃度が低下した際に，おもに爪床や口唇周囲に表れる.

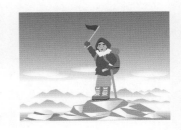

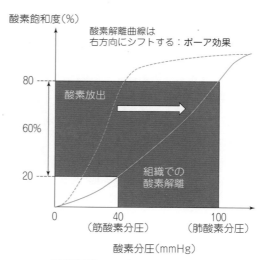

酸素飽和度（％）

酸素解離曲線は
右方向にシフトする：ボーア効果

80
酸素放出
60％
20
組織での
酸素解離

0　　　40　　　　　　100
（筋酸素分圧）　（肺酸素分圧）

酸素分圧（mmHg）

図 10.7　酸素解離曲線の移動

エチンの産生能が高まり造血機能が亢進し，赤血球の産生が上昇し血中ヘモグロビン濃度が増大する．高地に登山する場合に，低地から日数をかけて少しずつ高度を上げてくことによって体を低圧環境に慣らし，抵抗力をつける．高所滞在日数の経過に伴い循環血中の赤血球が増加し，高地に居住するヒトでは，平地住民に比べ，赤血球数，ヘモグロビン濃度，ヘマトクリット，循環血液量などが増大している（表 10.4）．

高地トレーニング
第 9 章も参照．

　スポーツ選手の**高地トレーニング**は，高地馴化によって酸素結合能を増加させ，体力の強化を目的とするものである．

表 10.4　平地住民と高地住民の血液性状の比較（平均± SE）

項　目	平地住民（0m）	高地住民（4,540m）
赤血球数（万 /mm^3）	511 ± 2	644 ± 9
ヘマトクリット値（％）	46.6 ± 0.15	59.5 ± 0.68
ヘモグロビン星（g/L）	15.64 ± 0.05	20.13 ± 0.22
網赤血球数（千 /mm^3）	17.9 ± 1.0	45.5 ± 4.7
総ビリルビン量（mg/dL）	0.76 ± 0.03	1.28 ± 0.13
間接ビリルビン量（mg/dL）	0.42 ± 0.02	0.90 ± 0.11
直接ビリルビン量（mg/dL）	0.33 ± 0.01	0.37 ± 0.03
血小板数（千 /mm^3）	406 ± 14.9	419 ± 22.5
白血球数（千 /mm^3）	6.68 ± 0.10	7.04 ± 0.19
循環血液量（mL/kg 体重）	79.6 ± 1.49	100.5 ± 2.29
循環血漿量（mL/kg 体重）	42.0 ± 0.99	39.2 ± 0.99
全赤血球容積（mL/kg 体重）	37.2 ± 0.71	61.1 ± 1.93
全ヘモグロビン量（g/kg 体重）	12.6 ± 0.3	20.7 ± 0.6

A. Hurtado, *Am. Ind. Hyg. Ass. J.*, **27**, 313（1966）より改変．

(6) 低圧環境と栄養

　低圧環境はおもに高所であり，高所においては気温が低く空気中の水蒸気の絶対量が低くなり**脱水**を起こしやすい．高所登山者は尿量を保つために，1日最低4〜5Lの水分の摂取が必要とされる．

　低酸素状態で酸素の供給が十分でないことから，血中および骨格筋中で乳酸の増加が著しい．高地では食欲が低下する反面，エネルギー消費量は増大するので，高糖質でエネルギー量の高いものを摂取する．エネルギー代謝が亢進しているためビタミンB_1，B_2，B_6，ナイアシンなどのビタミンB群の補給が必要である．

2.7　無重力環境（宇宙空間）と栄養

　私たち人類が，重力（1G）環境において生活している．一方，宇宙環境は限りなく**無重力**な状態となっている．無重力環境は，生体にさまざまな生理的変化をもたらし，宇宙酔い，骨カルシウム喪失，筋萎縮，水電解質代謝と調節ホルモンの異常などを引き起こす（表10.5）．

(1) 心循環器への影響

　地上では，重力の影響で血液をはじめとする体液は下肢に引っ張られている．無重力環境では重力がないため，下肢の静脈血と周囲の組織液が頭方へ移動する．その結果，鼻が詰まる，頭が重いなどの症状や，顔がむくむ**ムーンフェイス**が生じる．一方，下肢は体水分が減少することにより**バードレッグ**（鳥の足）とよばれるように細くなる．体液バランスの乱れは，宇宙飛行の初期に起きる反応であり，全体液量を減少させるように順応する．

無重力：microgravity, μG

表10.5　宇宙飛行に伴う医学的問題

① 心循環器系への影響
② 骨カルシウムへの影響
③ 筋肉への影響
④ 血液・免疫系への影響
⑤ 宇宙酔い
⑥ 宇宙放射線による影響
⑦ 閉鎖環境による精神心理面への影響

宇宙酔い
宇宙飛行士が，重量のほとんどない無重力状態の宇宙空間に入ってから，数分から数時間の間に，吐き気や嘔吐，食欲減退，頭痛，虚脱感，倦怠感を起こすこと．

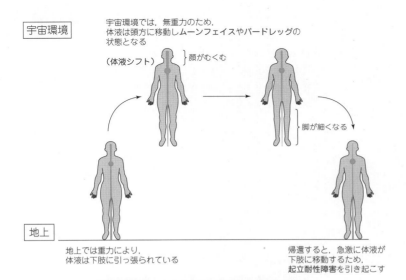

図10.8　宇宙環境による体液分布の変化

LBNP：lower body negative pressure

骨粗鬆症
第8章も参照.

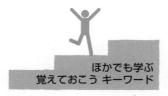

尿管結石
➡人体の構造と機能および疾病の成り立ち，臨床栄養学

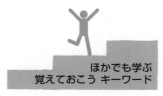

速筋，遅筋
➡人体の構造と機能および疾病の成り立ち

地球上に帰還すると，再び重力に血液が引っ張られるために，頭部に移動した体液の多くが下肢に急激に移動し，脳貧血や起立耐性障害を起こす．帰還前には起立耐性障害の予防のため，**下半身陰圧負荷**（LBNP）が行われている（図10.8）.

（2）骨カルシウムへの影響

骨は地上で身体を支えるのに重要な組織である．無重力状態では，身体を支える必要がなくなることから，地上の骨粗鬆症患者の10倍以上の速さで，骨密度の減少が起こる．尿中や便中に溶出したカルシウムが排泄され，尿中へのカルシウム流出が過剰になると尿管結石の危険性が高まる（図10.9）.

（3）筋肉への影響

長期間の無重力状態では筋収縮を必要としないため，筋肉の**廃用性筋萎縮**が起こる．筋肉には，収縮するスピードの速い**速筋（白筋）**と遅い**遅筋（赤筋）**が存在しているが，無重力環境では，遅筋が速筋に変化する．これは，身体を支える必要がないために起こると考えられている．筋肉の萎縮は，タンパク質の異化を促し，宇宙飛行中は尿中窒素排泄量が上昇している（図10.10）.

（4）血液・免疫への影響

無重量状態では赤血球の形状に変化が起こる．通常，赤血球はドーナツ状円盤型であるが，無重力状態では，トゲのある金平糖状やボール状に変形する．これは地上に帰還するともとに戻る.

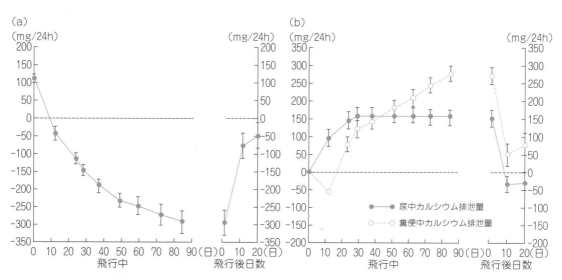

図10.9　宇宙飛行時のカルシウム出納，尿中・糞中カルシウム排泄量
（a）宇宙飛行時のカルシウム出納，（b）宇宙飛行時の尿中・糞便中カルシウム排泄量の変化.
C. Paul et al., *Acra. Astronautica*, **6**, 1113（1979）より改変.

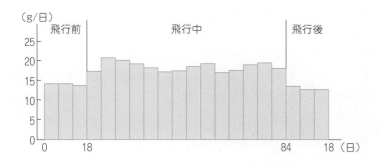

図 10.10 宇宙飛行中の尿中窒素排泄量

G. D. Whedon, "Biomedical Result from Skylab," NASA（1977），pp.164-174 より.

　また，血漿中の**エリスロポエチン**の減少により赤血球産生が低下し，貧血を引き起こす．無重力状態においては免疫機能が低下する．なかでも細胞性免疫系が低下しやすい．免疫系の低下は，易感染性や腫瘍の進展など，生体に悪影響を及ぼすことになる．

エリスロポエチン
赤血球の産生を制御している造血ホルモン．おもに腎臓から分泌される．組織の低酸素に応答して産生され，骨髄などの造血細胞にはたらいて赤血球産生を刺激する．

(5) 宇 宙 食

　宇宙環境では，栄養摂取状態が負バランスになっていることが報告されており，宇宙での体重減少の一因となっている．とくに，たんぱく質，ビタミン類，微量元素などが長期間不足すると，免疫機能低下に陥る可能性がある．また宇宙食は，ほとんどが加工食品であり，長期間宇宙食だけの

表 10.6 宇宙飛行士のための 1 日推奨栄養素量（90 〜 360 日間の宇宙飛行用）

栄養素等	推奨量	栄養素など	推奨量
エネルギー	WHO の勧告に準じる（中等度の身体活動レベル）	ナイアシン	20 mg
たんぱく質	12 〜 15%（総摂取エネルギーに占める比率）	ビオチン	100 µg
糖質	50%（総摂取エネルギーに占める比率）	パンテトン酸	5.0 mg
脂質	30 〜 35%（総摂取エネルギーに占める比率）	カルシウム	1000 〜 1200 mg
水分	238 〜 357 mL/MJ（996 〜 1494 mL/1000 kcal）	リン	1000 〜 1200 mg
食物繊維	10 〜 25 g	マグネシウム	350 mg（男性），280 mg（女性）
ビタミン A	1000 µg（レチノールとして）	ナトリウム	＜ 3500 mg
ビタミン D	10 µg	カリウム	3500 mg
ビタミン E	20 mg（α-トコフェロールとして）	鉄	10 mg
ビタミン K	80 µg（男性），65 µg（女性）	銅	1.5 〜 3.0 mg
ビタミン C	100 mg	マンガン	2.0 〜 5.0 mg
ビタミン B_{12}	2.0 µg	フッ素	4.0 mg
ビタミン B_6	2.0 µg	亜鉛	15 mg
チアミン	1.5 mg	セレン	70 µg
リボフラビン	2.0 mg	ヨウ素	150 µg
葉酸	400 µg	クロム	100 〜 200 µg

H. W. Lane, S. M. Smith, "Modern Nutrition in Health and Disease, 9th ed.," Lippincott Williams & Wilkins（1999），p.784 より改変.

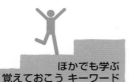

生活を続けていると，腸内細菌叢も変化し，免疫機能に影響することも予想される．

　したがって，免疫機能低下を予防するためには，適切な栄養摂取が必要であることはいうまでもないが，今後は**免疫機能強化作用をもつ栄養素**や**プロバイオティクス**の概念を導入した新規宇宙食の開発も期待される．NASA（アメリカ航空宇宙局）では，1 日推奨栄養量を表 10.6 のように定めている．

3 ｜ 災害時の栄養

　地震・水害による災害はいつ発生するか予測不可能である．平成 23（2011）年 3 月 11 日午後 2 時 46 分に発生した東北地方太平洋沖地震と，それに伴って発生した津波，およびその後の余震による東日本大震災は記憶に新しい．被災地における救援活動においてもっとも重要なことは，被災者のサポートを第一に考えることである．

　食事・栄養補給の面での支援（表 10.7）は，炊きだしや栄養相談が行われる．救援活動における支援者としての心構えは重要である（表 10.8）．

3.1　炊きだし

　被災地の状況はさまざまであるため，炊きだし計画（材料の調達，献立の作成など）は現地で策定されたものに従い実施する．

表 10.7　災害時における栄養士のおもな活動

〔平常時〕
●災害時における栄養・食生活支援活動ガイドライン等に基づく状況把握と体制整備
- 組織の食料の備蓄状況を把握し，必要に応じて整備（提案等）しておく
- 炊きだし体制を把握し，必要に応じて整備（提案等）しておく
- 食料・水供給体制を把握し，必要に応じて整備（提案等）しておく
- 災害時の備えを（備蓄食品等）一般家庭へ普及させる
- 災害弱者（高齢者，乳幼児，妊産婦，慢性疾患者等）を事前に把握しておく

〔災害発生時〕
- 状況把握（被害状況，下記の活動等を行うための情報）
- 炊きだしに関する栄養管理
- 食料・水の供給に関する栄養管理
- 災害弱者（高齢者，乳幼児，慢性疾患者等）等への食生活支援
- 被災者（避難所，避難所外，仮設住宅）全体への食生活支援

新潟県福祉保健部，「新潟県災害時栄養・食生活支援活動ガイドライン」（平成 18 年 3 月）．

表 10.8	支援者としての心構え

- 支援者自身の健康管理に注意しましょう
- 被災地のさまざまな情報を知っておきましょう
- いきなり活動をはじめるのではなく，まず様子を見守りましょう
- 被災者と話すときは，簡潔でわかりやすい言葉を使い，ゆっくり話しましょう
- ほかの支援者および援助機関と連携し，協調性をもって活動しましょう

国立健康・栄養研究所，社団法人日本栄養士会，「災害時の栄養・食生活支援マニュアル」（平成 23 年）より作成.

3.2 避難所での食事相談

　避難所では，通常の食事ができない人への個別支援が求められる場合が多い．その際，医師，保健師，ほかのスタッフなどと連携して，特殊食品の調達，食料調達支援，代替え食品を検討し，食料提供や栄養指導を行う必要がある．とくに，高齢者，乳児，疾患をもつ人（糖尿病，腎臓病，アレルギーなど）の相談が多く寄せられる．

3.3 備蓄食品

　栄養状態の悪化を食い止め，通常の食生活へ回復させるためには，食料・水供給体制部門と連携した支援活動が必要であり，そのためには平常時からの備えが何より重要である．

　備蓄食品は，主食（炭水化物）＋主菜（たんぱく質）の組合せで，最低でも 3 日分，できれば 1 週間分程度を確保しておけば安心である．ライフライン（電気，ガス，水道）が停止する場合を想定し，水と熱源（カセットコンロなど）は，1 週間程度（水 21 L，ボンベ 6 本程度）の準備が望ましいとされる．

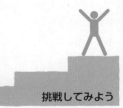

復習問題を解いてみよう
https://www.kagakudojin.co.jp

挑戦してみよう

参考文献・参考情報

日本人の食事摂取基準（2020 年版），「日本人の食事摂取基準」策定検討会報告書，「日本人の食事摂取基準」策定検討会（令和元年 12 月）．

佐々木敏，菱田　明 監，『日本人の食事摂取基準（2015 年版)』，第一出版（2014）．

第 2 章

日本健康・栄養システム学会 編，『栄養ケア・マネジメントのリーダーになるために』，厚生科学研究所（2003）．

日本臨床栄養学会 監，『臨床栄養医学』，南山堂（2009）．

特定非営利活動法人日本栄養改善学会 監修，木戸康博，小倉嘉夫，真鍋祐之編，『栄養ケア・マネジメント：基礎と概念』，医歯薬出版（2012）．

（社）全国栄養士養成施設協会／（社）日本栄養士会 監，江田節子，佐藤七枝，山田哲雄，内山麻子 著，『応用栄養学—ライフステージ別—』＜サクセス管理栄養士講座＞，第一出版（2015）．

木村　聡 監・編，三浦雅一 編，『薬の影響を考える　臨床検査値ハンドブック（第 2 版)』，じほう（2014）．

杉山みち子，困難事例のための栄養ケア・マネジメントプロセスの検討 米国栄養士会栄養ケアプロセス基準の活用，平成 19 年度厚生労働省老人保健事業推進等補助金（老人保健健康増進等事業分）「施設および居宅高齢者に対する栄養・食事サービスのマネジメントに関する研究」報告書（別冊）(2007)．

Writing Group of the Nutrition Care Process/Standardized Language Committee., *J. Am. Diet Assoc.*, Nutrition Care Process and Model Part I : The 2008 Update, **108** (7), 1113 (2008).

Writing Group of the Nutrition Care Process/Standardized Language Committee., Nutrition Care Process Part II : Using the International Dietetics and Nutrition Terminology to Document the Nutrition Care Process, *J. Am. Diet Assoc.*, **108** (8), 1287 (2008).

第 3 章

木村修一，小林修平，『最新栄養学：専門領域の最新情報（第 9 版)』，建帛社（2007）．

青柳　領，『子どもの発育発達と健康』，ナカニシヤ出版（2006）．

松尾　保，『新版小児保健科学』，日本小児医事出版社（1993）．

栢下　淳，上西一弘，『応用栄養学』＜栄養科学イラストレイテッド＞，羊土社（2014）．

田村　明ほか，『イラスト　応用栄養学』，東京教学社（2014）．

厚生労働省，「平成 25 年度国民健康・栄養調査報告書」（2015）．

厚生労働省雇用均等・児童家庭局，「平成 22 年乳幼児身体発育調査報告書」（2011）．

第 4 章

武谷雄二 編，『妊娠・分娩・産褥の生理と異常』＜新女性医学大系 2＞，中山書店（2001）．

村本淳子ほか 編，『妊娠・分娩（第 2 版)』＜母性看護学 1＞，医歯薬出版（2006）．

平山宗宏 監，『母子健康・栄養ハンドブック』，医歯薬出版（2000）．

灘本知憲 編，『応用栄養学（第 4 版)』＜新食品・栄養科学シリーズ＞，化学同人（2015）．

木戸康博ほか 編，『応用栄養学　ライフステージ別・環境別』，医歯薬出版（2012）．

清澤功，『母乳の栄養学』，金原出版（1998）．

西田欣広，吉松淳，宮川勇生，産科と婦人科，**67**，197（2000）．

厚生労働省，「妊娠前からはじめる妊産婦のための食生活指針」（2021）．

日本糖尿病・妊娠学会と日本糖尿病学会との合同委員会，妊娠中の糖代謝異常と診断基準（2015）．http://www.dm-net.co.jp/jsdp/information/024273.php

日本労働組合総連合会，「働く女性の妊娠に関する調査」（2015 年）．

上西一弘 ほか，*Osteoporosis Jpn.*, **11**, 249（2003）．

第5章

大中政治 編，『応用栄養学（第3版）』＜エキスパート管理栄養士養成シリーズ＞，化学同人（2012）．

厚生労働省，「授乳・離乳の支援ガイド」（2019）．

日本小児科学会新生児委員会，「新生児・乳児ビタミン K 欠乏性出血症に対するビタミン K 製剤投与の改訂ガイドライン」（2011）．

第6章

M. Wennberg et. al., *Public Health Nutr.*, **18**（1）, 122（2015）．

第7章

厚生労働省，平成 29 年「国民健康・栄養調査結果」（2017）．https://www.mhlw.go.jp/stf/seisakunitsuite/bunya/kenkou_iryou/kenkou/eiyou/h29-houkoku.html

石川兵衞，『生活習慣病の予防　健康づくりへのアプローチ　生活習慣改善マニュアル（第4版）』，文光堂（2010）．

山東勤弥 ほか 編，『疾患・病態別栄養管理の実際　生活習慣病（メタボリックシンドローム）』＜ NST のための臨床栄養ブックレット 3 ＞，文光堂（2010）．

山東勤弥 ほか 編，『疾患・病態別栄養管理の実際　ライフステージ②（壮年期，更年期，老年期）』＜ NST のための臨床栄養ブックレット 8 ＞文光堂（2010）．

佐藤和人，本間　健，小松龍史 編，『エッセンシャル　臨床栄養学（第8版）』医歯薬出版（2016）．

細谷憲政　総監修，『ビジュアル臨床栄養　実践マニュアル　疾患別の病態と栄養管理 I　第2巻』，小学館（2003）．

灘本和憲　編，『応用栄養学（第4版）』＜新　食品・栄養化学シリーズ＞，化学同人（2015）．

上山恵子　編，『応用栄養学（第3版）』＜はじめて学ぶ健康・栄養系教科書シリーズ 6 ＞，化学同人（2020）．

第8章

日本栄養士会，「栄養士のための在宅高齢者用栄養教育マニュアル」．

厚生労働省，「健康づくりのための身体活動指針（アクティブガイド）」．

鈴木隆雄，臨床栄養（臨時増刊号），**118**（6），552（2011）．

厚生労働省，「介護予防マニュアル（改訂版）」（2012）．

池田　学，『認知症　臨床の最前線』，医歯薬出版（2012）．

厚生労働省，「健康づくりのための食生活指針」（1990）．

熊谷　修 ほか，日本公衆衛生雑誌，**46**（11）（1999）．

田中弥生ほか，『おいしい，やさしい介護食　増補版—，症状に合わせて選べる 5 段階食—』＜臨床栄養別冊＞，医歯薬出版（2008）．

細谷憲政，松田朗 監，小山秀夫，杉山みち子 編，『これからの高齢者の栄養管理サービス—栄養ケアとマネジメント—』，第一出版（1998）．

第9章

日本スポーツ栄養学会ホームページ．https://www.jsna.org/

第10章

江上いすず 編著，『応用栄養学（第2版）』＜栄養科学ファウンデーションシリーズ 2 ＞，朝倉書店（2015）．

多賀昌樹 ほか，『応用栄養学：ライフステージ別（第5版）』＜サクセス管理栄養士講座＞，第一出版（2017）．

多賀昌樹 ほか 編著，『応用栄養の科学』＜栄養管理と生命科学シリーズ＞，理工図書（2014）．

（社）日本栄養士会，「災害時の栄養・食生活マニュアル」(2011).

新潟県福祉保健部，「新潟県災害時栄養・食生活支援活動 ガイドライン」(2008).

索引

● 執筆者略歴 ●

浅田　祐一（あさだ　ゆういち）
名古屋経済大学大学院人間生活科学研究科
栄養管理専攻修了
現在　鎌倉女子大学家政学部管理栄養学科
　　　講師
専門　食生活学，応用健康科学，スポーツ
　　　栄養学
修士（栄養管理）

今井　絵理（いまい　えり）
滋賀県立大学大学院人間文化学研究科生活
文化学専攻博士課程修了
現在　滋賀県立大学人間文化学部生活栄養
　　　学科准教授
専門　栄養疫学，公衆栄養学，応用栄養学
博士（学術）

上山　恵子（うえやま　けいこ）
奈良女子大学大学院人間文化研究科修了
現在　千里金蘭大学生活科学部食物栄養学
　　　科准教授
専門　応用栄養学
修士（生活環境学）

北島　幸枝（きたじま　ゆきえ）
徳島大学大学院栄養生命科学教育部人間栄
養科学専攻博士課程修了
現在　東京医療保健大学医療保健学部医療
　　　栄養学科准教授
専門　応用栄養学
博士（栄養学）

小玉　智章（こだま　ともあき）
京都府立大学大学院人間環境科学研究科食
環境科学専攻博士後期課程修了
現在　長崎短期大学地域共生学科食物栄養
　　　コース教授
専門　栄養生理学，応用栄養学，生化学
博士（学術）

駿河　和仁（するが　かずひと）
静岡県立大学大学院生活健康科学研究科博
士課程修了
現在　長崎県立大学看護栄養学部栄養健康
　　　学科准教授
専門　栄養生理学，分子栄養学，応用栄養学
博士（食品栄養科学）

多賀　昌樹（たが　まさき）
新潟大学大学院医歯学総合研究科生体機能
調節医学専攻博士課程修了
現在　和洋女子大学大学院総合生活研究
　　　科・和洋女子大学家政学部健康栄養
　　　学科准教授
専門　臨床栄養学，応用栄養学
博士（医学）

宮本　啓子（みやもと　けいこ）
静岡県立大学大学院生活健康科学研究科食
品栄養科学専攻博士課程単位取得満期退学
現在　前 神戸松蔭女子学院大学人間科学
　　　部食物栄養学科講師
専門　応用栄養学
修士（医療福祉）

元永　恵子（もとなが　けいこ）
徳島大学大学院栄養学研究科博士後期課程
修了
現在　(独)日本スポーツ振興センター国立
　　　スポーツ科学センター研究員
専門　スポーツ栄養学
博士（栄養学）

山城　秋美（やましろ　あきみ）
仙台大学大学院スポーツ科学研究科修了
現在　仙台白百合女子大学人間学部健康栄
　　　養学科准教授
専門　応用栄養学
修士（スポーツ科学）

（五十音順）

ステップアップ栄養・健康科学シリーズ 10

応用栄養学（第2版） ライフステージ別の栄養ケア・マネジメントを正しく理解するために

第1版　第1刷　2017年9月20日	編　　　者　北島　幸枝
第2版　第1刷　2020年4月10日	発 行 者　曽根　良介
第5刷　2024年3月1日	発 行 所　㈱化学同人

検印廃止

〒600-8074　京都市下京区仏光寺通柳馬場西入ル
編 集 部　TEL 075-352-3711　FAX 075-352-0371
営 業 部　TEL 075-352-3373　FAX 075-351-8301
振　替　01010-7-5702
e-mail　webmaster@kagakudojin.co.jp
URL　https://www.kagakudojin.co.jp
印刷・製本　西濃印刷株式会社

ステップアップ栄養・健康科学シリーズ

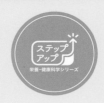

★高校で生物や化学を学んでいない学生にも，わかりやすく記述され，やさしく学び始められます．管理栄養士国家試験受験に備えて，基礎の力がつく教科書シリーズです．

★各巻の各章についての復習問題はWEBサイトで解けます．PCやスマホで解けるので，気軽に挑戦できます．

★各巻　B5判　176〜280頁　2色刷

シリーズラインアップ

● 既刊　〇 未刊

① 社会・環境と健康

② 生化学

③ 解剖生理学

④ 食品学Ⅰ
── 食品成分とその機能を正しく理解するために

⑤ 食品学Ⅱ
── 食品の分類と特性・用途を正しく理解するために

⑥ 食品加工学
── 公正な加工食品を支えるしくみを理解し利用するために

⑦ 調理学
── 食品の調理特性を正しく理解するために

⑧ 食品衛生学
── 食をとりまく危害要因を科学の視点から正しく理解するために

⑨ 基礎栄養学
── 栄養素の働きと代謝のしくみを理解するために

⑩ 応用栄養学 （第2版）
── ライフステージ別の栄養ケア・マネジメントを正しく理解するために

⑪ 栄養教育論
── 栄養教育マネジメントに必要な理論と技法を身につけるために

⑫ 臨床栄養学
── 疾患別の栄養管理プロセスを正しく理解するために

⑬ 公衆栄養学
── 地域から国内外までの栄養問題に取り組むために

⑭ 給食経営管理論
── 給食のマネジメントを総合的に理解するために

⑮ スポーツ栄養学
── 栄養サポートの理論と実践力をバランスよく身につけるために

★ 詳しくは化学同人ホームページをご覧下さい　**https://www.kagakudojin.co.jp**

● 好評の既刊書 ●

栄養士・管理栄養士をめざす人の 調理・献立作成の基礎
坂本裕子・森美奈子【編】　B5判・112頁・2色刷　定価1650円

栄養士・管理栄養士をめざす人の 基礎トレーニングドリル
小野廣紀・日比野久美子・吉澤みな子【著】　B5判・168頁・2色刷　定価1980円

栄養カウンセリング論　赤松利恵・永井成美【著】　B5判・140頁・2色刷　定価1980円

図解 栄養士・管理栄養士をめざす人の 文章術ハンドブック
── ノート、レポート、手紙・メールから、履歴書・エントリーシート、卒論まで
西川真理子【著】　A5判・192頁・2色刷　定価2200円

臨地・校外実習のてびき （第3版）　木戸詔子・福井富穂【編】　B5判・136頁　定価1980円

日本人の食事摂取基準(抜粋)
2020年版

【2020年版でのおもな改定のポイント】

◎活力ある健康長寿社会の実現に向けて

○きめ細かな栄養施策を推進する観点から，50歳以上について，より細かな年齢区分による摂取基準を設定．

○高齢者のフレイル予防の観点から，総エネルギー量に占めるべきたんぱく質由来エネルギー量の割合（%エネルギー）について，65歳以上の目標量の下限を13%エネルギーから15%エネルギーに引き上げ．

○若いうちからの生活習慣病予防を推進するため，以下の対応を実施．

・飽和脂肪酸，カリウムについて，小児の目標量を新たに設定．

・ナトリウム（食塩相当量）について，成人の目標量を0.5g/日引き下げるとともに，高血圧および慢性腎臓病（CKD）の重症化予防を目的とした量として，新たに6g/日未満と設定．

・コレステロールについて，脂質異常症の重症化予防を目的とした量として，新たに200mg/日未満に留めることが望ましいことを記載．

◎EBPM（Evidence Based Policy Making：根拠に基づく政策立案）のさらなる推進に向けて

○食事摂取基準を利用する専門職等の理解の一助となるよう，目標量のエビデンスレベルを対象栄養素ごとに新たに設定．

参考：https://www.mhlw.go.jp/stf/newpage_08415.html

（株）化学同人
〒600-8074　京都市下京区仏光寺通柳馬場西入ル
TEL 075-352-3373　FAX 075-351-8301
E-mail　webmaster@kagakudojin.co.jp
URL　https://www.kagakudojin.co.jp

1　策定方針

　日本人の食事摂取基準は，健康な個人および集団を対象として，国民の健康の保持・増進，生活習慣病の予防のために参照するエネルギーおよび栄養素の摂取量の基準を示すものである．

　日本人の食事摂取基準（2020年版）策定の方向性を図1に示した．平成25年度に開始した健康日本21（第二次）では，高齢化の進展や糖尿病等有病者数の増加等を踏まえ，主要な生活習慣病の発症予防と重症化予防の徹底を図るとともに，社会生活を営むために必要な機能の維持および向上を図ること等が基本的方向として掲げられている．こうしたことから，2020年版については，栄養に関連した身体・代謝機能の低下の回避の観点から，健康の保持・増進，生活習慣病の発症予防および重症化予防に加え，高齢者の低栄養予防やフレイル予防も視野に入れて策定を行うこととした．このため，関連する各種疾患ガイドラインとも調和を図っていくこととした．なお，フレイル（frailty）の用語については，2015年版では「フレイルティ」を用いたが，平成26年5月の日本老年医学会の提唱を踏まえ，2020年版においては「フレイル」を用いることとした．

　また，科学的根拠に基づく策定を行うことを基本とし，現時点で根拠は十分ではないが重要な課題については，今後，実践や研究を推進していくことで根拠の集積を図る必要があることから，研究課題の整理も行うこととした．

　さらに，本文読後の理解を助けるものとして，総論および各論（エネルギー・栄養素）については，分野ごとに概要を示した．

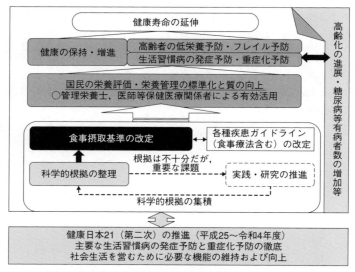

図1　日本人の食事摂取基準（2020年版）策定の方向性

1-1 対象とする個人および集団の範囲

　食事摂取基準の対象は，健康な個人および健康な者を中心として構成されている集団とし，生活習慣病等に関する危険因子を有していたり，また，高齢者においてはフレイルに関する危険因子を有していたりしても，おおむね自立した日常生活を営んでいる者およびこのような者を中心として構成されている集団は含むものとする．具体的には，歩行や家事などの身体活動を行っている者であり，体格〔body mass index：BMI，体重（kg）÷身長（m）²〕が標準より著しく外れていない者とする．なお，フレイルについては，現在のところ世界的に統一された概念は存在せず，フレイルを健常状態と要介護状態の中間的な段階に位置づける考え方と，ハイリスク状態から重度障害状態までをも含める考え方があるが，食事摂取基準においては，食事摂取基準の対象範囲を踏まえ，前者の考え方を採用する．

　また，疾患を有していたり，疾患に関する高いリスクを有していたりする個人および集団に対して治療を目的とする場合は，食事摂取基準におけるエネルギーおよび栄養素の摂取に関する基本的な考え方を必ず理解した上で，その疾患に関連する治療ガイドライン等の栄養管理指針を用いることになる．

1-2 策定するエネルギーおよび栄養素

　食事摂取基準は，健康増進法に基づき，厚生労働大臣が定めるものとされている**表1**に示したエネルギー（熱量）および栄養素について，その摂取量の基準を策定するものである．

　併せて，国民の健康の保持・増進を図る上で重要な栄養素であり，かつ十分な科学的根拠に基づき，望ましい摂取量の基準を策定できるものがあるかについて，諸外国の食事摂取基準も参考に検討する．

1-3 指標の目的と種類

●エネルギーの指標

　エネルギーについては，エネルギー摂取の過不足の回避を目的とする指標を設定する．

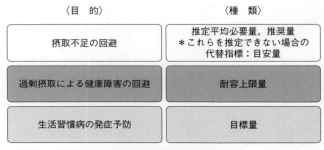

図2　栄養素の指標の目的と種類

　＊十分な科学的根拠がある栄養素については，上記の指標とは別に，生活習慣病の重症化予防およびフレイル予防を目的とした量を設定．

●栄養素の指標

　栄養素の指標は，三つの目的からなる五つの指標で構成する．具体的には，摂取不足の回避を目的とする３種類の指標，過剰摂取による健康障害の回避を目的とする指標および生活習慣病の発症予防を目的とする指標から構成する（図２，表１）．なお，食事摂取基準

表1　基準を策定した栄養素と指標[1]（1歳以上）

栄養素			推定平均必要量 （EAR）	推奨量 （RDA）	目安量 （AI）	耐容上限量 （UL）	目標量 （DG）
たんぱく質[2]			○b	○b	—	—	○[3]
脂質		脂質	—	—	—	—	○[3]
		飽和脂肪酸[4]	—	—	—	—	○[3]
		n-6系脂肪酸	—	—	○	—	—
		n-3系脂肪酸	—	—	○	—	—
		コレステロール[5]	—	—	—	—	—
炭水化物		炭水化物	—	—	—	—	○[3]
		食物繊維	—	—	—	—	○
		糖類	—	—	—	—	—
主要栄養素バランス[2]			—	—	—	—	○[3]
ビタミン	脂溶性	ビタミンA	○a	○a	—	○	—
		ビタミンD[2]	—	—	○	○	—
		ビタミンE	—	—	○	○	—
		ビタミンK	—	—	○	—	—
	水溶性	ビタミンB₁	○c	○c	—	—	—
		ビタミンB₂	○c	○c	—	—	—
		ナイアシン	○a	○a	—	○	—
		ビタミンB₆	○b	○b	—	○	—
		ビタミンB₁₂	○a	○a	—	—	—
		葉酸	○a	○a	—	○[7]	—
		パントテン酸	—	—	○	—	—
		ビオチン	—	—	○	—	—
		ビタミンC	○x	○x	—	—	—
ミネラル	多量	ナトリウム[6]	○a	—	—	—	○
		カリウム	—	—	○	—	○
		カルシウム	○b	○b	—	○	—
		マグネシウム	○b	○b	—	○[7]	—
		リン	—	—	○	○	—
	微量	鉄	○x	○x	—	○	—
		亜鉛	○b	○b	—	○	—
		銅	○b	○b	—	○	—
		マンガン	—	—	○	○	—
		ヨウ素	○a	○a	—	○	—
		セレン	○a	○a	—	○	—
		クロム	—	—	○	○	—
		モリブデン	○b	○b	—	○	—

1　一部の年齢区分についてだけ設定した場合も含む．
2　フレイル予防を図る上での留意事項を表の脚注として記載．
3　総エネルギー摂取量に占めるべき割合（％エネルギー）．
4　脂質異常症の重症化予防を目的としたコレステロールの量と，トランス脂肪酸の摂取に関する参考情報を表の脚注として記載．
5　脂質異常症の重症化予防を目的とした量を飽和脂肪酸の表の脚注に記載．
6　高血圧及び慢性腎臓病（CKD）の重症化予防を目的とした量を表の脚注として記載．
7　通常の食品以外の食品からの摂取について定めた．
a　集団内の半数の者に不足又は欠乏の症状が現れ得る摂取量をもって推定平均必要量とした栄養素．
b　集団内の半数の者で体内量が維持される摂取量をもって推定平均必要量とした栄養素．
c　集団内の半数の者で体内量が飽和している摂取量をもって推定平均必要量とした栄養素．
x　上記以外の方法で推定平均必要量が定められた栄養素．

で扱う生活習慣病は，高血圧，脂質異常症，糖尿病および慢性腎臓病（chronic kidney disease：CKD）を基本とするが，わが国において大きな健康課題であり，栄養素との関連が明らかであるとともに栄養疫学的に十分な科学的根拠が存在する場合には，その他の疾患も適宜含める．また，脳血管疾患および虚血性心疾患は，生活習慣病の重症化に伴って生じると考え，重症化予防の観点から扱うこととする．

摂取不足の回避を目的として，「推定平均必要量」（estimated average requirement：EAR）を設定する．推定平均必要量は，半数の者が必要量を満たす量である．推定平均必要量を補助する目的で「推奨量」（recommended dietary allowance：RDA）を設定する．推奨量は，ほとんどの者が充足している量である．

十分な科学的根拠が得られず，推定平均必要量と推奨量が設定できない場合は，「目安量」（adequate intake：AI）を設定する．一定の栄養状態を維持するのに十分な量であり，目安量以上を摂取している場合は不足のリスクはほとんどない．

過剰摂取による健康障害の回避を目的として，「耐容上限量」（tolerable upper intake level：UL）を設定する．十分な科学的根拠が得られない栄養素については設定しない．

一方，生活習慣病の発症予防を目的として食事摂取基準を設定する必要のある栄養素が存在する．しかしながら，そのための研究の数および質はまだ十分ではない．そこで，これらの栄養素に関して，「生活習慣病の発症予防のために現在の日本人が当面の目標とすべき摂取量」として「目標量」（tentative dietary goal for preventing life-style related diseases：DG）を設定する．なお，生活習慣病の重症化予防およびフレイル予防を目的として摂取量の基準を設定できる栄養素については，発症予防を目的とした量（目標量）とは区別して示す．

2 参照体位

参照体位（参照身長，参照体重）[1]

| 性 別 | 男 性 | | 女 性[2] | |
年齢等	参照身長（cm）	参照体重（kg）	参照身長（cm）	参照体重（kg）
0〜5 （月）	61.5	6.3	60.1	5.9
6〜11 （月）	71.6	8.8	70.2	8.1
6〜8 （月）	69.8	8.4	68.3	7.8
9〜11 （月）	73.2	9.1	71.9	8.4
1〜2 （歳）	85.8	11.5	84.6	11.0
3〜5 （歳）	103.6	16.5	103.2	16.1
6〜7 （歳）	119.5	22.2	118.3	21.9
8〜9 （歳）	130.4	28.0	130.4	27.4
10〜11 （歳）	142.0	35.6	144.0	36.3
12〜14 （歳）	160.5	49.0	155.1	47.5
15〜17 （歳）	170.1	59.7	157.7	51.9
18〜29 （歳）	171.0	64.5	158.0	50.3
30〜49 （歳）	171.0	68.1	158.0	53.0
50〜64 （歳）	169.0	68.0	155.8	53.8
65〜74 （歳）	165.2	65.0	152.0	52.1
75 以上 （歳）	160.8	59.6	148.0	48.8

1 0〜17歳は，日本小児内分泌学会・日本成長学会合同標準値委員会による小児の体格評価に用いる身長，体重の標準値を基に，年齢区分に応じて，当該月齢および年齢区分の中央時点における中央値を引用した．ただし，公表数値が年齢区分と合致しない場合は，同様の方法で算出した値を用いた．18歳以上は，平成28年国民健康・栄養調査における当該の性および年齢区分における身長・体重の中央値を用いた．
2 妊婦，授乳婦を除く．

参考　食事摂取基準の各指標を理解するための概念

　推定平均必要量や耐容上限量などの指標を理解するための概念図を下記に示す．この図は，習慣的な摂取量と摂取不足または過剰摂取に由来する健康障害のリスク，すなわち，健康障害が生じる確率との関係を概念的に示している．この概念を集団に当てはめると，摂取不足を生じる人の割合または過剰摂取によって健康障害を生じる人の割合を示す図として理解することもできる．

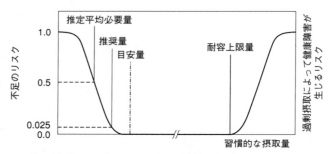

食事摂取基準の各指標（推定平均必要量，推奨量，目安量，耐容上限量）を理解するための概念図

　縦軸は，個人の場合は不足または過剰によって健康障害が生じる確率を，集団の場合は不足状態にある人または過剰摂取によって健康障害を生じる人の割合を示す．

　不足の確率が推定平均必要量では 0.5（50％）あり，推奨量では 0.02〜0.03（中間値として 0.025）（2〜3％または 2.5％）あることを示す．耐容上限量以上の量を摂取した場合には，過剰摂取による健康障害が生じる潜在的なリスクが存在することを示す．そして，推奨量と耐容上限量との間の摂取量では，不足のリスク，過剰摂取による健康障害が生じるリスクともに 0（ゼロ）に近いことを示す．

　目安量については，推定平均必要量および推奨量と一定の関係をもたない．しかし，推奨量と目安量を同時に算定することが可能であれば，目安量は推奨量よりも大きい（図では右方）と考えられるため，参考として付記した．

　目標量は，ここに示す概念や方法とは異なる性質のものであることから，ここには図示できない．

3　活用の基本的考え方

　健康な個人または集団を対象として，健康の保持・増進，生活習慣病の発症予防および重症化予防のための食事改善に，食事摂取基準を活用する場合は，PDCA サイクルに基づく活用を基本とする．その概要を下図に示す．まず，食事摂取状況のアセスメントにより，エネルギー・栄養素の摂取量が適切かどうかを評価する．食事評価に基づき，食事改善計画の立案，食事改善を実施し，それらの検証を行う．検証を行う際には，食事評価を行う．検証結果を踏まえ，計画や実施の内容を改善する．

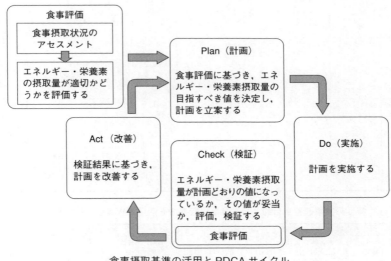

食事摂取基準の活用と PDCA サイクル

4　目的に応じた活用上の留意点

個人の食事改善を目的として食事摂取基準を活用する場合の基本的事項

目　的	用いる指標	食事摂取状況のアセスメント	食事改善の計画と実施
エネルギー摂取の過不足の評価	体重変化量 BMI	○体重変化量を測定 ○測定された BMI が，目標とする BMI の範囲を下回っていれば「不足」，上回っていれば「過剰」の恐れがないか，他の要因も含め，総合的に判断	○ BMI が目標とする範囲内に留まること，またはその方向に体重が改善することを目的として立案〈留意点〉おおむね 4 週間ごとに体重を計測記録し，16 週間以上フォローを行う
栄養素の摂取不足の評価	推定平均必要量 推奨量 目安量	○測定された摂取量と推定平均必要量および推奨量から不足の可能性とその確率を推定 ○目安量を用いる場合は，測定された摂取量と目安量を比較し，不足していないことを確認	○推奨量よりも摂取量が少ない場合は，推奨量を目指す計画を立案 ○摂取量が目安量付近かそれ以上であれば，その量を維持する計画を立案〈留意点〉測定された摂取量が目安量を下回っている場合は，不足の有無やその程度を判断できない
栄養素の過剰摂取の評価	耐容上限量	○測定された摂取量と耐容上限量から過剰摂取の可能性の有無を推定	○耐容上限量を超えて摂取している場合は耐容上限量未満になるための計画を立案〈留意点〉耐容上限量を超えた摂取は避けるべきであり，それを超えて摂取していることが明らかになった場合は，問題を解決するために速やかに計画を修正，実施
生活習慣病の発症予防を目的とした評価	目標量	○測定された摂取量と目標量を比較．ただし，発症予防を目的としている生活習慣病が関連する他の栄養関連因子および非栄養性の関連因子の存在とその程度も測定し，これらを総合的に考慮した上で評価	○摂取量が目標量の範囲に入ることを目的とした計画を立案〈留意点〉発症予防を目的としている生活習慣病が関連する他の栄養関連因子および非栄養性の関連因子の存在と程度を明らかにし，これらを総合的に考慮した上で，対象とする栄養素の摂取量の改善の程度を判断．また，生活習慣病の特徴から考えて，長い年月にわたって実施可能な改善計画の立案と実施が望ましい

集団の食事改善を目的として食事摂取基準を活用する場合の基本的事項

目　的	用いる指標	食事摂取状況のアセスメント	食事改善の計画と実施
エネルギー摂取の過不足の評価	体重変化量 BMI	○体重変化量を測定 ○測定された BMI の分布から，BMI が目標とする BMI の範囲を下回っている，あるいは上回っている者の割合を算出	○ BMI が目標とする範囲内に留まっている者の割合を増やすことを目的として計画を立案〈留意点〉一定期間をおいて 2 回以上の評価を行い，その結果に基づいて計画を変更し，実施
栄養素の摂取不足の評価	推定平均必要量 目安量	○測定された摂取量の分布と推定平均必要量から，推定平均必要量を下回る者の割合を算出 ○目安量を用いる場合は，摂取量の中央値と目安量を比較し，不足していないことを確認	○推定平均必要量では，推定平均必要量を下回って摂取している者の集団内における割合をできるだけ少なくするための計画を立案 ○目安量では，摂取量の中央値が目安量付近かそれ以上であれば，その量を維持するための計画を立案〈留意点〉摂取量の中央値が目安量を下回っている場合，不足状態にあるかどうかは判断できない
栄養素の過剰摂取の評価	耐容上限量	○測定された摂取量の分布と耐容上限量から，過剰摂取の可能性を有する者の割合を算出	○集団全員の摂取量が耐容上限量未満になるための計画を立案〈留意点〉耐容上限量を超えた摂取は避けるべきであり，超えて摂取している者がいることが明らかになった場合は，問題を解決するために速やかに計画を修正，実施
生活習慣病の発症予防を目的とした評価	目標量	○測定された摂取量の分布と目標量から，目標量の範囲を逸脱する者の割合を算出する．ただし，発症予防を目的としている生活習慣病が関連する他の栄養関連因子および非栄養性の関連因子の存在と程度も測定し，これらを総合的に考慮した上で評価	○摂取量が目標量の範囲に入る者または近づく者の割合を増やすことを目的とした計画を立案〈留意点〉発症予防を目的としている生活習慣病が関連する他の栄養関連因子および非栄養性の関連因子の存在とその程度を明らかにした上で，対象とする栄養素の摂取量の改善の程度を判断．また，生活習慣病の特徴から考え，長い年月にわたって実施可能な改善計画の立案と実施が望ましい

5 エネルギー，栄養素

●エネルギー

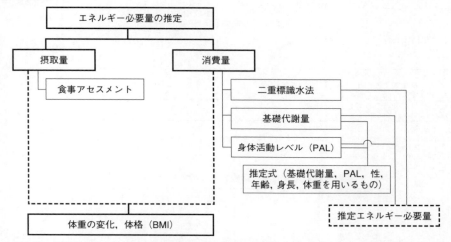

エネルギー必要量を推定するための測定法と体重変化，体格(BMI)，推定エネルギー必要量との関連

目標とする BMI の範囲（18 歳以上）[1,2]

年齢（歳）	目標とする BMI（kg/m²）
18〜49	18.5〜24.9
50〜64	20.0〜24.9
65〜74[3]	21.5〜24.9
75 以上[3]	21.5〜24.9

1　男女共通．あくまでも参考として使用すべきである．
2　観察疫学研究において報告された総死亡率が最も低かった BMI を基に，疾患別の発症率と BMI の関連，死因と BMI との関連，喫煙や疾患の合併による BMI や死亡リスクへの影響，日本人の BMI の実態に配慮し，総合的に判断し目標とする範囲を設定．
3　高齢者では，フレイルの予防および生活習慣病の発症予防の両者に配慮する必要があることも踏まえ，当面目標とする BMI の範囲を 21.5〜24.9 kg/m² とした．

参照体重における基礎代謝量

性　別	男　性			女　性		
年齢（歳）	基礎代謝基準値 (kcal/kg 体重/日)	参照体重 (kg)	基礎代謝量 (kcal/日)	基礎代謝基準値 (kcal/kg 体重/日)	参照体重 (kg)	基礎代謝量 (kcal/日)
1〜2	61.0	11.5	700	59.7	11.0	660
3〜5	54.8	16.5	900	52.2	16.1	840
6〜7	44.3	22.2	980	41.9	21.9	920
8〜9	40.8	28.0	1,140	38.3	27.4	1,050
10〜11	37.4	35.6	1,330	34.8	36.3	1,260
12〜14	31.0	49.0	1,520	29.6	47.5	1,410
15〜17	27.0	59.7	1,610	25.3	51.9	1,310
18〜29	23.7	64.5	1,530	22.1	50.3	1,110
30〜49	22.5	68.1	1,530	21.9	53.0	1,160
50〜64	21.8	68.0	1,480	20.7	53.8	1,110
65〜74	21.6	65.0	1,400	20.7	52.1	1,080
75 以上	21.5	59.6	1,280	20.7	48.8	1,010

身体活動レベル別にみた活動内容と活動時間の代表例

身体活動レベル[1]	低い（I） 1.50（1.40〜1.60）	ふつう（II） 1.75（1.60〜1.90）	高い（III） 2.00（1.90〜2.20）
日常生活の内容[2]	生活の大部分が座位で，静的な活動が中心の場合	座位中心の仕事だが，職場内での移動や立位での作業・接客等，通勤・買い物での歩行，家事，軽いスポーツ，のいずれかを含む場合	移動や立位の多い仕事への従事者，あるいは，スポーツ等余暇における活発な運動習慣を持っている場合
中程度の強度（3.0〜5.9メッツ）の身体活動の1日当たりの合計時間（時間/日）[3]	1.65	2.06	2.53
仕事での1日当たりの合計歩行時間（時間/日）[3]	0.25	0.54	1.00

1　代表値.（　）内はおよその範囲.
2　Black, et al., Ishikawa-Takata, et al. を参考に，身体活動レベル（PAL）に及ぼす仕事時間中の労作の影響が大きいことを考慮して作成.
3　Ishikawa-Takata, et al. による.

年齢階級別にみた身体活動レベルの群分け（男女共通）

身体活動レベル	I（低い）	II（ふつう）	III（高い）
1〜2　（歳）	—	1.35	—
3〜5　（歳）	—	1.45	—
6〜7　（歳）	1.35	1.55	1.75
8〜9　（歳）	1.40	1.60	1.80
10〜11（歳）	1.45	1.65	1.85
12〜14（歳）	1.50	1.70	1.90
15〜17（歳）	1.55	1.75	1.95
18〜29（歳）	1.50	1.75	2.00
30〜49（歳）	1.50	1.75	2.00
50〜64（歳）	1.50	1.75	2.00
65〜74（歳）	1.45	1.70	1.95
75以上（歳）	1.40	1.65	—

〈参考　推定エネルギー必要量（kcal/日）〉

性　別	男　性			女　性		
身体活動レベル[1]	I	II	III	I	II	III
0〜5　（月）	—	550	—	—	500	—
6〜8　（月）	—	650	—	—	600	—
9〜11（月）	—	700	—	—	650	—
1〜2　（歳）	—	950	—	—	900	—
3〜5　（歳）	—	1,300	—	—	1,250	—
6〜7　（歳）	1,350	1,550	1,750	1,250	1,450	1,650
8〜9　（歳）	1,600	1,850	2,100	1,500	1,700	1,900
10〜11（歳）	1,950	2,250	2,500	1,850	2,100	2,350
12〜14（歳）	2,300	2,600	2,900	2,150	2,400	2,700
15〜17（歳）	2,500	2,800	3,150	2,050	2,300	2,550
18〜29（歳）	2,300	2,650	3,050	1,700	2,000	2,300
30〜49（歳）	2,300	2,700	3,050	1,750	2,050	2,350
50〜64（歳）	2,200	2,600	2,950	1,650	1,950	2,250
65〜74（歳）	2,050	2,400	2,750	1,550	1,850	2,100
75以上（歳）[2]	1,800	2,100	—	1,400	1,650	—
妊婦（付加量）[3]　初期				+50	+50	+50
中期				+250	+250	+250
後期				+450	+450	+450
授乳婦（付加量）				+350	+350	+350

1　身体活動レベルは，低い，ふつう，高いの三つのレベルとして，それぞれI，II，IIIで示した.
2　レベルIIは自立している者，レベルIは自宅にいてほとんど外出しない者に相当する．レベルIは高齢者施設で自立に近い状態で過ごしている者にも適用できる値である.
3　妊婦個々の体格や妊娠中の体重増加量および胎児の発育状況の評価を行うことが必要である.
注1：活用に当たっては，食事摂取状況のアセスメント，体重およびBMIの把握を行い，エネルギーの過不足は，体重の変化またはBMIを用いて評価すること.
注2：身体活動レベルIの場合，少ないエネルギー消費量に見合った少ないエネルギー摂取量を維持することになるため，健康の保持・増進の観点からは，身体活動量を増加させる必要がある.

●たんぱく質 （推定平均必要量，推奨量，目安量：g/日，目標量：%エネルギー）

性　別	男　性				女　性			
年齢等	推定平均 必要量	推奨量	目安量	目標量[1]	推定平均 必要量	推奨量	目安量	目標量[1]
0 ～ 5 （月）	―	―	10	―	―	―	10	―
6 ～ 8 （月）	―	―	15	―	―	―	15	―
9 ～11 （月）	―	―	25	―	―	―	25	―
1 ～ 2 （歳）	15	20	―	13～20	15	20	―	13～20
3 ～ 5 （歳）	20	25	―	13～20	20	25	―	13～20
6 ～ 7 （歳）	25	30	―	13～20	25	30	―	13～20
8 ～ 9 （歳）	30	40	―	13～20	30	40	―	13～20
10～11 （歳）	40	45	―	13～20	40	50	―	13～20
12～14 （歳）	50	60	―	13～20	45	55	―	13～20
15～17 （歳）	50	65	―	13～20	45	55	―	13～20
18～29 （歳）	50	65	―	13～20	40	50	―	13～20
30～49 （歳）	50	65	―	13～20	40	50	―	13～20
50～64 （歳）	50	65	―	14～20	40	50	―	14～20
65～74 （歳）[2]	50	60	―	15～20	40	50	―	15～20
75 以上 （歳）[2]	50	60	―	15～20	40	50	―	15～20
妊婦（付加量）初期					+0	+0	―	―[3]
中期					+5	+5	―	―[3]
後期					+20	+25	―	―[4]
授乳掃（付加量）					+15	+20	―	―[4]

1 範囲に関しては，おおむねの値を示したものであり，弾力的に運用すること.
2 65 歳以上の高齢者について，フレイル予防を目的とした量を定めることは難しいが，身長・体重が参照
　体位に比べて小さい者や，特に 75 歳以上であって加齢に伴い身体活動量が大きく低下した者など，必要
　エネルギー摂取量が低い者では，下限が推奨量を下回る場合があり得る．この場合でも，下限は推奨量以
　上とすることが望ましい.
3 妊婦（初期・中期）の目標量は，13～20％エネルギーとした.
4 妊婦（後期）および授乳婦の目標量は，15～20％エネルギーとした.

●脂質

脂質 （％エネルギー）

性　別	男　性		女　性	
年齢等	目安量	目標量[1]	目安量	目標量[1]
0 ～ 5 （月）	50	―	50	―
6 ～11 （月）	40	―	40	―
1 ～ 2 （歳）	―	20～30	―	20～30
3 ～ 5 （歳）	―	20～30	―	20～30
6 ～ 7 （歳）	―	20～30	―	20～30
8 ～ 9 （歳）	―	20～30	―	20～30
10～11 （歳）	―	20～30	―	20～30
12～14 （歳）	―	20～30	―	20～30
15～17 （歳）	―	20～30	―	20～30
18～29 （歳）	―	20～30	―	20～30
30～49 （歳）	―	20～30	―	20～30
50～64 （歳）	―	20～30	―	20～30
65～74 （歳）	―	20～30	―	20～30
75 以上 （歳）	―	20～30	―	20～30
妊　婦			―	20～30
授乳婦			―	20～30

1 範囲に関しては，おおむねの値を示したものである.

	n-6 系脂肪酸 (g/日)		n-3 系脂肪酸 (g/日)		飽和脂肪酸(%エネルギー)[1,2]	
性別	男性	女性	男性	女性	男性	女性
年齢等	目安量	目安量	目安量	目安量	目標量	目標量
0〜5 (月)	4	4	0.9	0.9	—	—
6〜11 (月)	4	4	0.8	0.8	—	—
1〜2 (歳)	4	4	0.7	0.8	—	—
3〜5 (歳)	6	6	1.1	1.0	10 以下	10 以下
6〜7 (歳)	8	7	1.5	1.3	10 以下	10 以下
8〜9 (歳)	8	7	1.5	1.3	10 以下	10 以下
10〜11 (歳)	10	8	1.6	1.6	10 以下	10 以下
12〜14 (歳)	11	9	1.9	1.6	10 以下	10 以下
15〜17 (歳)	13	9	2.1	1.6	8 以下	8 以下
18〜29 (歳)	11	8	2.0	1.6	7 以下	7 以下
30〜49 (歳)	10	8	2.0	1.6	7 以下	7 以下
50〜64 (歳)	10	8	2.2	1.9	7 以下	7 以下
65〜74 (歳)	9	8	2.2	2.0	7 以下	7 以下
75 以上 (歳)	8	7	2.1	1.8	7 以下	7 以下
妊 婦		9		1.6		7 以下
授乳婦		10		1.8		7 以下

1 飽和脂肪酸と同じく，脂質異常症および循環器疾患に関与する栄養素としてコレステロールがある．コレステロールに目標量は設定しないが，これは許容される摂取量に上限が存在しないことを保証するものではない．また，脂質異常症の重症化予防の目的からは，200 mg/日未満に留めることが望ましい．

2 飽和脂肪酸と同じく，冠動脈疾患に関与する栄養素としてトランス脂肪酸がある．日本人の大多数は，トランス脂肪酸に関する世界保健機関（WHO）の目標（1％エネルギー未満）を下回っており，トランス脂肪酸の摂取による健康への影響は，飽和脂肪酸の摂取によるものと比べて小さいと考えられる．ただし，脂質に偏った食事をしている者では，留意する必要がある．トランス脂肪酸は人体にとって不可欠な栄養素ではなく，健康の保持・増進を図る上で積極的な摂取は勧められないことから，その摂取量は1％エネルギー未満に留めることが望ましく，1％エネルギー未満でもできるだけ低く留めることが望ましい．

●炭水化物

	炭水化物 （%エネルギー）		食物繊維 （g/日）	
性別	男性	女性	男性	女性
年齢等	目標量[1,2]	目標量[1,2]	目標量	目標量
0〜5 (月)	—	—	—	—
6〜11 (月)	—	—	—	—
1〜2 (歳)	50〜65	50〜65	—	—
3〜5 (歳)	50〜65	50〜65	8 以上	8 以上
6〜7 (歳)	50〜65	50〜65	10 以上	10 以上
8〜9 (歳)	50〜65	50〜65	11 以上	11 以上
10〜11 (歳)	50〜65	50〜65	13 以上	13 以上
12〜14 (歳)	50〜65	50〜65	17 以上	17 以上
15〜17 (歳)	50〜65	50〜65	19 以上	18 以上
18〜29 (歳)	50〜65	50〜65	21 以上	18 以上
30〜49 (歳)	50〜65	50〜65	21 以上	18 以上
50〜64 (歳)	50〜65	50〜65	21 以上	18 以上
65〜74 (歳)	50〜65	50〜65	20 以上	17 以上
75 以上 (歳)	50〜65	50〜65	20 以上	17 以上
妊 婦		50〜65		18 以上
授乳婦		50〜65		18 以上

1 範囲に関しては，おおむねの値を示したものである．
2 アルコールを含む．ただし，アルコールの摂取を勧めるものではない．

●エネルギー産生栄養素バランス（%エネルギー）

性別	男性				女性			
	目標量[1,2]				目標量[1,2]			
年齢等	たんぱく質[3]	脂　質[4]		炭水化物[5,6]	たんぱく質[3]	脂　質[4]		炭水化物[5,6]
		脂質	飽和脂肪酸			脂質	飽和脂肪酸	
0～11 （月）	—				—			
1～2 （歳）	13～20	20～30	—	50～65	13～20	20～30	—	50～65
3～14 （歳）	13～20	20～30	10 以下	50～65	13～20	20～30	10 以下	50～65
15～17 （歳）	13～20	20～30	8 以下	50～65	13～20	20～30	8 以下	50～65
18～49 （歳）	13～20	20～30	7 以下	50～65	13～20	20～30	7 以下	50～65
50～64 （歳）	14～20	20～30	7 以下	50～65	14～20	20～30	7 以下	50～65
65～74 （歳）	15～20	20～30	7 以下	50～65	15～20	20～30	7 以下	50～65
75 以上 （歳）	15～20	20～30	7 以下	50～65	15～20	20～30	7 以下	50～65
妊婦　　初期					13～20			
中期					13～20	20～30	7 以下	50～65
後期					15～20			
授乳婦					15～20			

1　必要なエネルギー量を確保した上でのバランスとすること．
2　範囲に関しては，おおむねの値を示したものであり，弾力的に運用すること．
3　65 歳以上の高齢者について，フレイル予防を目的とした量を定めることは難しいが，身長・体重が参照体位に比べて小さい者や，特に 75 歳以上であって加齢に伴い身体活動量が大きく低下した者など，必要エネルギー摂取量が低い者では，下限が推奨量を下回る場合があり得る．この場合でも，下限は推奨量以上とすることが望ましい．
4　脂質については，その構成成分である飽和脂肪酸など，質への配慮を十分に行う必要がある．
5　アルコールを含む．ただし，アルコールの摂取を勧めるものではない．
6　食物繊維の目標量を十分に注意すること．

●脂溶性ビタミン

ビタミンA（μgRAE/日）[1]

性　別	男　性				女　性			
年齢等	推定平均必要量[2]	推奨量[2]	目安量[3]	耐容上限量[3]	推定平均必要量[2]	推奨量[2]	目安量[3]	耐容上限量[3]
0～5 （月）	—	—	300	600	—	—	300	600
6～11 （月）	—	—	400	600	—	—	400	600
1～2 （歳）	300	400	—	600	250	350	—	600
3～5 （歳）	350	450	—	700	350	500	—	850
6～7 （歳）	300	400	—	950	300	400	—	1,200
8～9 （歳）	350	500	—	1,200	350	500	—	1,500
10～11 （歳）	450	600	—	1,500	400	600	—	1,900
12～14 （歳）	550	800	—	2,100	500	700	—	2,500
15～17 （歳）	650	900	—	2,500	500	650	—	2,800
18～29 （歳）	600	850	—	2,700	450	650	—	2,700
30～49 （歳）	650	900	—	2,700	500	700	—	2,700
50～64 （歳）	650	900	—	2,700	500	700	—	2,700
65～74 （歳）	600	850	—	2,700	500	700	—	2,700
75 以上 （歳）	550	800	—	2,700	450	650	—	2,700
妊婦（付加量）初期					+0	+0	—	—
中期					+0	+0	—	—
後期					+60	+80	—	—
授乳婦（付加量）					+300	+450	—	—

1　レチノール活性当量（μgRAE）
　＝レチノール（μg）＋β-カロテン（μg）×1/12＋α-カロテン（μg）×1/24＋β-クリプトキサンチン（μg）×1/24＋ その他のプロビタミンAカロテノイド（μg）×1/24
2　プロビタミンAカロテノイドを含む．
3　プロビタミンAカロテノイドを含まない．

ビタミンD（μg/日）[1]

性別	男性		女性	
年齢等	目安量	耐容上限量	目安量	耐容上限量
0～5 （月）	5.0	25	5.0	25
6～11 （月）	5.0	25	5.0	25
1～2 （歳）	3.0	20	3.5	20
3～5 （歳）	3.5	30	4.0	30
6～7 （歳）	4.5	30	5.0	30
8～9 （歳）	5.0	40	6.0	40
10～11 （歳）	6.5	60	8.0	60
12～14 （歳）	8.0	80	9.5	80
15～17 （歳）	9.0	90	8.5	90
18～29 （歳）	8.5	100	8.5	100
30～49 （歳）	8.5	100	8.5	100
50～64 （歳）	8.5	100	8.5	100
65～74 （歳）	8.5	100	8.5	100
75 以上 （歳）	8.5	100	8.5	100
妊 婦			8.5	－
授乳婦			8.5	－

1 日照により皮膚でビタミンDが産生されることを踏まえ，フレイル予防を図る者はもとより，全年齢区分を通じて，日常生活において可能な範囲内での適度な日光浴を心掛けるとともに，ビタミンDの摂取については，日照時間を考慮に入れることが重要である．

ビタミンE（mg/日）[1]　　　　ビタミンK（μg/日）

性別	男性		女性		男性	女性
年齢等	目安量	耐容上限量	目安量	耐容上限量	目安量	目安量
0～5 （月）	3.0	－	3.0	－	4	4
6～11 （月）	4.0	－	4.0	－	7	7
1～2 （歳）	3.0	150	3.0	150	50	60
3～5 （歳）	4.0	200	4.0	200	60	70
6～7 （歳）	5.0	300	5.0	300	80	90
8～9 （歳）	5.0	350	5.0	350	90	110
10～11 （歳）	5.5	450	5.5	450	110	140
12～14 （歳）	6.5	650	6.0	600	140	170
15～17 （歳）	7.0	750	5.5	650	160	150
18～29 （歳）	6.0	850	5.0	650	150	150
30～49 （歳）	6.0	900	5.5	700	150	150
50～64 （歳）	7.0	850	6.0	700	150	150
65～74 （歳）	7.0	850	6.5	650	150	150
75 以上 （歳）	6.5	750	6.5	650	150	150
妊 婦			6.5	－		150
授乳婦			7.0	－		150

1 α-トコフェロールについて算定した．α-トコフェロール以外のビタミンEは含んでいない．

●水溶性ビタミン

ビタミン B$_1$（mg/日）[1,2]

性　別	男　性			女　性		
年齢等	推定平均必要量	推奨量	目安量	推定平均必要量	推奨量	目安量
0 〜 5 （月）	—	—	0.1	—	—	0.1
6 〜11 （月）	—	—	0.2	—	—	0.2
1 〜 2 （歳）	0.4	0.5	—	0.4	0.5	—
3 〜 5 （歳）	0.6	0.7	—	0.6	0.7	—
6 〜 7 （歳）	0.7	0.8	—	0.7	0.8	—
8 〜 9 （歳）	0.8	1.0	—	0.8	0.9	—
10〜11 （歳）	1.0	1.2	—	0.9	1.1	—
12〜14 （歳）	1.2	1.4	—	1.1	1.3	—
15〜17 （歳）	1.3	1.5	—	1.0	1.2	—
18〜29 （歳）	1.2	1.4	—	0.9	1.1	—
30〜49 （歳）	1.2	1.4	—	0.9	1.1	—
50〜64 （歳）	1.1	1.3	—	0.9	1.1	—
65〜74 （歳）	1.1	1.3	—	0.9	1.1	—
75 以上 （歳）	1.0	1.2	—	0.8	0.9	—
妊　婦 （付加量）				+0.2	+0.2	—
授乳婦 （付加量）				+0.2	+0.2	—

1　チアミン塩化物塩酸塩（分子量＝337.3）の重量として示した.
2　身体活動レベルⅡの推定エネルギー必要量を用いて算定した.
特記事項：推定平均必要量は，ビタミン B$_1$ の欠乏症である脚気を予防するに足る最小必要量からではなく，尿中にビタミン B$_1$ の排泄量が増大し始める摂取量（体内飽和量）から算定.

ビタミン B$_2$（mg/日）[1]

性　別	男　性			女　性		
年齢等	推定平均必要量	推奨量	目安量	推定平均必要量	推奨量	目安量
0 〜 5 （月）	—	—	0.3	—	—	0.3
6 〜11 （月）	—	—	0.4	—	—	0.4
1 〜 2 （歳）	0.5	0.6	—	0.5	0.5	—
3 〜 5 （歳）	0.7	0.8	—	0.6	0.8	—
6 〜 7 （歳）	0.8	0.9	—	0.7	0.9	—
8 〜 9 （歳）	0.9	1.1	—	0.9	1.0	—
10〜11 （歳）	1.1	1.4	—	1.0	1.3	—
12〜14 （歳）	1.3	1.6	—	1.2	1.4	—
15〜17 （歳）	1.4	1.7	—	1.2	1.4	—
18〜29 （歳）	1.3	1.6	—	1.0	1.2	—
30〜49 （歳）	1.3	1.6	—	1.0	1.2	—
50〜64 （歳）	1.2	1.5	—	1.0	1.2	—
65〜74 （歳）	1.2	1.5	—	1.0	1.2	—
75 以上 （歳）	1.1	1.3	—	0.9	1.0	—
妊　婦 （付加量）				+0.2	+0.3	—
授乳婦 （付加量）				+0.5	+0.6	—

1　身体活動レベルⅡの推定エネルギー必要量を用いて算定した.
特記事項：推定平均必要量は，ビタミン B$_2$ の欠乏症である口唇炎，口角炎，舌炎などの皮膚炎を予防するに足る最小摂取量からではなく，尿中にビタミン B$_2$ の排泄量が増大し始める摂取量（体内飽和量）から算定.

ナイアシン（mgNE/日）[1,2]

性　別	男　性				女　性			
年齢等	推定平均必要量	推奨量	目安量	耐容上限量[3]	推定平均必要量	推奨量	目安量	耐容上限量[3]
0 〜 5 （月）[4]	—	—	2	—	—	—	2	—
6 〜11 （月）	—	—	3	—	—	—	3	—
1 〜 2 （歳）	5	6	—	60 (15)	4	5	—	60 (15)
3 〜 5 （歳）	6	8	—	80 (20)	6	7	—	80 (20)
6 〜 7 （歳）	7	9	—	100 (30)	7	8	—	100 (30)
8 〜 9 （歳）	9	11	—	150 (35)	8	10	—	150 (35)
10〜11 （歳）	11	13	—	200 (45)	10	10	—	150 (45)
12〜14 （歳）	12	15	—	250 (60)	12	14	—	250 (60)
15〜17 （歳）	14	17	—	300 (70)	11	13	—	250 (65)
18〜29 （歳）	13	15	—	300 (80)	9	11	—	250 (65)
30〜49 （歳）	13	15	—	350 (85)	10	12	—	250 (65)
50〜64 （歳）	12	14	—	350 (85)	9	11	—	250 (65)
65〜74 （歳）	12	14	—	300 (80)	9	11	—	250 (65)
75 以上 （歳）	11	13	—	300 (75)	9	10	—	250 (60)
妊　婦（付加量）					+0	+0	—	—
授乳婦（付加量）					+3	+3	—	—

1　ナイアシン当量（NE）＝ナイアシン ＋1/60 トリプトファンで示した.
2　身体活動レベルⅡの推定エネルギー必要量を用いて算定した.
3　ニコチンアミドの重量（mg/日），（　）内はニコチン酸の重量（mg/日）.
4　単位は mg/日.

ビタミン B6（mg/日）[1]

性　別	男　性				女　性			
年齢等	推定平均必要量	推奨量	目安量	耐容上限量[2]	推定平均必要量	推奨量	目安量	耐容上限量[2]
0 〜 5 （月）	—	—	0.2	—	—	—	0.2	—
6 〜11 （月）	—	—	0.3	—	—	—	0.3	—
1 〜 2 （歳）	0.4	0.5	—	10	0.4	0.5	—	10
3 〜 5 （歳）	0.5	0.6	—	15	0.5	0.6	—	15
6 〜 7 （歳）	0.7	0.8	—	20	0.6	0.7	—	20
8 〜 9 （歳）	0.8	0.9	—	25	0.8	0.9	—	25
10〜11 （歳）	1.0	1.1	—	30	1.0	1.1	—	30
12〜14 （歳）	1.2	1.4	—	40	1.0	1.3	—	40
15〜17 （歳）	1.2	1.5	—	50	1.0	1.3	—	45
18〜29 （歳）	1.1	1.4	—	55	1.0	1.1	—	45
30〜49 （歳）	1.1	1.4	—	60	1.0	1.1	—	45
50〜64 （歳）	1.1	1.4	—	55	1.0	1.1	—	45
65〜74 （歳）	1.1	1.4	—	50	1.0	1.1	—	40
75 以上 （歳）	1.1	1.4	—	50	1.0	1.1	—	40
妊　婦（付加量）					+0.2	+0.2	—	—
授乳婦（付加量）					+0.3	+0.3	—	—

1　たんぱく質の推奨量を用いて算定した（妊婦・授乳婦の付加量は除く）.
2　ピリドキシン（分子量＝169.2）の重量として示した.

ビタミン B₁₂（μg/日）[1]

性　別	男　性			女　性		
年齢等	推定平均必要量	推奨量	目安量	推定平均必要量	推奨量	目安量
0 〜 5 （月）	—	—	0.4	—	—	0.4
6 〜11 （月）	—	—	0.5	—	—	0.5
1 〜 2 （歳）	0.8	0.9	—	0.8	0.9	—
3 〜 5 （歳）	0.9	1.1	—	0.9	1.1	—
6 〜 7 （歳）	1.1	1.3	—	1.1	1.3	—
8 〜 9 （歳）	1.3	1.6	—	1.3	1.6	—
10〜11 （歳）	1.6	1.9	—	1.6	1.9	—
12〜14 （歳）	2.0	2.4	—	2.0	2.4	—
15〜17 （歳）	2.0	2.4	—	2.0	2.4	—
18〜29 （歳）	2.0	2.4	—	2.0	2.4	—
30〜49 （歳）	2.0	2.4	—	2.0	2.4	—
50〜64 （歳）	2.0	2.4	—	2.0	2.4	—
65〜74 （歳）	2.0	2.4	—	2.0	2.4	—
75 以上 （歳）	2.0	2.4	—	2.0	2.4	—
妊　婦（付加量）				+0.3	+0.4	
授乳婦（付加量）				+0.7	+0.8	

1　シアノコバラミン（分子量＝1,355.37）の重量として示した.

葉酸（μg/日）[1]

性　別	男　性				女　性			
年齢等	推定平均必要量	推奨量	目安量	耐容上限量[2]	推定平均必要量	推奨量	目安量	耐容上限量[2]
0 〜 5 （月）	—	—	40	—	—	—	40	—
6 〜11 （月）	—	—	60	—	—	—	60	—
1 〜 2 （歳）	80	90	—	200	90	90	—	200
3 〜 5 （歳）	90	110	—	300	90	110	—	300
6 〜 7 （歳）	110	140	—	400	110	140	—	400
8 〜 9 （歳）	130	160	—	500	130	160	—	500
10〜11 （歳）	160	190	—	700	160	190	—	700
12〜14 （歳）	200	240	—	900	200	240	—	900
15〜17 （歳）	220	240	—	900	200	240	—	900
18〜29 （歳）	200	240	—	900	200	240	—	900
30〜49 （歳）	200	240	—	1,000	200	240	—	1,000
50〜64 （歳）	200	240	—	1,000	200	240	—	1,000
65〜74 （歳）	200	240	—	900	200	240	—	900
75 以上 （歳）	200	240	—	900	200	240	—	900
妊　婦（付加量）[3,4]					+200	+240	—	—
授乳婦（付加量）					+80	+100	—	—

1　プテロイルモノグルタミン酸（分子量＝441.40）の重量として示した.
2　通常の食品以外の食品に含まれる葉酸（狭義の葉酸）に適用する.
3　妊娠を計画している女性，妊娠の可能性がある女性および妊娠初期の妊婦は，胎児の神経管閉鎖障害のリスク低減のために，通常の食品以外の食品に含まれる葉酸（狭義の葉酸）を 400 μg/日摂取することが望まれる.
4　付加量は，中期および後期にのみ設定した.

パントテン酸（mg/日）　　　　　ビオチン（μg/日）

性　別	男　性	女　性	男　性	女　性
年齢等	目安量	目安量	目安量	目安量
0 〜 5 （月）	4	4	4	4
6 〜11 （月）	5	5	5	5
1 〜 2 （歳）	3	4	20	20
3 〜 5 （歳）	4	4	20	20
6 〜 7 （歳）	5	5	30	30
8 〜 9 （歳）	6	5	30	30
10〜11 （歳）	6	6	40	40
12〜14 （歳）	7	6	50	50
15〜17 （歳）	7	6	50	50
18〜29 （歳）	5	5	50	50
30〜49 （歳）	5	5	50	50
50〜64 （歳）	6	5	50	50
65〜74 （歳）	6	5	50	50
75 以上 （歳）	6	5	50	50
妊　婦		5		50
授乳婦		6		50

ビタミンＣ（mg/日）[1]

性　別	男　性			女　性		
年齢等	推定平均必要量	推奨量	目安量	推定平均必要量	推奨量	目安量
0 〜 5 （月）	—	—	40	—	—	40
6 〜11 （月）	—	—	40	—	—	40
1 〜 2 （歳）	35	40	—	35	40	—
3 〜 5 （歳）	40	50	—	40	50	—
6 〜 7 （歳）	50	60	—	50	60	—
8 〜 9 （歳）	60	70	—	60	70	—
10〜11 （歳）	70	85	—	70	85	—
12〜14 （歳）	85	100	—	85	100	—
15〜17 （歳）	85	100	—	85	100	—
18〜29 （歳）	85	100	—	85	100	—
30〜49 （歳）	85	100	—	85	100	—
50〜64 （歳）	85	100	—	85	100	—
65〜74 （歳）	80	100	—	80	100	—
75 以上 （歳）	80	100	—	80	100	—
妊　婦（付加量）				+10	+10	—
授乳婦（付加量）				+40	+45	—

1　L-アスコルビン酸（分子量＝176.12）の重量で示した.
特記事項：推定平均必要量は，ビタミンＣの欠乏症である壊血病を予防するに足る最小量からではなく，心臓血管系の疾病予防効果および抗酸化作用の観点から算定.

●多量ミネラル

ナトリウム〔mg/日, （ ）は食塩相当量（g/日）〕[1]

性　別	男　性			女　性		
年齢等	推定平均必要量	目安量	目標量	推定平均必要量	目安量	目標量
0〜5　（月）	—	100（0.3）	—	—	100（0.3）	—
6〜11（月）	—	600（1.5）	—	—	600（1.5）	—
1〜2　（歳）	—	—	（3.0 未満）	—	—	（3.0 未満）
3〜5　（歳）	—	—	（3.5 未満）	—	—	（3.5 未満）
6〜7　（歳）	—	—	（4.5 未満）	—	—	（4.5 未満）
8〜9　（歳）	—	—	（5.0 未満）	—	—	（5.0 未満）
10〜11（歳）	—	—	（6.0 未満）	—	—	（6.0 未満）
12〜14（歳）	—	—	（7.0 未満）	—	—	（6.5 未満）
15〜17（歳）	—	—	（7.5 未満）	—	—	（6.5 未満）
18〜29（歳）	600（1.5）	—	（7.5 未満）	600（1.5）	—	（6.5 未満）
30〜49（歳）	600（1.5）	—	（7.5 未満）	600（1.5）	—	（6.5 未満）
50〜64（歳）	600（1.5）	—	（7.5 未満）	600（1.5）	—	（6.5 未満）
65〜74（歳）	600（1.5）	—	（7.5 未満）	600（1.5）	—	（6.5 未満）
75 以上（歳）	600（1.5）	—	（7.5 未満）	600（1.5）	—	（6.5 未満）
妊　婦				600（1.5）	—	（6.5 未満）
授乳婦				600（1.5）	—	（6.5 未満）

1　高血圧および慢性腎臓病（CKD）の重症化予防のための食塩相当量の量は，男女とも 6.0 g/日未満とした.

カリウム（mg/日）

性　別	男　性		女　性	
年齢等	目安量	目標量	目安量	目標量
0〜5　（月）	400	—	400	—
6〜11（月）	700	—	700	—
1〜2　（歳）	900	—	900	—
3〜5　（歳）	1,000	1,400 以上	1,000	1,400 以上
6〜7　（歳）	1,300	1,800 以上	1,200	1,800 以上
8〜9　（歳）	1,500	2,000 以上	1,500	2,000 以上
10〜11（歳）	1,800	2,200 以上	1,800	2,000 以上
12〜14（歳）	2,300	2,400 以上	1,900	2,400 以上
15〜17（歳）	2,700	3,000 以上	2,000	2,600 以上
18〜29（歳）	2,500	3,000 以上	2,000	2,600 以上
30〜49（歳）	2,500	3,000 以上	2,000	2,600 以上
50〜64（歳）	2,500	3,000 以上	2,000	2,600 以上
65〜74（歳）	2,500	3,000 以上	2,000	2,600 以上
75 以上（歳）	2,500	3,000 以上	2,000	2,600 以上
妊　婦			2,000	2,600 以上
授乳婦			2,200	2,600 以上

カルシウム（mg/日）

性　別	男　性				女　性			
年齢等	推定平均必要量	推奨量	目安量	耐容上限量	推定平均必要量	推奨量	目安量	耐容上限量
0〜5　（月）	—	—	200	—	—	—	200	—
6〜11（月）	—	—	250	—	—	—	250	—
1〜2　（歳）	350	450	—	—	350	400	—	—
3〜5　（歳）	500	600	—	—	450	550	—	—
6〜7　（歳）	500	600	—	—	450	550	—	—
8〜9　（歳）	550	650	—	—	600	750	—	—
10〜11（歳）	600	700	—	—	600	750	—	—
12〜14（歳）	850	1,000	—	—	700	800	—	—
15〜17（歳）	650	800	—	—	550	650	—	—
18〜29（歳）	650	800	—	2,500	550	650	—	2,500
30〜49（歳）	600	750	—	2,500	550	650	—	2,500
50〜64（歳）	600	750	—	2,500	550	650	—	2,500
65〜74（歳）	600	750	—	2,500	550	650	—	2,500
75 以上（歳）	600	700	—	2,500	500	600	—	2,500
妊　婦（付加量）					+0	+0	—	—
授乳婦（付加量）					+0	+0	—	—

マグネシウム（mg/日）

性　別	男　性				女　性			
年齢等	推定平均必要量	推奨量	目安量	耐容上限量[1]	推定平均必要量	推奨量	目安量	耐容上限量[1]
0 〜 5 （月）	—	—	20	—	—	—	20	—
6 〜11 （月）	—	—	60	—	—	—	60	—
1 〜 2 （歳）	60	70	—	—	60	70	—	—
3 〜 5 （歳）	80	100	—	—	80	100	—	—
6 〜 7 （歳）	110	130	—	—	110	130	—	—
8 〜 9 （歳）	140	170	—	—	140	160	—	—
10〜11 （歳）	180	210	—	—	180	220	—	—
12〜14 （歳）	250	290	—	—	240	290	—	—
15〜17 （歳）	300	360	—	—	260	310	—	—
18〜29 （歳）	280	340	—	—	230	270	—	—
30〜49 （歳）	310	370	—	—	240	290	—	—
50〜64 （歳）	310	370	—	—	240	290	—	—
65〜74 （歳）	290	350	—	—	230	280	—	—
75 以上 （歳）	270	320	—	—	220	260	—	—
妊　婦（付加量）					+30	+40	—	—
授乳婦（付加量）					+0	+0	—	—

1　通常の食品以外からの摂取量の耐容上限量は，成人の場合 350 mg/日，小児では 5 mg/kg 体重/日とした．それ以外の通常の食品からの摂取の場合，耐容上限量は設定しない．

リン（mg/日）

性　別	男　性		女　性	
年齢等	目安量	耐容上限量	目安量	耐容上限量
0 〜 5 （月）	120	—	120	—
6 〜11 （月）	260	—	260	—
1 〜 2 （歳）	500	—	500	—
3 〜 5 （歳）	700	—	700	—
6 〜 7 （歳）	900	—	800	—
8 〜 9 （歳）	1,000	—	1,000	—
10〜11 （歳）	1,100	—	1,000	—
12〜14 （歳）	1,200	—	1,000	—
15〜17 （歳）	1,200	—	900	—
18〜29 （歳）	1,000	3,000	800	3,000
30〜49 （歳）	1,000	3,000	800	3,000
50〜64 （歳）	1,000	3,000	800	3,000
65〜74 （歳）	1,000	3,000	800	3,000
75 以上 （歳）	1,000	3,000	800	3,000
妊　婦			800	—
授乳婦			800	—

●微量ミネラル

鉄（mg/日）

性別	男性				女性					
					月経なし		月経あり			
年齢等	推定平均必要量	推奨量	目安量	耐容上限量	推定平均必要量	推奨量	推定平均必要量	推奨量	目安量	耐容上限量
0～5　（月）	—	—	0.5	—	—	—	—	—	0.5	—
6～11（月）	3.5	5.0	—	—	3.5	4.5	—	—	—	—
1～2　（歳）	3.0	4.5	—	25	3.0	4.5	—	—	—	20
3～5　（歳）	4.0	5.5	—	25	4.0	5.5	—	—	—	25
6～7　（歳）	5.0	5.5	—	30	4.5	5.5	—	—	—	30
8～9　（歳）	6.0	7.0	—	35	6.0	7.5	—	—	—	35
10～11（歳）	7.0	8.5	—	35	7.0	8.5	10.0	12.0	—	35
12～14（歳）	8.0	10.0	—	40	7.0	8.5	10.0	12.0	—	40
15～17（歳）	8.0	10.0	—	50	5.5	7.0	8.5	10.5	—	40
18～29（歳）	6.5	7.5	—	50	5.5	6.5	8.5	10.5	—	40
30～49（歳）	6.5	7.5	—	50	5.5	6.5	9.0	10.5	—	40
50～64（歳）	6.5	7.5	—	50	5.5	6.5	9.0	11.0	—	40
65～74（歳）	6.0	7.5	—	50	5.0	6.0	—	—	—	40
75 以上（歳）	6.0	7.0	—	50	5.0	6.0	—	—	—	40
妊　婦（付加量）初期					+2.0	+2.5	—	—	—	—
中期・後期					+8.0	+9.5	—	—	—	—
授乳婦（付加量）					+2.0	+2.5	—	—	—	—

亜鉛（mg/日）

性別	男性				女性			
年齢等	推定平均必要量	推奨量	目安量	耐容上限量	推定平均必要量	推奨量	目安量	耐容上限量
0～5　（月）	—	—	2	—	—	—	2	—
6～11（月）	—	—	3	—	—	—	3	—
1～2　（歳）	3	3	—	—	2	3	—	—
3～5　（歳）	3	4	—	—	3	3	—	—
6～7　（歳）	4	5	—	—	3	4	—	—
8～9　（歳）	5	6	—	—	4	5	—	—
10～11（歳）	6	7	—	—	5	6	—	—
12～14（歳）	9	10	—	—	7	8	—	—
15～17（歳）	10	12	—	—	7	8	—	—
18～29（歳）	9	11	—	40	7	8	—	35
30～49（歳）	9	11	—	45	7	8	—	35
50～64（歳）	9	11	—	45	7	8	—	35
65～74（歳）	9	11	—	40	7	8	—	35
75 以上（歳）	9	10	—	40	6	8	—	30
妊　婦（付加量）					+1	+2	—	—
授乳婦（付加量）					+3	+4	—	—

銅（mg/日）

性　別	男　性				女　性			
年齢等	推定平均必要量	推奨量	目安量	耐容上限量	推定平均必要量	推奨量	目安量	耐容上限量
0～5　（月）	—	—	0.3	—	—	—	0.3	—
6～11（月）	—	—	0.3	—	—	—	0.3	—
1～2　（歳）	0.3	0.3	—	—	0.2	0.3	—	—
3～5　（歳）	0.3	0.4	—	—	0.3	0.3	—	—
6～7　（歳）	0.4	0.4	—	—	0.4	0.4	—	—
8～9　（歳）	0.4	0.5	—	—	0.4	0.5	—	—
10～11（歳）	0.5	0.6	—	—	0.5	0.6	—	—
12～14（歳）	0.7	0.8	—	—	0.6	0.8	—	—
15～17（歳）	0.8	0.9	—	—	0.6	0.7	—	—
18～29（歳）	0.7	0.9	—	7	0.6	0.7	—	7
30～49（歳）	0.7	0.9	—	7	0.6	0.7	—	7
50～64（歳）	0.7	0.9	—	7	0.6	0.7	—	7
65～74（歳）	0.7	0.9	—	7	0.6	0.7	—	7
75 以上（歳）	0.7	0.8	—	7	0.6	0.7	—	7
妊　婦(付加量)					+0.1	+0.1	—	—
授乳婦(付加量)					+0.5	+0.6	—	—

マンガン（mg/日）

性　別	男　性		女　性	
年齢等	目安量	耐容上限量	目安量	耐容上限量
0～5　（月）	0.01	—	0.01	—
6～11（月）	0.5	—	0.5	—
1～2　（歳）	1.5	—	1.5	—
3～5　（歳）	1.5	—	1.5	—
6～7　（歳）	2.0	—	2.0	—
8～9　（歳）	2.5	—	2.5	—
10～11（歳）	3.0	—	3.0	—
12～14（歳）	4.0	—	4.0	—
15～17（歳）	4.5	—	3.5	—
18～29（歳）	4.0	11	3.5	11
30～49（歳）	4.0	11	3.5	11
50～64（歳）	4.0	11	3.5	11
65～74（歳）	4.0	11	3.5	11
75 以上（歳）	4.0	11	3.5	11
妊　婦			3.5	—
授乳婦			3.5	—

ヨウ素（µg/日）

性　別	男　性				女　性			
年齢等	推定平均必要量	推奨量	目安量	耐容上限量	推定平均必要量	推奨量	目安量	耐容上限量
0〜5 （月）	—	—	100	250	—	—	100	250
6〜11 （月）	—	—	130	250	—	—	130	250
1〜2 （歳）	35	50	—	300	35	50	—	300
3〜5 （歳）	45	60	—	400	45	60	—	400
6〜7 （歳）	55	75	—	550	55	75	—	550
8〜9 （歳）	65	90	—	700	65	90	—	700
10〜11 （歳）	80	110	—	900	80	110	—	900
12〜14 （歳）	95	140	—	2,000	95	140	—	2,000
15〜17 （歳）	100	140	—	3,000	100	140	—	3,000
18〜29 （歳）	95	130	—	3,000	95	130	—	3,000
30〜49 （歳）	95	130	—	3,000	95	130	—	3,000
50〜64 （歳）	95	130	—	3,000	95	130	—	3,000
65〜74 （歳）	95	130	—	3,000	95	130	—	3,000
75 以上 （歳）	95	130	—	3,000	95	130	—	3,000
妊　婦（付加量）					+75	+110	—	—[1]
授乳婦（付加量）					+100	+140	—	—[1]

1　妊婦および授乳婦の耐容上限量は，2,000 µg/日とした．

セレン（µg/日）

性　別	男　性				女　性			
年齢等	推定平均必要量	推奨量	目安量	耐容上限量	推定平均必要量	推奨量	目安量	耐容上限量
0〜5 （月）	—	—	15	—	—	—	15	—
6〜11 （月）	—	—	15	—	—	—	15	—
1〜2 （歳）	10	10	—	100	10	10	—	100
3〜5 （歳）	10	15	—	100	10	10	—	100
6〜7 （歳）	15	15	—	150	15	15	—	150
8〜9 （歳）	15	20	—	200	15	20	—	200
10〜11 （歳）	20	25	—	250	20	25	—	250
12〜14 （歳）	25	30	—	350	25	30	—	300
15〜17 （歳）	30	35	—	400	20	25	—	350
18〜29 （歳）	25	30	—	450	20	25	—	350
30〜49 （歳）	25	30	—	450	20	25	—	350
50〜64 （歳）	25	30	—	450	20	25	—	350
65〜74 （歳）	25	30	—	450	20	25	—	350
75 以上 （歳）	25	30	—	400	20	25	—	350
妊　婦（付加量）					+5	+5	—	—
授乳婦（付加量）					+15	+20	—	—

クロムの食事摂取基準（μg/日）

性　別	男　性		女　性	
年齢等	目安量	耐容上限量	目安量	耐容上限量
0〜5　（月）	0.8	—	0.8	—
6〜11（月）	1.0	—	1.0	—
1〜2　（歳）	—	—	—	—
3〜5　（歳）	—	—	—	—
6〜7　（歳）	—	—	—	—
8〜9　（歳）	—	—	—	—
10〜11（歳）	—	—	—	—
12〜14（歳）	—	—	—	—
15〜17（歳）	—	—	—	—
18〜29（歳）	10	500	10	500
30〜49（歳）	10	500	10	500
50〜64（歳）	10	500	10	500
65〜74（歳）	10	500	10	500
75以上（歳）	10	500	10	500
妊　婦			10	—
授乳婦			10	—

モリブデン（μg/日）

性　別	男　性				女　性			
年齢等	推定平均必要量	推奨量	目安量	耐容上限量	推定平均必要量	推奨量	目安量	耐容上限量
0〜5　（月）	—	—	2	—	—	—	2	—
6〜11（月）	—	—	5	—	—	—	5	—
1〜2　（歳）	10	10	—	—	10	10	—	—
3〜5　（歳）	10	10	—	—	10	10	—	—
6〜7　（歳）	10	15	—	—	10	15	—	—
8〜9　（歳）	15	20	—	—	15	15	—	—
10〜11（歳）	15	20	—	—	15	20	—	—
12〜14（歳）	20	25	—	—	20	25	—	—
15〜17（歳）	25	30	—	—	20	25	—	—
18〜29（歳）	20	30	—	600	20	25	—	500
30〜49（歳）	25	30	—	600	20	25	—	500
50〜64（歳）	25	30	—	600	20	25	—	500
65〜74（歳）	20	30	—	600	20	25	—	500
75以上（歳）	20	25	—	600	20	25	—	500
妊　婦（付加量）					+0	+0	—	—
授乳婦（付加量）					+3	+3	—	—

メモ

メモ

メモ